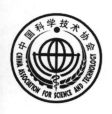

中国科协学科发展研究系列报告

中国科学技术协会 / 主编

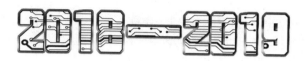

公共卫生与预防医学学科发展报告

—— REPORT ON ADVANCES IN ——
PUBLIC HEALTH AND PREVENTIVE MEDICINE

中华预防医学会 / 编著

U0189012

中国科学技术出版社
·北 京·

图书在版编目（CIP）数据

2018—2019公共卫生与预防医学学科发展报告/中
国科学技术协会主编；中华预防医学会编著.—北京：
中国科学技术出版社，2023.5

（中国科协学科发展研究系列报告）

ISBN 978-7-5046-8525-4

Ⅰ.①2… Ⅱ.①中… ②中… Ⅲ.①公共卫生—学科
发展—研究报告—中国—2018—2019 ②预防医学—学
科发展—研究报告—中国—2018—2019 Ⅳ.① R1-12

中国版本图书馆 CIP 数据核字（2020）第 037022 号

策划编辑	秦德继　许　慧
责任编辑	冯建刚
装帧设计	中文天地
责任校对	张晓莉
责任印制	李晓霖

出　　版	中国科学技术出版社
发　　行	中国科学技术出版社有限公司发行部
地　　址	北京市海淀区中关村南大街16号
邮　　编	100081
发行电话	010-62173865
传　　真	010-62179148
网　　址	http://www.cspbooks.com.cn

开　　本	787mm×1092mm　1/16
字　　数	260千字
印　　张	16.5
版　　次	2023年5月第1版
印　　次	2023年5月第1次印刷
印　　刷	河北鑫兆源印刷有限公司
书　　号	ISBN 978-7-5046-8525-4 / R·3125
定　　价	75.00元

2018—2019

公共卫生与预防医学学科发展报告

首席科学家 王陇德

项目负责人 杨维中　郝元涛

专家组成员　孔灵芝　李世绰　陈育德　王华庆　王健伟
　　　　　　　　乔　杰　刘培龙　梁晓峰　张伶俐

编写组成员 （按姓氏笔画排序）

王　瑾	王媛媛	韦艳宏	方　海	尹　慧
邓棋霏	田昌伟	包玉倩	冯录召	曲　伸
任丽丽	刘　静	刘建英	安志杰	孙　凤
孙乃玲	孙校金	李　钦	李明锟	李春辉
李菁华	杨　墨	杨博逸	吴　晨	吴安华
汪志红	张　敏	张定梅	张彩霞	张璐璐
陆家海	陈　雯	陈维清	陈毅锋	周迎生
郑丹妮	郑建东	郑艳敏	孟秀娟	赵　越

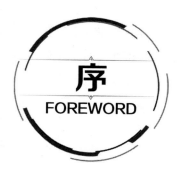

当今世界正经历百年未有之大变局。受新冠肺炎疫情严重影响，世界经济明显衰退，经济全球化遭遇逆流，地缘政治风险上升，国际环境日益复杂。全球科技创新正以前所未有的力量驱动经济社会的发展，促进产业的变革与新生。

2020年5月，习近平总书记在给科技工作者代表的回信中指出，"创新是引领发展的第一动力，科技是战胜困难的有力武器，希望全国科技工作者弘扬优良传统，坚定创新自信，着力攻克关键核心技术，促进产学研深度融合，勇于攀登科技高峰，为把我国建设成为世界科技强国作出新的更大的贡献"。习近平总书记的指示寄托了对科技工作者的厚望，指明了科技创新的前进方向。

中国科协作为科学共同体的主要力量，密切联系广大科技工作者，以推动科技创新为己任，瞄准世界科技前沿和共同关切，着力打造重大科学问题难题研判、科学技术服务可持续发展研判和学科发展研判三大品牌，形成高质量建议与可持续有效机制，全面提升学术引领能力。2006年，中国科协以推进学术建设和科技创新为目的，创立了学科发展研究项目，组织所属全国学会发挥各自优势，聚集全国高质量学术资源，凝聚专家学者的智慧，依托科研教学单位支持，持续开展学科发展研究，形成了具有重要学术价值和影响力的学科发展研究系列成果，不仅受到国内外科技界的广泛关注，而且得到国家有关决策部门的高度重视，为国家制定科技发展规划、谋划科技创新战略布局、制定学科发展路线图、设置科研机构、培养科技人才等提供了重要参考。

2018年，中国科协组织中国力学学会、中国化学会、中国心理学会、中国指挥与控制学会、中国农学会等31个全国学会，分别就力学、化学、心理学、指挥与控制、农学等31个学科或领域的学科态势、基础理论探索、重要技术创新成果、学术影响、国际合作、人才队伍建设等进行了深入研究分析，参与项目研究和报告编写的专家学者不辞辛劳，深入调研，潜心研究，广集资料，提炼精华，编写了 31 卷学科发展报告以及 1 卷综合报告。综观这些学科发展报告，既有关于学科发展前沿与趋势的概观介绍，也有关于学科近期热点的分析论述，兼顾了科研工作者和决策制定者的需要；细观这些学科发展报告，从中可以窥见：基础理论研究得到空前重视，科技热点研究成果中更多地显示了中国力量，诸多科研课题密切结合国家经济发展需求和民生需求，创新技术应用领域日渐丰富，以青年科技骨干领衔的研究团队成果更为凸显，旧的科研体制机制的藩篱开始打破，科学道德建设受到普遍重视，研究机构布局趋于平衡合理，学科建设与科研人员队伍建设同步发展等。

在《中国科协学科发展研究系列报告（2018—2019）》付梓之际，衷心地感谢参与本期研究项目的中国科协所属全国学会以及有关科研、教学单位，感谢所有参与项目研究与编写出版的同志们。同时，也真诚地希望有更多的科技工作者关注学科发展研究，为本项目持续开展、不断提升质量和充分利用成果建言献策。

中国科学技术协会

2020 年 7 月于北京

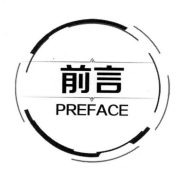

前言
PREFACE

人民健康是民族昌盛和国家富强的重要标志，预防是最经济最有效的健康策略。中华人民共和国成立70周年以来，国民健康水平显著提高，公共卫生与预防医学事业取得了卓越的成效。2019年7月，《国务院关于实施健康中国行动的意见》明确了健康中国行动的指导思想、基本原则和总体目标，从全方位干预健康影响因素、维护全生命周期健康和加强重大疾病防控三方面，提出了15个专项行动，强调把预防摆在更加突出的位置，是落实"预防为主"政策的重大举措。公共卫生与预防医学学科在推进健康中国建设的过程中，将发挥不可替代的作用。

面临历史机遇期，梳理学科发展脉络，把握学科发展方向，具有重要的价值和意义。本书以综合报告与专题报告相结合的方式，对我国公共卫生与预防医学学科2018—2019年间的最新研究进展进行了总结分析，同时对学科国内外研究进展进行了比较，展望了学科发展趋势。由于篇幅有限，综合报告力求全面覆盖公共卫生与预防医学学科的主要传统学科领域和方向，而后续的专题报告则针对近年来在公共卫生与预防医学领域内不断发展壮大的部分传统学科方向以及交叉学科方向展开详细的专题探讨，涉及了全球卫生学、生殖健康、循证医学、生物信息学、流感预防控制、卫生健康标准化、脑科学、健康传播、职业健康、卫生经济学、疫苗与免疫学、医院感染控制十二个专题。

在本书编写过程中，召开了由全国公共卫生与预防医学领域权威专家参加的学科发展研讨会，为报告的框架设计、编写内容等提出了宝贵的意见建议。中国科协对本报告的编写提出了要求与相关建议，并促进了报告的编写。在此，中华预防医学会对所有为本学科发展报告做出贡献的单位、专家学者、工作人员以及关心支持编写工作的领导和专家们表示衷心的感谢。限于编写时间、篇幅和人员能力，书中不足之处在所难免，恳请专家同仁及广大读者批评指正。

中华预防医学会

序 / 中国科学技术协会

前言 / 中华预防医学会

综合报告

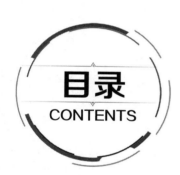

专题报告

ABSTRACTS

Comprehensive Report

Reports on Special Topics

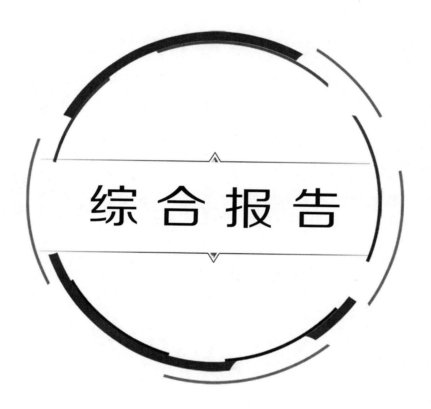

综合报告

公共卫生与预防医学学科发展报告

一、引言

公共卫生是一门通过有组织的社区活动来改善环境、预防疾病、延长寿命、促进心理和躯体健康的科学和艺术。其工作范围包括建立公平有效的卫生服务体系与法律法规制度、制定科学合理的健康标准、改善环境、预防和控制健康危险因素、预防和控制传染病、开展个体和群体的健康教育与传播、组织医护人员对疾病进行早期诊断和治疗、保障公民享有应有的健康权利与延长寿命。而预防医学是从医学中分化出来的一个独立的学科群，它以人类群体为研究对象，应用生物医学、环境医学和社会医学的理论，宏观与微观相结合的方法，研究疾病发生与分布规律以及影响健康的各种因素，制定预防对策和措施，达到预防疾病、促进健康和提高生命质量的目的。

作为医学的重要组成部分，公共卫生与预防医学是在人类为求生存和发展、与各种健康危害因素斗争的过程中产生和发展起来的。联合国"千年发展目标"、世界卫生组织（World Health Organization，WHO）和联合国儿童基金会制定的《阿拉木图宣言》《世界人权公约》《经济、社会和文化权利国际公约》，以及各国的发展战略规划都把健康和公共卫生发展置于优先发展的位置。美国、英国、日本等国家已相继制定了国家健康规划。中华人民共和国成立70周年以来，公共卫生与预防医学事业也得到了蓬勃发展，尤其是近年来，中华人民共和国接连编制印发《"健康中国2030"规划纲要》《"十三五"卫生与健康规划》《中国防治慢性病中长期规划（2017—2025年）》等重要大政方针，在继续推进实施"艾滋病、病毒性肝炎等传染病防治"重大科技专项的基础上，启动和继续实施重大慢性非传染性疾病防控、主动健康和老龄化应对、非洲猪瘟、长寿重要相关因素及其作用机制研究、大气污染与健康、食品安全与生物安全关键技术、生殖发育与出生缺陷、精准医学专项、人群大队列建设和队列数据标准化建设等一系列国家重大研发计划和国家重大专项，为公共卫生与预防医学学科发展注入了新的强劲动力，同时也为其他学科（例如生物信息学、脑科学、健康传播学、卫生健康标准化学等）在公共卫生与预防医学领域中的交叉融合和发展壮大创造了契机和平台，促进了公共卫生与预防医学学科的综合性发展趋势。

通过多年的努力，我国人民健康水平得到了显著的提高，疾病预防控制工作取得了卓越的成效。据国家卫生健康委员会（以下简称国家卫生健康委）发布的《2018 年我国卫生健康事业发展统计公报》显示，2017 年到 2018 年，我国居民人均预期寿命由 76.7 岁提高到 77.0 岁，孕产妇死亡率从 19.6/10 万下降到 18.3/10 万，婴儿死亡率从 6.8‰下降到 6.1‰。我国上述三项数据已非常接近《"十三五"卫生与健康规划》提出的目标（即到 2020 年我国人均预期寿命应大于 77.3 岁，孕产妇死亡率应小于 18/10 万，婴儿死亡率应小于 7.5‰），其中婴儿死亡率指标已经实现。统计公报还显示，2018 年，全国医疗卫生机构总诊疗人次达 83.1 亿人次，比上年增加 1.3 亿人次，增长了 1.6%。然而随着工业化、城镇化、人口老龄化进程加快，我国居民疾病谱正在发生变化，人民健康面临新的问题和挑战。一方面，肝炎、结核病等问题不容忽视，艾滋病等重大传染病防控形势仍然严峻。另一方面，由于居民健康知识知晓率偏低，吸烟、酗酒、不合理膳食等不健康生活方式比较普遍，由此引起的慢性非传染性疾病问题日益突出。特别是以心脑血管疾病、癌症、慢性呼吸系统疾病、糖尿病等为代表的慢性病所导致的死亡人数已经占到了总死亡人数的88%，由此导致的疾病负担占总疾病负担的 70% 以上，严重危害了人民健康。2019 年 7 月，国务院印发的《国务院关于实施健康中国行动的意见》中指出，"人民健康是民族昌盛和国家富强的重要标志，预防是最经济最有效的健康策略"，并明确了健康中国行动的指导思想、基本原则和总体目标，从"全方位干预健康影响因素""维护全生命周期健康"和"加强重大疾病防控"三方面，提出 15 项行动，包括实施健康知识普及、合理膳食、全民健身、控烟、心理健康促进、健康环境促进行动；实施妇幼、中小学生、劳动者、老年人等重点人群健康促进行动；实施心脑血管疾病、癌症、慢性呼吸系统疾病、糖尿病四类慢性病以及传染病和地方病防控行动。因此，公共卫生与预防医学学科在推进健康中国建设、实施健康中国战略的过程中，发挥着无可替代的关键作用。而与此同时，我国公共卫生与预防医学学科的发展也面临着前所未有的挑战和机遇。

本综合报告将以总结分析近几年公共卫生与预防医学学科最新研究进展为主，同时对本学科国内外研究进展进行比较，并提出本学科发展趋势及展望。鉴于篇幅有限，本综合报告力求全面覆盖公共卫生与预防医学学科的主要传统学科领域或方向，包括流行病学、环境卫生与职业卫生学、气候变化与健康学、营养与食品卫生学、儿少卫生与妇幼保健学、老年健康学、传染病学、卫生毒理学、卫生统计学、卫生监督与卫生法学、卫生管理与政策学、社会医学十二个学科领域或方向。而后续的专题报告将详细介绍近年来在公共卫生与预防医学领域内不断发展壮大的部分传统学科方向以及交叉学科方向，涉及全球卫生学、生殖健康、循证医学、生物信息学、流感预防控制、卫生健康标准化、脑科学、健康传播、职业健康、卫生经济学、疫苗与免疫学、医院感染控制十二个专题。

二、我国公共卫生与预防医学学科最新研究进展

（一）流行病学

1. 以人群为基础的大型自然人群队列

大型人群队列是现代生物医学研究不可或缺的重要环节和公共平台，是我国自主创新和人群健康的重大需求，对开展复杂疾病病因研究、疾病负担研究、掌握疾病的流行规律具有重要意义。我国目前已建立一些大型人群队列，如1992年开始建立的包括我国11省区市3万居民的心血管病发病队列、1986年建立的包括1.8万男性居民的上海市男性队列研究、1996年建立的包括7.5万女性居民的上海市女性健康队列研究、2002年开始建立的包括8.3万男性居民的男性健康队列研究、2003年起建立的包括3万名广州居民的广州生物库队列研究（Guangzhou Biobank Cohort Study，GBCS）、2004年启动的涵盖中国10个省区市51万人群的中国慢性病前瞻性研究（China Kadoorie Biobank，CKB）以及2008—2009年建立的东风–同济队列等。CKB队列在2018—2019年取得了诸多研究成果，涉及对各种生活方式因素（饮食摄入、吸烟、饮酒、饮茶、体力活动）与心脑血管疾病、糖尿病、肿瘤（肝癌、结直肠癌、胰腺癌）、慢性阻塞性肺部疾病和骨健康等方面的研究。2016—2018年国家重点研发计划"精准医学研究"重点专项建立了涵盖百万人的国家级大型自然人群队列，按地理位置分为华东、华南、西北、西南和东北5个区域。上述大型人群队列的建立和实施，为明确中国重大疾病病因及危险因素、针对中国人群开展慢性病的生活方式干预措施提供了最直接的证据。

上述人群队列多在中老年人群中开展，对人群队列研究的一个重要补充是人群出生队列研究，其在研究孕前及孕期环境暴露、遗传因素对生命历程（婴幼儿、儿童青少年、成年人及老年人）健康的影响中发挥重大作用。目前我国的出生队列主要有2012年建立的广州出生队列、2008年建立的安徽出生队列、2013年开始建立的上海优生儿童队列以及南京医科大学负责的国家重点研发计划项目"辅助生殖队列研究和自然出生队列研究"。广州出生队列在2018—2019年发表的研究结果发现，孕期奶类摄入量高、蔬菜摄入量低可能增加早产的发生风险，孕期食物多样化模式和水果模式与孕期体重增加呈正相关，产前维生素D摄入影响儿童哮喘和儿童喘息，孕妇的社会经济地位越低，孕期发生抑郁症状风险越高，空腹血糖、餐后1小时和2小时血糖水平升高与一系列不良的孕产妇结局相关，巨大儿和低出生体重儿的社会经济水平存在差异。安徽出生队列在2018—2019年发表的研究结果发现，母亲孕期高水平双酚A暴露可能增加学龄前儿童品行问题异常的发生风险，并与学龄前儿童睡眠相关问题发生有关，辅助生殖技术与孕妇发生妊娠期糖尿病和妊娠期肝内胆汁淤积症有关，辅助生殖技术孕妇更倾向于通过剖宫产终止妊娠。

2. 系统流行病学

近年在高通量组学技术、临床医学大数据、生物科学、环境科学以及计算机科学的高速发展的推动下，催生了系统流行病学这一新的流行病学分支学科。系统流行病学打破了传统流行病学单一研究中往往只关注单因单果的研究模式，旨在通过新的系统性分析方法，揭示多种危险因素及其产生的动态网络影响慢性病发生发展的复杂病因通路。2018年中华预防医学杂志发表的题为《预防医学发展的国家战略需求及其关键前沿基础科学问题》的论文中指出，"高维数据的处理需要系统生物学和流行病学的结合，即系统流行病学，其核心思想是将整体作为研究内容"。系统流行病学的核心研究思想是注重整体对健康/疾病的影响，而整体的范畴不仅包括了人口学及社会经济学特征、生活方式、环境因素、精神心理健康、常规临床生理生化指标等，还包括了以多组学为代表的分子生物学信息。

目前，如何整合多层面多组学的海量健康数据仍是系统流行病学面临的一个最重要的问题。另一个挑战是如何建立健全多来源数据的标准化收集、录入、质量控制及数据库管理体系，进一步明确数据的所有权、管理权和使用权，让多来源的人群大数据在满足伦理要求的基础上充分服务于健康科学，充分发掘多重病因间相互作用的致病机制及健康效应以支持及时且精准的预防或干预措施的开展，实现全面健康。此外，实现系统流行病学良好发展的关键在于全面促进跨学科合作，打破各学科自己的界限，促进不同学科间在方法学及研究内容领域方面的全面融合，最终揭示影响人类疾病发生发展的发病机制以实现有效干预。

（二）环境卫生与职业卫生学

1. 空气污染与健康

大气污染，不仅是全球面临的重大环境问题，其对人群健康的影响及所造成的疾病负担也一直是各国政府所面对的重大公共卫生问题，据 WHO 统计，在世界范围内，每年因空气污染导致的死亡高达 700 万人。2012 年《全球疾病负担》报告指出，以 $PM_{2.5}$ 为主要污染物的大气污染每年在全世界造成超过 7400 万伤残调整健康生命年的损失。2013 年国际癌症研究组织（International Agency for Research on Cancer, IARC）在总结了 18 项研究后，正式把大气颗粒物（PM_{10} 与 $PM_{2.5}$）列为 I 类致癌物。

随着我国工业化、城镇化的深入推进，虽然以燃煤为主的能源结构尚未根本改变，但近年来多种能源燃料（如天然气）的选择和使用，导致我国所面临的大气污染类型逐渐倾向于交通源污染。根据全球疾病负担的评估结果，2015 年 $PM_{2.5}$ 导致我国 110 万名居民过早死亡，是位列我国排名第五的致死因子。按照《国家环境空气质量标准》（GB 3095—2012）的要求，自 2013 年起我国政府在全国逐步建立了环境空气质量监测体系并实时对外发布，至 2015 年底已覆盖了我国全部地级及以上城市、部分县级市。这一监测体系的建立，为我国开展大气污染健康研究提供了重大契机。与此同时，《中国人群暴露参数手册》（含"成人卷"和"儿童卷"）的发布，为我国开展进一步的大气污染暴露评价工作提供了第一手的基础数据。从2013年开始，卫计委在16个省（自治区）开展的空气污染人群健康影响监测项目中，并在2014年扩大到全国31个省（自治区、直辖市），初步建立了时间–活动模式基础数据库，为后续的空气污染对健康的影响评价提供依据。

暴露评价技术在以往取得进展的基础上又继续被改良和优化。目前，土地利用回归模型（Land Use Regression model，LUR）仍被认为是实现大气污染物长期暴露空间分布估计的最佳方法之一，在我国各大城市均已有相关研究报道；而且，近年来在我国的流行病学研究中，利用LUR模型估计大气污染暴露与人群健康结局关系的研究逐渐增多。卫星遥感技术也开始应用于不同类型大气污染物监测。目前，我国以气溶胶光学厚度（AOD）预测近地面空气污染浓度的研究开始增多，其中主要集中在对颗粒物和部分气态污染物（如NO_2）的预测。然而，大气颗粒物也不只局限于$PM_{2.5}$和PM_{10}，粒径更小的PM_1以及一些纳米级的颗粒物也逐渐被关注。

近年来的大气污染流行病学研究设计更加规范、严密和多样化，研究地点也从单个城市研究，逐步发展到多个城市甚至多个国家的协同研究。污染物从传统的PM_{10}、SO_2、NO_2扩大到$PM_{2.5}$、O_3等新型大气污染物的基础上，又进一步增加了PM_1等粒径更小的颗粒物，从患病率、发病率、死亡率，到一系列临床、亚临床指标，丰富了大气污染的健康效应谱。我国的大气污染研究从关注呼吸系统疾病、症状，到心脑血管系统疾病、肺癌，再到出生缺陷和生殖发育系统。空气污染短期、长期暴露可对人体呼吸系统健康产生不良影响，还可引起癌症，对人类生殖功能、儿童发育、免疫功能、神经行为功能产生不良影响。虽然，近年来我国在这些方面已经开展相关研究，但是，研究设计稍显粗糙，研究范围相对较小，没有对我国各地区进行全面合理的有效评估，而且研究结果并不一致。

环境气候是人类赖以生存的生命维护系统，气温、相对湿度等气象数据的日常波动能够影响心血管事件的发病和死亡，其效应曲线为"U""V"或"J"形，且存在较为明显的滞后效应。虽然以往流行病学研究表明热浪、寒潮等极端气象事件可以升高人群超额死亡率、入院率、心肺系统疾病发病率等，但是相关研究结果仍较缺乏，而且关于环境气候对传染性疾病暴发和传播的评估和报道也很少。

2. 饮用水与健康

"十一五"以来，我国虽然加大了污染减排、综合治理的力度，但是水污染严重的状况仍未得到根本性遏制，防治形势十分严峻，区域性、复合型、压缩型水污染日益凸显，已经成为影响我国水安全的最突出因素。目前我国水污染问题主要包括以下几个方面：水环境质量差、水资源保障能力脆弱、水环境隐患多等。我国的废水排放量正逐年增加，尤其是工业废水、生活污水、农业污水以及固体废弃物浸泡产生的污水，越来越多的污染物排入水环境中，水污染问题日益严重。目前，我国人均水资源量仅为世界平均水平的

28%，且水资源时空分布不均衡，近年来，地表水污染未得到明显改善，地下水污染呈恶化趋势。更为严重的是，近些年来由于新的毒作用模式的出现及新合成化合物的制造和使用，全氟化物、抗生素等药品及个人护理用品等种类繁多的新型污染物又越来越多地被排入水环境中，加剧我国水污染的严重程度，同时给人体健康带来更大的威胁。水中生物性污染可导致介水传染病的发生，水中某些化学性污染物可对人体健康产生致癌、致畸和致突变的"三致"危害，尤其是含氮消毒副产物 N– 亚硝基二甲胺和 N– 亚硝基二乙基胺已被 IARC（国际癌症研究机构）定为 2A 级致癌物。此外，由于地域性的水质问题，还引起生物地球化学性疾病，如饮水型地方性氟中毒和砷中毒。

环境混合暴露评估是一个较新的研究热点，在对颗粒物与气态污染物进行调整后，发现它们对健康损害关联仍然非常显著，且在年平均 pM 浓度较低和年平均温度较高的地区，相关性较强。混合浓度 – 反应曲线显示，随着 pM 浓度的增加，日死亡率持续增加，而 pM 浓度越低，日死亡率的斜率越大。除此之外，国内学者开展了饮用水污染物低剂量混合暴露毒性评价的研究，建立了不同通路的污染物混合暴露效应评价方法，为饮用水污染物混合暴露效应评价提供了新思路，此外还建立了基于多终点生物学效应的饮用水安全评价体系。在饮用水污染谱分析的基础上，运用生物信息学方法成功构建了"污染树"，为混合暴露污染物的相似性判定提供了方法学工具；通过污染物谱分析、"污染树"溯源技术和计算毒理学支持向量机技术，建立了饮用水污染物混合暴露遗传毒性的预测方法，在水污染特征与致突变关系的研究中成功地运用了暴露组的理念。

此外，近年还开展了一些特殊类型饮水，如低矿物质瓶装水、海水淡化、高水砷、高水碘、高水氟等对健康影响的流行病学研究，取得了一定进展。基于近年来的研究结果，制（修）定了我国饮用水五氯酚、4– 枯基酚等卫生标准，克服了以往直接从国外采标或引标的不足。

3. 职业环境与健康

我国是世界上劳动人口最多的国家，2017 年我国就业人口高达 7.76 亿人，且多数劳动者的职业生涯超过其生命周期的二分之一，因此职业健康保护已经成为提升人民群众健康获得感、幸福感和生活质量的重要基础。

然而，我国在快速发展的工业化和城镇化进程中，前几十年的粗放式发展积累了一系列的职业健康问题，例如职业病危害的企业和接害人数多：据抽样调查显示，我国大约有1200 万家企业存在职业病危害，分布在 30 多个行业中，超过 2 亿名劳动者接触各类职业病危害，因此我国职业病报告病例数居高不下。据估计，自 2010 年以来，我国年均报告职业病新病例 2.8 万例，截至 2018 年底，我国累计报告职业病 97.5 万例，其中职业性尘肺病 87.3 万例，约占报告职业病病例总数的 90%。而报告病例数只是职业健康问题的"冰山一角"，由于职业健康检查覆盖率低和用工制度不完善等原因，实际发病人数远高于报告病例数。此外，随着我国经济转型升级，新技术、新材料和新工艺的广泛应用，新职业、工种和劳动方式的不断出现，使得职业病危害因素更为复杂多样。传统的职业病危害尚未得到根本控制，社会心理因素和不良工效学因素所致精神疾患和肌肉骨骼损伤等工作相关疾病问题日益突出，职业健康工作面临诸多新问题和新挑战。

我国历来高度重视职业病防治工作与职业健康学科发展工作。习近平总书记在全国卫生与健康大会上强调，应当加强安全生产工作，推进职业病危害源头治理，并多次就职业病防治工作和维护劳动者权益做出重要指示。2019 年 5 月 5 日，李克强总理主持召开国务院常务会议，研究部署职业病防治工作。孙春兰副总理组织召开职业病防治工作推进会并做出工作部署。2019 年 6 月底国家卫生健康委负责制定《健康中国行动（2019—2030年）》，职业健康保护行动是该发展战略的 15 个专项行动之一，是按照《"健康中国 2030"规划纲要》有关职业健康规划的要求，着眼于保护全国劳动者的职业健康和福祉，以提供全方位职业健康服务为目标的中长期行动。2019 年 7 月 9 日，国务院成立健康中国行动推进委员会，负责统筹推进《健康中国行动（2019—2030 年）》组织实施、监测和考核相关工作。2019 年 7 月 11 日，为了加强尘肺病预防控制和尘肺病患者救治救助工作，切实保障劳动者职业健康权益，经国务院同意，国家卫生健康委等 10 部门联合印发了《尘肺病防治攻坚行动方案》。该方案针对目前我国尘肺病高发多发的现状，从粉尘危害治理、尘肺病病人救治救助、监督执法、用人单位责任落实、技术能力提升 5 个方面采取行动措施，防治尘肺病。

近年来，为了更好地评价职业有害因素暴露、了解职业有害因素早期健康损伤，我国学者将暴露组学、代谢组学等观点引入国内。此外，队列研究是病因学和预防对策研究中最可信的研究方法之一。由于职业人群较为稳定，容易组织调查和随访，可获得较为准确的职业有害因素浓度或强度水平资料和长期连贯性的健康状况资料，能够更好地动态观察和分析工人的健康状况及剂量 – 效应关系，其研究成果也容易被外推到环境暴露人群中，因此我国学者针对职业健康问题较为突出的行业，在全国各地开展了各项职业人群队列研究，取得了丰硕的成果。另外，我国学者在科研成果转化工作上也做出了重要贡献，更新了大量的职业卫生标准和职业病诊断标准。截至 2018 年 11 月，职业卫生标准共有 320 项，其中有 144 项在 2016—2019 年进行了更新；而截至 2019 年 1 月 30 日为止，职业病诊断标准共有 116 项，其中有 27 项在 2016—2019 年进行了更新。

此外，女性职工的健康问题也备受关注。中国疾病预防控制中心职业卫生所自 2016 年 3 月 1 日以来启动了妇女健康调查项目，该项目是以女职工生殖健康及心理健康状况为研究目的的系列调查项目。该项目从生殖健康和心理健康问题入手，将收集大量的数据，较为系统地分析不同行业、不同群体的妇女生殖健康和心理健康问题，为相关政策提供科学依据，为全面保护妇女健康奠定良好的基础。据估计，该调查项目的样本量为 5 万人，2016 年时已陆续在电子、机械、化工制药、电力、劳动密集型轻工业、铁路、医疗、教育等行业和社区妇女群体开展调查，已经完成 10000 多份的调查问卷，后续将重点针对高新技术、民航、金融等行业的女职工开展调查。2018 年，开展烟草、铁路、造纸、服务业等行业的生殖健康调查研究；深入开展有机溶剂、铅等有害因素暴露女工的健康风险研究；开展孕产期健康与职业相关因素的相关性研究，为女职工特殊生理时期（孕期和哺乳期）的劳动保护和《女职工禁忌从事的劳动范围》的修订提供科学依据。

（三）气候变化与健康学

气候变化是人类社会在 21 世纪面临的最严峻挑战之一，严重威胁人类生存和发展。20 世纪 80 年代初 WHO 已开始探讨气候变化的健康影响，并于 2008 年将世界卫生日的主题确定为"应对气候变化，保护人类健康"。在此背景下，气候变化与健康研究开始在全球范围内蓬勃兴起，逐渐发展成为一个重要的研究领域。我国学者非常关注国际上的研究发展动态，并开始探讨气候变化与极端天气气候事件对我国人群的健康效应。

气候变化影响健康是个非常复杂的过程，其影响路径主要包括：第一，通过极端天气事件如热浪、洪涝和台风等直接影响人群健康；第二，以自然生态系统为中介，造成空气质量恶化、水污染和食物短缺等间接影响人群健康；第三，是以人类社会系统为中介，通过影响社会经济发展和医疗卫生基础设施及服务等方式影响人群健康。大量研究发现，气候变化将对会我国人群造成巨大健康风险。高温热浪会导致呼吸、循环和泌尿等多个系统疾病的发病率增加，以及增加心脑血管疾病患者和高龄老人的过早死亡。洪涝、干旱、台风等极端事件的发生频次与强度增加，不仅直接造成各种伤残和死亡，还可通过水体污染与食物短缺等途径，间接增加水源性和食源性疾病的发病风险。气候变暖可影响媒介生物的地理分布范围，从而增加登革热等媒介传染病的传播风险。

随着我国科学界对气候变化健康风险认识的不断深入，研究者们开始关注气候变化对健康造成影响的新问题和新路径。例如，极端温度和温度变异增加不良孕产结局的发生风险，洪涝等极端事件影响受灾人群的精神心理健康，高温天气增加工伤等职业健康问题并降低劳动生产率。气候变化可能通过加重空气污染，或与空气污染物产生交互作用而加重对脆弱人群的健康危害，以及通过影响空气中过敏原（如花粉）的含量，从而导致过敏性疾病的发生或症状加重等。此外，一些新的研究思路、方法和技术也开始被应用到气候变化与健康的研究中。既往研究主要采用传统的环境流行病学方法，建立气候变化或极端事件与健康结局的关联。但由于天气模式、人群脆弱性和社会经济条件等不断发生变化，未来气候变化导致的健康风险具有较大的不确定性。研究者开始通过交叉学科研究，评估和预测未来在不同排放情景下或不同社会经济发展路径下，温度和降水等的变化趋势及其带来的区域健康风险。另外，我国在能源、交通、工业、农业、废物管理和土地利用等领域采取一系列的温室气体减排措施，这些措施带来的健康协同效益也逐渐成为气候变化与健康学科的研究热点。

近年来，在气候变化与健康学科的研究团队和平台建设方面，我国高等院校和科研院所已逐渐形成一些具有较大国际影响的研究团队。如中山大学公共卫生学院黄存瑞教授团队主持的国家重点研发计划"全球变化及应对"重大专项,致力于系统分析全国范围内由于气候变化与极端事件造成的人群健康风险,识别气候变化相关的重点健康问题和敏感区域,明确气候变化健康效应在时间和空间上的分布特征及变化规律;根据我国典型区域气候变化造成的主要健康问题,阐明气候变化或极端事件导致健康风险机理;明晰引起区域健康风险的气候系统异常及其早期先兆信号的可预报性,建立关键气候系统异常特征判识指标和早期先兆信号监测预测模型;构建区域气候变化健康风险综合评估模型,基于不同温室气体排放情景评估全国范围及典型区域、典型城市的健康风险,开发早期预警系统并进行应用示范,为有效应对气候变化提供科技支撑。清华大学地球系统与科学系宫鹏教授团队积极推动"柳叶刀倒计时:公众健康和气候变化的全球进展"项目,并受柳叶刀健康与气候变化委员会邀请每年编写中国政策简报,帮助决策者和公众了解中国应对气候变化和改善公众健康的最新进展。中国疾病预防控制中心刘起勇研究员团队主持国家重大基础科学研究计划,深入研究了气候变化对健康的影响与适应机制。此外,北京大学、复旦大学、兰州大学、广东省公共卫生研究院等也在气候变化与健康领域建立了一批优秀的研究队伍。一些重要的研究平台也逐渐建立起来,如上海市气象局成立上海市气象与健康重点实验室,山东大学专门成立气候变化与健康研究中心等。依托这些研究团队和平台,我国在这一领域已取得了大量研究成果,包括在国际高水平学术期刊上发表了一系列论文,编写了多部气候变化与健康相关的专著和译著。中山大学公共卫生学院自 2017 年开始连续举办"一带一路"气候变化与健康应对国际论坛等。这些研究成果和学术交流活动,逐渐奠定了我国在国际气候变化与健康研究领域的重要地位。

(四)营养与食品卫生学

营养与食品卫生学主要研究膳食与机体的相互作用及其对健康的影响、作用机制,据此提出预防疾病、保护和促进健康的措施、政策和法规等。

近年来,我国居民营养健康状况和食品安全卫生管理明显改善,但仍面临营养不足与过剩并存、营养相关疾病多发等问题,营养健康生活方式尚未普及,以及存在食品安全卫生等问题。《中国居民营养与慢性病状况报告(2015 年)》指出,我国 18 岁及以上成人超重率为 30.1%,肥胖率 11.9%;6 ~ 17 岁儿童青少年超重率为 9.6%,肥胖率为 6.4%,并呈快速增长趋势。此外,我国还有一定比例的人群营养不良、微量元素缺乏、膳食纤维摄入不足。而我国居民人均食用盐、油均远高于 WHO 推荐标准,也超过《中国居民膳食指南》推荐值上限。2017 年全球疾病负担研究表明,饮食因素导致的成年人死亡占到 22%,占伤残调整寿命年的 15%,已成为影响健康的重要危险因素。合理的营养膳食是降低慢性病发病风险的重要措施。因此,对于膳食营养和健康的进一步研究,探讨营养膳食因素防治作用已成为营养学及其相关学科研究的重点和热点。

　　我国政府一直十分重视居民营养与健康问题。为进一步提高国民营养健康水平，2017年国务院办公厅印发了《国民营养计划（2017—2030）》；2018年国家卫生健康委疾病预防控制局成立"慢性病与营养管理处"，国家卫生健康委食品安全标准与监测评估司成立"食品营养处"，显示国家层面对营养健康与疾病预防的高度重视；《"健康中国2030"规划纲要》指出合理膳食是健康的基础；合理膳食行动是《健康中国行动（2019—2030年）》发展战略的15个专项行动之一；2019年8月在北京召开《中国食物与营养发展纲要（2021—2035年）》研究编制启动会，会议强调要立足我国国情农情，适应国人体质特征和消费习惯，进一步健全完善具有中国特色、中国风格的食物供给体系和东方膳食结构。此外，2017年5月2日国家食品药品监督管理总局（以下简称总局）发布了《保健食品备案工作指南（试行）》（食药监特食管〔2017〕37号）并开始施行，表明我国保健食品备案工作正式拉开帷幕。2017年10月31日，中国营养学会与中国疾病预防控制中心营养与健康所主编的《预包装食品"健康选择"标识使用规范（试行）》发布，预包装食品"健康选择"标识统一使用规范，是以减少预包装食品中油、盐、糖含量为目标的健康行动。2019年国际食品安全与健康大会中，国家卫生健康委食品安全标准与监测评估司巡视员张磊时表示，国家卫生健康委始终遵循社会共治的基本原则，坚持"开门治标准"，从标准立项、起草、征求意见到跟踪评价的各个环节，公开透明。《标准化法》明确了由国家标准、行业标准、地方标准和团体标准、企业标准构成的标准体系，并鼓励社会团体协调相关市场主体共同制定满足市场和创新需要的团体标准。这将为我国以安全为基础的"营养健康"标准的提升、推动食品安全标准的营养化转型带来积极探索。以上一系列具有法律效应的文件，将为改善和促进居民健康提供有力的保障，还将为我国营养学的发展注入巨大的推动力。

　　近年来，为了更好地研究营养与健康的关系，进一步实现"精准营养"，我国学者将基因组学、代谢组学、脂质组学、肠道微生态和3D打印技术等观点和技术引入国内，进行以多组学为基础的中国人群营养需求和代谢健康研究，发现多个与奶制品、碳水化合物、必需脂肪酸、红肉摄入和膳食暴露相关的生物标记物和对代谢性疾病的预测作用。并通过与全球十多个全基因组关联研究，已在中国人群中发现和验证了200多个与肥胖、2型糖尿病等代谢性疾病，以及与铁、维生素D、多种脂肪酸代谢相关的基因位点。食品3D打印技术的发展，实现了对食品制造中营养素以及色香味形的可控性，根据婴幼儿、青少年、成年、老年等不同年龄段人群以及肥胖症、"四高"等特殊人群，甚至不同个体的人体健康大数据，包括基因检测、肠道微生物、营养代谢等方面的个性特点，在食品营养大数据，包括食物原料、正餐食品及功能食品的营养素种类和数量基础上，开展营养靶向设计，研究适合不同团体人群和个性化营养健康需求的多品种原料的科学配伍，进行个性化营养摄入的精准设计，进而通过3D打印技术实现个性化精准营养食品的智能制造。此外，将队列研究和临床随机对照试验方法应用于营养学研究，有助于动态监测和阐述膳食模式及因素与疾病的关系，并确定影响健康或造成疾病或对疾病有保护作用的膳食因素。根据社会发展和居民膳食结构的改变，中国营养学会先后于 1997 年、2007 年和 2016 年修订了《中国居民膳食指南》，并发布了中国居民平衡膳食宝塔。新修订的膳食指南以平衡膳食模式和解决公共营养问题为主导，提高了可操作性和实用性，并弘扬新饮食文化，扩大了覆盖人群，兼顾科学性和科普性，为最大程度的满足人体营养健康需要提供了建议。

（五）儿少卫生与妇幼保健学

儿少卫生又称学校卫生，它是以保护和促进学生 / 儿童青少年身心健康为宗旨的一门应用科学，是公共卫生的重要组成部分。我国学校卫生学科建设始于 20 世纪初，形成了完整的学科体系，建立了完善的学生健康状况监测制度，创立了形式多样的学校健康教育体系，完善了学校卫生监督，发展了全面的学生疾病预防控制措施等，为学生 / 儿童青少年的健康促进做出了重大贡献。

儿童生长发育和健康监测一直是学校卫生的重点内容，为分析我国儿童少年生长发育的规律和特点、了解学生常见病的流行与影响因素等发挥了重要作用。中小学健康促进行动是《健康中国行动（2019—2030 年）》发展战略的 15 个专项行动之一，该战略指出，中小学生正处于成长发育的关键阶段。我国各年龄阶段学生肥胖检出率持续上升，小学生、初中生、高中生视力不良检出率分别为 36.0%、71.6%、81.0%。本行动给出健康行为与生活方式、疾病预防、心理健康、生长发育与青春期保健等知识与技能，并提出个人、家庭、学校、政府应采取的举措。全国学生体质健康调研是"中国学生体质健康监测"体系（Chinese National Surveillance on Students' Constitution and Health，CNSSCH）中的一个重要部分，是由教育部、国家卫生健康委等多部门共同组织领导的，原则上每 5 年开展 1 次。自 1979 年在全国的 16 个省市近 20 万汉族大、中、小学生中进行体质调查研究后，1985—2014 年期间先后开展 7 次，覆盖全国 31 个省、自治区和直辖市的 7~22 岁学生以及 20 多个少数民族学生，样本量在 30 万人以上。2015 年 11 月 25 日，最新的"2014年国民体质监测公报"在国家体育总局发布，其中儿童青少年学生的体质监测结果表明，我国城乡学生身体形态发育水平，即身高、体重和胸围等发育水平继续提高。肺活量继2010 年出现上升拐点之后，继续呈现上升的趋势。城乡学生营养不良检出率进一步下降，且基本没有重中度营养不良。乡村小学生蛔虫感染率持续降低。中小学生身体素质继续呈现稳中向好趋势。但是，大学生身体素质继续呈现下降趋势，视力不良检出率仍然居高不下，继续呈现低龄化倾向，各年龄段学生肥胖检出率持续上升，需要重视。

肥胖的防控是近 5 年来学校卫生工作和科学研究的关注重点。儿童肥胖与成年期心血管代谢性疾病密切相关，我国的发病率增长速度呈"井喷式"，已成为我国重要的公共卫生问题。2014 年全国儿童青少年体质健康调研的数据表明，我国 7~18 岁儿童青少年肥胖率从 30 年前的 0.5% 增加至 7.3%，肥胖从儿童期到成年期呈"轨迹"现象，长此以往将带来严重的疾病负担。2018 年，国家卫生健康委发布了《7 岁 ~18 岁儿童青少年身高发育等级评价》《7 岁 ~18 岁儿童青少年血压偏高筛查界值》《7 岁 ~18 岁儿童青少年高腰围筛查界值》以及《学龄儿童青少年超重与肥胖筛查》四项学校卫生行业规范，这对我国儿童青少年生长发育监测和肥胖预防控制意义重大。最新一次的儿童青少年体质调研于 2019 年 9—11 月开展，本项调研的完成有助于进一步了解我国学龄儿童的健康水平。在肥胖的干预研究方面，最新的观点认为，适宜的干预方式和干预时长对于控制儿童肥胖率的增长、提高儿童的健康知识、转变儿童的健康态度、形成良好的健康行为具有积极作用。而由于儿童肥胖复杂的成因，在干预方式的选择上，循证依据较高的是包含家庭成分的基于学校的身体活动干预，以及包含家庭和社区成分的基于学校的饮食及身体活动干预，北京地区 2017 年已有干预研究利用移动健康技术增强家长对儿童肥胖干预的参与和关注，同时结合健康教育提高对肥胖相关的饮食及运动行为的认知，并通过增加在校的课外活动时间来增加儿童身体活动时间的方式进行肥胖干预，具有一定成效。

近视的防控是近 5 年学校卫生关注的另一重点。根据国家卫生健康委报道的最新数据，我国儿童青少年总体近视率为 53.6%，发病形势严峻，低年龄段近视问题比较突出，在小学至初中阶段患病率呈快速上升趋势，需重点关注。近视的遗传与环境病因争论已久，最新研究证据显示环境对儿童青少年近视有决定作用，我国学生近视相关危害因素包括户外活动时间不足、睡眠时间不达标、课后作业时间和持续近距离用眼时间过长、不科学使用电子产品等不良用眼行为。以上因素对近视高发起到了主要的作用，是导致我国儿童青少年近视率居高不下的重要原因。因此，"学校近视防治应重视近视源性环境改善"已成为近视防控的主要观点，该观点还认为，近视防治应摒弃传统的药物治疗和手术的方法，通过干预近视源性环境和走到户外、亲近阳光来预防近视才是最经济有效的公共卫生措施。基于此背景，教育部等八部门在 2018 年联合印发《综合防控儿童青少年近视实施方案》，提出了青少年近视防控目标，明确了家庭、学校、医疗卫生机构、学生、政府相关部门职责、任务和应采取的防控措施。同时，国家卫生健康委在 2019 年继续开展学生近视和健康影响因素专项监测，更加有针对性地开展近视干预工作，以高发地区和低年龄段学生为重点，以增加日间户外活动、科学使用电子产品、合理安排学业任务等为主要措施，指导学校和家长对学生实施有针对性的近视综合干预。强化近视筛查和早期发现，提高近视矫正医疗服务水平。

妇幼保健是我国的基本卫生服务的重要内容，提供孕产期保健系统性和规范性服务是近年来孕产期保健管理的重点。近年来我国妇幼健康发展存在东西部发展不平衡的现象，因此 2016 年卫计委与联合国儿童基金会合作开展母子健康发展综合项目（2016—2020），在中西部地区 8 个省的 25 个项目县区进行差异化的孕产妇、儿童系统保健服务和管理。全国妇幼卫生监测显示，2018 年孕产妇死亡率下降至 18.3/10 万，较 1990 年下降了 79.4%，已实现联合国千年发展目标。全国婴儿死亡率下降至 8.9‰，5 岁以下儿童死亡率下降至 11.7‰；产前检查率稳步提高，由 1996 年的 83.7% 上升到 2018 年的 96.6%，农村从 80.6% 上升到 95.8%。生殖保健方面，已有 24 个省份实行免费婚检，2018 年共有 1020 万名新婚夫妇接受了婚前医学检查，婚检率达到 61.1%。实施国家孕前优生健康检查项目，为农村计划怀孕夫妇免费提供健康教育、健康检查、风险评估、咨询指导等 19 项孕前优生服务，产前超声诊断技术得到迅速推广和普及，妊娠早期"血清学筛查联合超声检查"的产前筛查，不仅筛查胎儿严重的结构畸形、常见的胎儿染色体非整倍体，还可筛查孕妇早发型子痫前期等严重产科并发症。而妊娠中期超声测量宫颈管长度可以预测早产的发生风险、子宫动脉多普勒检测可以预测胎儿生长受限，使得产科医生对多种母胎疾患着眼于早筛查、早发现，做到早预防、早治疗。在妇女生殖健康方面，国家加大乳腺癌和宫颈癌防治力度，将农村妇女"两癌"检查项目列入重大公共卫生服务项目。至 2017 年，宫颈癌检查项目地区扩展至 1501 个县（区、市），乳腺癌检查扩展至 953 个县（区、市），最大程度减少漏诊率，提高了检查质量。2014 年启动了宫颈癌 HPV 检测试点项目，把 HPV 检测作为宫颈癌初筛方法。截至 2018 年底，已实现了"两癌"检查覆盖所有国家级贫困县，提高了贫困地区妇女健康水平。另外，HPV 预防性疫苗已经在 2016 年获准在我国上市用于预防子宫颈癌等相关疾病，截至目前已有多个城市将 HPV 疫苗纳入医保支付，提高了我国女性的预防保健水平。

《"健康中国 2030"规划纲要》将促进儿童早期发展作为重点内容规划。儿童早期发展工作是指在儿童 0~8 岁期间，通过推进针对儿童、父母及照养者实施的一系列综合性政策和项目，确保儿童的认知、情感、社会心理和身体潜能得到充分发展，以此保障儿童发展的权利。儿童早期发展主要涉及五大领域：健康、营养、安全与保障、回应性照顾以及早期学习。我国颁布的《中国儿童发展纲要（2011—2020 年）》确立了"依法保护、儿童优先、儿童最大利益、儿童平等发展、儿童参与"五项基本原则，2014 年卫计委妇幼司发文制定《国家级儿童早期发展示范基地标准》，拟在全国建立 50 家国家儿童早期发展示范基地，引进国际儿童发育监测服务包。另外，我国学者在科研成果转化工作上也做出了重要贡献，2017 年卫计委发布由我国学者编制修订的《0 岁 ~6 岁儿童发育行为评估量表（儿心量表 – Ⅱ）》，该量表目前已在全国的三甲医院和专科医院中作为儿童早期发育筛查工具广泛使用。

儿童健康管理上，采取了早产儿"袋鼠式护理"等一批新技术，提高了危重新生儿救治的水平，同时推广新生儿早期基本保健、新生儿复苏等适宜技术，提高新生儿保健工作水平；为 1 岁以内儿童提供 4 次免费健康检查，为 2 岁和 3 岁儿童每年提供 2 次免费健康检查，为 4~6 岁儿童每年提供 1 次免费健康检查，将儿童心理行为发育问题早期筛查纳入国家基本公共卫生服务，实现视力、听力、肢体、智力等残疾以及自闭症的早期筛查。为家长进行母乳喂养、辅食添加、意外伤害预防、心理行为发育、口腔保健、常见病防治等健康指导。全国 3 岁以下儿童系统管理率和 7 岁以下儿童健康管理率稳步增高，2018 年已经分别达到 91.2%、92.7%。

（六）老年健康学

人口老龄化是 21 世纪全球范围内面临的重要公共卫生问题之一。我国的老年人口占全人口比例在 2016 年达到 10.1%，提示我国人口老龄化问题已达到严重程度。从 2000 年到 2018 年，65 岁及以上老年人口从 0.87 亿人增加到 1.56 亿人，占总人口比重从 6.9% 上升到 11.2%，平均每年约增加 700 万人。按照这种趋势估计，到 2040 年，老年人口比例可达 1/4，提示我国在人口老龄化方面面临着巨大挑战，主要体现在：第一，社会经济负担增加，由于老年人口比例升高，劳动力人口比例减少，导致生产力下降的同时用于医疗、照护、养老、设施建设等方面的支出大幅增加，社会负担加重；第二，劳动力资源短缺，出现与创新技术研发相关的人才与资源投入相对不足的局面，导致经济增长乏力，如果应对不良，人口老龄化可直接影响我国的宏观经济发展；第三，养老服务供需失衡，相对西方发达国家，我国老龄化进程属于未富先老，面临着对老年照护服务需求不清、专业化程度不高、养老资源配比不合理、保障制度尚未健全等问题，亟须探索制定标准的养老服务模式及规范，进一步推进养老服务体系建设。

为了积极应对人口老龄化，促进全民健康，《"健康中国 2030"规划纲要》阐明了促进健康老龄化的具体措施，包括：①推进老年医疗卫生服务体系建设，加强常见病、慢性病的健康管理和健康促进；②推动医养结合发展，鼓励社会力量积极参与，促进老年人预防、诊疗、康复、临终关怀等医疗服务与居家、社区和机构提供的养老服务的有机结合；③推动开展老年心理健康与关怀服务；④推动长期照护服务发展，针对不同经济水平、健康水平的老人建立多层次长期护理保障制度；⑤实现老年基本药物可及性的覆盖。2017 年 3 月，卫计委等 13 个部门联合印发了《"十三五"健康老龄化规划》（以下简称《规划》），首次将健康老龄化定义为："从生命全过程的角度，从生命早期开始，对所有影响健康的因素进行综合、系统的干预，营造有利于老年健康的社会支持和生活环境，以延长健康预期寿命，维护老年人的健康功能，提高老年人的健康水平。"为实现健康老龄化，《规划》部署了 9 项重点任务：①推进老年健康促进与教育工作，提升老年人健康素养；②加强老年健康公共卫生服务工作，提高老年健康管理水平；③健全老年医疗卫生服务体系，提高服务质量和可及性；④积极推动医养结合服务，提高社会资源的配置和利用效率；⑤加强医疗保障体系建设，为维护老年人健康奠定坚实基础；⑥发挥中医药（民族医药）特色，提供老年健康多元化服务；⑦以老年人多样化需求为导向，推动老年健康产业发展；⑧推进适老健康支持环境建设，营造老年友好社会氛围；⑨加强专业人员队伍建设，提高队伍专业化、职业化水平。

我国的基本公共卫生服务项目自 2009 年开始在社区开展。按《国家基本公共卫生服务规范》要求，每年免费为 65 岁及以上常住居民提供 1 次健康管理。服务内容主要包括生活方式与健康状况评估、体格检查、辅助检查及健康指导，2017 年版在辅助检查部分额外增加腹部（肝胆胰脾）B 超检查。基于基本公共卫生服务的体检数据为我国开展全面的老年健康监测及管理提供了第一手的基础数据。但是，目前各地区健康管理系统普遍缺乏规范化管理和设计，各区数据质量参差不齐，数据库格式不统一，导致各地区数据合并分析受限。应加强顶层设计，规范统一基本公共卫生服务体检数据录入格式，使社区老年人体检资料数据得到充分利用，发挥其对老年人群健康及影响因素的监测作用。

老龄人口数的增加同时伴随着各种慢性病，包括糖尿病人数的大幅度增加。我国老年糖尿病人数约占糖尿病总人数的 40%，虽然其发展速度低于中青年人群，但该人群中糖尿病前期的患病人数远高于中青年人群。在老年人群中糖尿病患病率仍可见随年龄增长的态势，在制定控制糖尿病流行的策略时，老年患者是应该被重点关注的群体。2016 年 WHO 出版的《中国老龄化与健康国家评估报告》显示，60 岁及以上老年人糖尿病的总患病率为 19.6%，男性（18.3%）低于女性（20.8%），农村（17.0%）低于城市（25.0%）。糖尿病知晓率为 42.3%，男性（40.5%）略低于女性（43.8%），而农村（35.2%）远低于城市（52.3%）。糖尿病治疗率和控制率分别为 93.5% 和 36.7%，其两者在男女性之间、城市和农村之间无明显差别。根据国际糖尿病联盟数据显示，2017 年我国 65 岁以上糖尿病患者人数跃居全球首位，达到 3410 万人，且预计老年糖尿病患者人数在 2045 年将会增加一倍，达到 6770 万。2018 年发表的中国健康与养老追踪调查（CHARLS）报告显示，我国中老年糖尿病患者的疾病间接经济负担高达 399 亿元 / 年，且伴随其他慢性合并症种数的增多，直接治疗费用也随之增加，在伴随其他 3 种慢性合并症的中老年患者中间接经济负担高达 96 亿元 / 年。

随着人均期望寿命的不断提高，我国学者也在积极探索长寿的影响因素。除曾毅团队自 1998 年在全国范围开展的中国老人健康长寿影响因素跟踪调查外，近年来在部分地区也陆续开展了长寿老人研究。如王笑峰在江苏省如皋市对 463 名 95 岁长寿人群及 1389 名中老年对照人群开展的双队列研究（RuLAS），李笑梅等在河南省安阳市纳入 3275 例 90 岁以上的老年人开展研究，何耀等在海南省纳入 1002 例百岁老人等开展研究等。这些长寿研究进一步推动了我国的高龄老年健康学研究进程，但该领域研究目前还普遍面临着样本量较小、代表性不足、无合适对照组、缺乏相关临床及生物标志物指标等方面的挑战。目前我国的老年健康学研究尚在蓬勃发展阶段，但人群研究与基础研究结合不紧密，存在人群研究深度不足而基础研究结果难以转化的问题。需要进一步加强重视和发展老年健康学研究，深入探讨影响老年人生活质量的疾病及其影响因素，以制定行之有效的预防策略。

（七）传染病学

传染病一直是危害严重的公共卫生问题。历史上，鼠疫、天花、霍乱以及流感等传染病曾经给人类带来了巨大的灾难，这些传染病成为危害人类健康和生命最严重的一类疾病。如今，重大传染性疾病依然是全球共同面对的非传统安全威胁之一，近年来各类新发传染病不断出现及传统传染病再现，给全球公共卫生带来了新的挑战。因此，传染病的防治不可松懈。

1. "一带一路"背景下新发传染病面临挑战

"一带一路"倡议是党中央、国务院为推进中华民族伟大复兴进程、促进世界和平发展而制定的重大战略决策，其中"一带一路"健康建设是倡议的核心目标之一。近年来，"一带一路"沿线的发展中国家和地区暴发多次新发、突发传染病疫情，包括 2012 年以来沙特阿拉伯地区出现的中东呼吸综合征（MERS）疫情，2016 年出现的黄热病、基孔肯雅热、登革热疫情，2017 年在马达加斯加出现的鼠疫疫情以及近年来在非洲持续存在的疟疾疫情等。随着"一带一路"倡议不断推进，贸易往来、人员交流日益频繁，使我国同"一带一路"沿线区域及国家遭受传染病侵袭的风险显著增加。"一带一路"国家特有的传染病输入至中国的事件频发，给我国的公共卫生体系造成了极大的压力。

2. 传染性防控取得进展

（1）发现新型病原体。比如，我国科学家在浙江温州啮齿动物中发现并命名温州病毒，这是国际上首次发现的新型沙粒病毒，成果于 2018 年 4 月 5 日发表在 *Nature* 上。之后，这种新型沙粒病毒开始被更多研究者发现，如在泰国和柬埔寨也分离到该病毒。

（2）H7N9 禽流感疫情。中国工程院院士李兰娟教授领导的项目组首次探索了 H7N9 病毒的演变及分子进化机制，并公布了该病毒的基因序列；并率先证实活禽市场是人感染 H7N9 禽流感病毒源头，提出关闭活禽市场及建立禽流感防控体系。这些措施成功防控了我国本土的 H7N9 疫情。

（3）自主疫苗研发。2014 年 8 月，我国新基因型埃博拉疫苗获批开展临床试验，临床研究结果于 2017 年 10 月发表于《柳叶刀》杂志（*Lancet*）。这是全球首个获批新药的埃博拉疫苗，也是全球唯一获批的病毒载体疫苗。中国 EV71 疫苗是世界首个预防手足口病的疫苗，于 2015 年 12 月 3 日获批生产上市。该疫苗的成功研制，将使我国日趋严重的儿童手足口病蔓延趋势得到有效控制，成为人类战胜儿童手足口病的重要里程碑。

（4）艾滋病。2017 年，国务院办公厅发布了《中国遏制与防治艾滋病"十三五"行动计划》，提出"四个提高""四个落实"的防控策略措施，即提高宣传教育针对性、提高综合干预时效性、提高检测咨询可及性、提高随访服务规范性；全面落实血液筛查核酸检测工作、全面落实预防母婴传播工作、全面落实救治救助政策、全面落实社会组织培养引导措施。

（5）抗生素耐药。2016 年，卫计委联合相关部门发布了《遏制细菌耐药国家行动计划（2016—2020）》，该计划和行动是基于"同一健康"（One Health）理念的耐药控制宏图，着重强调了各部门的职责工作，充分把控抗菌药物研发、注册、流通、使用等各个环节。该计划特别提出"加强兽用抗菌药物监督管理和强化抗菌药物环境污染防治",最终实现人类、动物与环境的理想健康状态。

（6）病原体检测。近几年发展起来的第二代测序技术使 DNA 测序进入高通量、低成本的时代。在病毒感染性疾病领域，二代测序技术主要应用于发现未知新病毒、病毒基因的变异和病毒准种特征研究。目前，高通量测序平台依然存在一些问题，包括复杂的生物信息分析和测序数据的处理，以及在基因组组装分析时算法限制了其数据的产出等。

3. 传染病流行病学快速发展

我国既往传染病的研究和防控模式通常是各部门各自为战，缺乏不同部门间的协调与合作；并且我国以医院为哨点的被动监测系统缺乏开展人–动物–环境交互界面动物职业暴露人群的主动监测，使得我国常处于被动应对新发传染病的境地。面对这一处境，一种强调人类、动物和环境共同健康的 One Health 理念近年纳入了国家卫生健康委最新突发急性传染病防治规划。One Health 理念倡导跨学科、跨地区、跨领域的协同合作，通过有效整合环境、兽医、医学、疾病预防控制中心等部门的力量来应对新发传染病的健康威胁。One Health 提倡基于系统方法和多学科交叉合作，尽可能地进行地方、国家和全球范围的协作，倡导人、动物和环境整体健康，已得到了越来越多的国际组织和国家机构的认可和推广。在秘鲁肝片吸虫病的防控、澳大利亚 H1N1 甲型流感、亨德拉病毒病、蒙古国布鲁氏菌病的防控和研究中发挥了重要作用，得到了世界粮农组织、世界动物卫生组织、WHO、多国疾病预防控制部门的高度重视，并提出将每年 11 月 3 日设为"One Health 日"。在国内，陆家海等人正致力推动 One Health 理念在新发传染病防控中的应用，并已在登革热、流感等传染病防控方面取得了一定的成果。One Health 策略是当前国内外公认的应对新发传染病的有效途径。为有效应对我国新发传染病防控的复杂形势，应加快推动 One Health 策略在我国的实践。

（八）卫生毒理学

卫生毒理学是研究环境因素（化学、物理和生物因素）对机体的损害作用及其机制，并对环境因素进行风险评价和管理的科学。研究的核心目标是通过科学的方法预测环境因素暴露对人体健康和生态环境的危害，为确定接触安全限值和采取有效的防治措施以及制定相关防控策略提供科学依据。卫生毒理学领域的研究发展充分融入了分子生物学、多组学分析和生物信息学等前沿技术，成为认识有害因素、科学评价健康风险、强化风险管理、促进人群健康、维护环境安全、职业安全、食品安全、药品安全和支撑公共卫生与预防医学学科整体发展的重要工具学科。

经济、社会的快速发展引发了环境污染、生态破坏及食品安全等问题，毒理学技术发展应用于化学品安全评估与风险管理、健康风险评估，已成为经济和社会发展的重大需求。近 20 年来，我国卫生毒理学进入了快速发展时期。在经典毒理学知识和技术体系的基础上进一步完善了描述毒理学，在充分融入现代生物技术和信息技术的基础上，涌现出毒理基因组学、毒物代谢组学、毒代动力学、纳米毒理学等一批新的机制毒理学分支学科。随着食品、药品、农药和化妆品等安全评价的广泛需求和化学品管理的进一步加强，从无到有构建了管理毒理学，形成了一批毒理学安全评价程序，构建了系列毒理学技术平台体系，建设了一批毒理学评价规范实验室。在外源性环境因素和工业化学、物理和生物因子，药品、食品、化妆品、健康相关产品、新型材料等的安全性评价和危险度管理等众多方面发挥了不可替代的作用。

经过卫生毒理学科研工作者的多年努力，依托生物医学基础学科的飞跃发展，我国卫生毒理学基础研究在毒作用机制、靶器官毒性、环境内分泌干扰物、纳米材料毒性等方面取得显著成果。

1. 毒物毒作用的表观遗传机制研究

毒物毒作用的表观遗传机制是毒理学学科全新的研究领域。目前，我国在这一领域的研究取得了重要进展。由国家自然科学基金委批准的"细胞编程和重编程的表观遗传机制"重大研究计划推动了我国在该领域的跨越式发展。生命个体对环境因素发生有序应答在很大程度上依赖于表观遗传调控网络的有效运行。化学物毒作用的表观遗传机制主要是诱导细胞基因组的低甲基化及特定基因的高甲基化或低甲基化或组蛋白的乙酰化修饰改变，或继而产生基因组印记，从而改变细胞的表型或胚胎的表观遗传重编程过程。继DNA甲基化研究热潮后，RNA甲基化在环境领域成为另一个新型的研究领域。

2. 基于新型替代模型的靶器官毒性研究

近年来，我国的卫生毒理学工作者采用传统的体内和体外实验模型与方法的同时，也适时引进或建立了一系列先进的靶器官毒理学研究模型与技术方法，如基于动物生物学的药代动力学生理模型、人体肝肾细胞系的体外培养、毒理基因组学、代谢组学技术等，所检测的生物学终点包括靶器官功能、细胞损伤与凋亡、酶学、组织细胞病理学，系统分析了基因与蛋白质表达状况、脂溶性或水溶性内源性代谢物产生、超微结构病理改变，准确地分析了全氟磺酸、溴代阻燃剂等外源化学物对整体动物或体外原代培养细胞的靶器官毒作用的性质、强度、可逆性及机制。体外类器官培养成为靶器官毒性研究的一个新兴热点领域。采用诱导性多能干细胞（iPSC）特异性诱导模拟人体不同器官的体外类器官模型，通过高通量筛选，进行化合物的毒性筛选和生物敏感指标的鉴定。不同于传统的体外2D细胞培养体系，体外类器官的3D培养可模拟体内微环境以及器官的不同细胞之间的相互作用，有利于理解化合物对不同细胞毒性的异质性。

3. 环境内分泌干扰物的分析、高通量筛选及生物标志物研究

低剂量长期暴露和不同化合物之间的协同作用是环境内分泌干扰物研究的主要特点和难点。近年来，在国家自然科学基金重点项目等课题资助下，主要开展了以下几方面的研究：应用分子生物技术建立了环境雌激素重组酵母测评系统；使用气相色谱－质谱法和高

效液相色谱法定量同时测定 6~8 种雌激素和环境类雌激素；在内分泌干扰素（EDCs）暴露与人群生殖、发育障碍，畸胎和自然流产、恶性肿瘤、出生缺陷等疾病间关系及其潜在作用机制等方面取得了一系列研究成果，奠定了我国在该研究领域的优势地位。

4. 纳米毒理学研究

近年来，纳米材料广泛应用，给人类的健康造成了潜在的威胁。纳米毒理学不同于传统毒理学的化学物质，是从粒子的角度诠释其对生物机体的危害，其毒性效应与粒径大小、规则程度等相关。目前我国对于纳米材料的心血管系统毒性、呼吸系统毒性、神经系统毒性、皮肤毒性等开展了广泛深入的研究，发现的主要毒作用机制包括：活性氧导致蛋白质、DNA 和生物膜损伤；氧化应激、炎症；线粒体功能干扰；改变细胞周期调节和增殖，衰老效应，内质网应激等。但纳米毒理学现有的研究方法仍然具有局限性，亟待开发更科学、精确的研究方法。

（九）卫生统计学

卫生统计学是运用概率论和数理统计原理与方法，研究群体健康状况以及卫生服务领域中的数据收集、整理和分析的一门应用科学。目前全国所有医学院校都开设了卫生统计、医学统计及相关课程，卫生统计学的经典理论和方法已广泛应用于公共卫生和预防医学的不同领域，并支撑医学研究的各个阶段。近年来，随着生物医学和计算机科学的快速发展，医学研究的数据呈现空前的多样化和复杂性，给统计学提出了许多新的挑战，也使卫生统计学进入了新的发展阶段。

我国卫生统计学学科方法研究的热点领域主要包括以下几方面。

（1）复杂数据处理。①复杂纵向数据：监测技术的发展使得获得数据的时间精度更高、观察时长更长，传统的纵向数据分析方法已不能满足需求。国内学者开发了多层面混合模型处理异质性问题、基于秩次的非参数方法处理纵向有序数据、基于函数型混合效应模型进行纵向数据的轨迹分析等。②复杂数据整合：健康数据可能包括环境、遗传、个体等不同来源和不同层面的数据，学者们通过开发统计联合模型、混合联合模型、多层面数据整合模型等方法，使来源各异、层面不同的数据得到较好的整合。③缺失数据处理：数据缺失是医学研究中不可避免的问题，这方面的研究包括跨组学数据中缺失数据的处理、不同缺失机制下多重填补的效果和处理区间删失数据的统计方法研究等。④高维数据处理：生物信息学高速发展下组学数据快速积累，相应的高维数据分析方法也迅速发展，学者们开发了高维稀疏组学数据分析方法、稳健高维变量选择方法和高维遗传数据预测模型等分析方法等。

（2）贝叶斯统计。贝叶斯方法是基于参数的先验分布和似然函数得到后验分布的统计学方法。目前经典统计学方法仍占据着统计学的主导地位，但贝叶斯方法的适应性和可扩展性使其获得迅速发展。我国学者对贝叶斯多阶段模型构建和贝叶斯网络这两个研究方向关注较多，如拓展贝叶斯共同成分模型进行时空数据处理，开发贝叶斯半参数多状态模型分析生存数据，研究贝叶斯累加回归树模型处理缺失数据，构建基于动态贝叶斯网络的双向因果推断模型和开发贝叶斯决策分析方法研究临床试验最优区间等。

（3）机器学习。机器学习涉及包括统计学在内的多学科理论，在健康大数据背景下，相对于经典统计方法，机器学习在如何从海量数据中获取隐藏的有效知识方面具有优势，因而受到学者的广泛关注。国内学者以原有方法为基础，针对不同类型数据加以改进和优化，包括基于弹性网开发基于正则化回归的组学数据变量筛选方法；基于深度神经网络，研究动态多模态数据特征提取方法；基于深度迁移学习，开发多模态数据的混合模型方法。此外，针对不同特征数据，学者们在潜变量模型、随机森林模型、集成学习等方向也有较多相关研究。

随着高级统计学方法和模型的开发、计算机科学的蓬勃发展，卫生统计学更广泛和高效地运用于医学相关的各个领域。热门的应用领域包括如下几方面。

（1）疾病评估和预测。针对慢性代谢性疾病，通过构建混合线性模型、贝叶斯网络、卷积神经网络等方法进行风险评估和预测；针对传染病，利用半参数零膨胀时空回归模型、贝叶斯时空模型、集成预测模型等进行时空估算和预测；基于风险模型、Joinpoint 和年龄－时期－队列分析、动态生存分析模型、贝叶斯生存分析等方法对肿瘤的发病和预后进行评估。

（2）生物信息。高维数据统计方法在生物信息领域得到广泛应用，如贝叶斯多水平稀疏线性混合模型、贝叶斯分位数回归模型等方法在基因组关联性分析中的应用；动态概率主成分分析模型、逆概率加权法、进化循环神经网络等方法在代谢组学中的应用；基于主成分和结构方程的甲基化模式分析；基于通径分析和深度学习算法的药物组学分析等。

（3）因果推断。因果推断分析对疾病的防控起到关键性作用，学者们利用中介分析方法、因果图模型、孟德尔随机化研究、贝叶斯网络等方法对大型观察性医学数据、随访研究资料、纵向数据进行因果推断。

（4）临床试验。临床试验作为量化治疗和干预措施对健康影响的黄金标准，一直是卫生统计学科的重要应用领域。我国学者在多区域临床试验的相关方法、自适应试验设计、Ⅱ／Ⅲ期无缝设计、随机对照试验不依从数据分析方法等方面的研究甚为活跃。

（5）其他应用。其他的热门应用领域还包括疾病负担、免疫接种、药物评价、疾病诊断、医疗门诊量预测、医疗保险效果评估等，这些研究为卫生决策提供可靠的支持信息。

（十）卫生监督与卫生法学

卫生监督是我国卫生行政部门执行国家卫生法律法规、保护人民群众健康相关权益的卫生行政执法行为，卫生监督工作不仅具有高度行政性，也具有丰富的技术性。作为一门学科，卫生监督与卫生法学在我国起步较晚，但发展迅速。随着我国卫生法律法规的逐步完善、卫生标准的制定和修订，为卫生监督工作的开展提供了充足的法律依据，同时，学科建设也获得长足发展：一批教材和学术刊物相继出版、学术团队相继成立、师资和人才队伍不断壮大。该学科的最新进展主要体现在我国卫生法学和卫生标准两个方面的进展。

卫生法学是在我国卫生事业快速发展时期下逐步确立的以卫生法律规范的产生、发展、变化及其规律为研究对象的一门将社会科学与自然科学有机融合的法学分支学科。卫生法是调整因公民健康事务而产生的各种社会关系的法律规范的总称。卫生法的显著特征在于，其本身并非独立部门法，而是横贯了几乎所有的部门法。其涵盖的法律问题越来越多，涉及行政法、反垄断法、宪法、合同法、财产法、公司法、刑法、环境法、食品与药品法、知识产权法、保险法、国际法、劳动法、税法及侵权法等诸多方面，并将这些不同部门法的原则、规则适用于医疗卫生事务。卫生法学围绕着医药卫生领域法律问题展开研究，在传统法学理论和原则的基础上，逐步创立卫生法学的专门理论和规律，对卫生法律的发展规律进行深入分析与探究，以学术研究为基础推动我国医药卫生领域法制建设的不断发展。随着我国社会经济的发展、人们健康需求的提高以及生物－心理－社会医学模式的转变，卫生法学作为一门在20世纪80年代才建立的新兴交叉边缘学科，发展较为缓慢，研究成果的转化不能及时解决卫生领域出现的众多问题。近年来，为培养专业的卫生法学人才，一些普通高等医学院校、高等医学专科学校等先后在专科、本科以及研究生等培养阶段中开设了卫生法学专业，培养了一大批具有一定医学和法学知识的本专科人才和卫生法学专门方向的硕士和博士毕业生。研究团队方面，近几年一些医学院校公共卫生学院、医学人文学院以及普通综合院校的法学院和其他相关机构相继成立了卫生法学研究中心、医事法学研究中心等学术机构，凝聚了一批卫生法学学者、研究人员，对卫生法学相关课题进行深入分析与研究，部分团队也获得了国家社科基金交叉学科类的资助。例如，北京大学医学部人文研究院设立的医学伦理与法律研究中心、中南大学设立的医疗卫生法研究中心、南方医科大学设立的卫生法学国际研究院、中国政法大学设立的卫生法学研究中心等。卫生法学专业研究力量不断壮大，科研课题数量也大幅上升。在一些国家和省部级的科研课题申请系统中，已经开始专门设立"卫生法学"这个门类，而此前并没有单独列出，只能笼统算作"交叉学科"或下挂于"预防医学"或"法学"类目之下，这也表明卫生法学研究的深度和广度在不断拓展，也受到了学界的认可和重视。

但是卫生法学领域仍存在很多问题，与许多西方国家（如英国、美国）相比，我国卫生法学学科的发展仍然落后于时代的发展，无法满足国家对卫生行业管制的理论和实践需求。综观国内主流卫生法学教材，与民法学、刑法学等传统领域教材的学术水平相比仍然悬殊，体系系统性、专业理论深度亟须加强。大多数卫生法学教材主要以医学生为目标群体，基本限于现行制度的汇编，鲜有兼具专业深度的高水平研究的体现。随着近几年我国医药卫生体制改革的深入和医疗卫生技术的提升，医疗卫生领域出现了单一的医学学科或法学学科所不能解决的问题（比如健康大数据的开发、器官移植、疫苗管理、生物医学、辅助生殖、破译基因等）。

卫生法领域的研究方法多种多样，有历史考察法、对比分析法、案例研究法、理论联系实际法和实证研究法等。因为卫生法学是自然科学和社会科学的交叉学科，所以在自然科学中被广泛应用的循证研究的思维也被运用于卫生法学的研究中。近几年，许多学者尝试从客观数据的角度分析问题，进行卫生法学的实证研究。实证研究法包含两个方向的研究，一是以具体案例为主要内容进行原因结果分析，找出问题解决问题的传统型社会科学实证研究。另一种是以大数据为背景，在此基础上分析数据背后的原因，从而为卫生法律法规的制定与修改提供理论依据的新型社会科学实证研究。我国学者在科研成果转化工作上也做出了重要贡献。《中国卫生法制》《医学与法学》《医学与哲学》等都是卫生法领域的重要的期刊，是展示众多学者研究成果的地方。这些期刊在一定程度上反映了卫生法学的热点问题、聚焦问题以及各方面的研究情况，对相关方面研究的学者和参与卫生法律制定与完善的专业人员都有重要的参考价值。

近几年，我国对于卫生领域的立法工作十分重视。2012 年以来，国家先后制修订了《精神卫生法》《传染病防治法》2 部法律，《医疗器械监督管理条例》《女职工劳动保护特别规定》2 部行政法规。为落实相关法律法规，卫计委先后制修订《院前急救管理办法》等 12 件部门规章，废止《妇幼卫生工作条例》等 7 件部门规章，卫生计生法律法规体系进一步完善。当前，正在抓紧制修订《中医药法》《公共场所控制吸烟条例》《医疗纠纷预防与处理条例》等法律法规。截至 2019 年底，我国已经颁布实施《执业医师法》等 11 部法律，制定《医疗机构管理条例》等 39 部行政法规，出台《医师执业注册暂行办法》等 136 件部门规章。2017 年 7 月 1 日，《中华人民共和国中医药法》正式实施，继承和弘扬中医药，保障和促进中医药事业发展。公共卫生领域中的疫苗问题也层出不穷，继 2016 年山东警方破获案值 5.7 亿元非法疫苗案（"山东毒疫苗"事件）之后，又在 2018 年发生长春长生疫苗事件。从 2018 年 12 月 23 日《疫苗管理法（草案）》首次提请全国人大常委会审议，到 2019 年 6 月 29 日三审通过，《疫苗管理法》耗时仅半年即正式颁布。这部被评价为"史上最严"的"全球第一部单独对疫苗的综合性法律"，共计十一章一百条，是对"长春长生问题疫苗案"的集中回应，也被视为疫苗行业重塑市场信任、迈向改革与创新发展的契机。根据该法，疫苗将实行全程电子追溯制度，对生产、流通、预防接种的全生命周期进行监管；对违法行为的处罚标准也在法案修订过程中数次提高；首次在国家层面提出预防接种异常反应补偿制度，对于判定原则、补偿标准、各级政府补偿责任等问题做出规定。在医事法领域，随着医院诊疗人次的不断增加，医疗纠纷也越来越多，暴力伤医事件时有发生，2010 年全国共发生医闹事件 17243 起，比五年前多了近 7000 起。从全国法院受理的医疗纠纷案件来看，从 2006 年到 2016 年，法院受理的医疗纠纷案件数量多了一倍。据中国医院协会 2016 年调查统计数据显示，我国每所医院平均每年发生暴力伤医事件 27 次，严重影响医务人员的人身安全以及医疗机构的正常运行。为了将医疗纠纷预防和处理工作全面纳入法治化轨道，保护医患双方合法权益，维护医疗秩序，保障医疗安全，国务院2018年出台了《医疗纠纷预防和处理条例》（以下简称《条例》），从制度层面推进医疗纠纷的依法预防和妥善处理，着力构建和谐医患关系，促进我国医疗卫生事业持续健康发展。《条例》明确提出开展诊疗活动应当以患者为中心，加强人文关怀，严格遵守相关法律、规范，恪守职业道德。通过加强医疗质量安全的日常管理，强化医疗服务关键环节和领域的风险防控，突出医疗服务中医患沟通的重要性，从源头预防医疗纠纷。明确了医疗纠纷处理的原则、途径和程序，重点强调发挥人民调解途径在化解医疗纠纷上的作用，并从鉴定标准、程序和专家库等方面统一规范了诉讼前的医疗损害鉴定活动。《条例》还对不遵守医疗质量安全管理要求、出具虚假鉴定结论和尸检报告、编造散布虚假医疗纠纷信息等违法行为，设定了严格的法律责任。在健康相关产品领域，2019年8月26日上午，新修订的《中华人民共和国药品管理法》经十三届全国人大常委会第十二次会议表决通过，将于2019年12月1日起施行。修订后的《药品管理法》共十二章155条，加大了对药品违法行为的处罚力度。此次《药品管理法》自1984年颁布以来第二次进行系统性、结构性的重大修改，将药品领域改革成果和行之有效的做法上升为法律，将为公众健康提供更有力的法治保障。包括取消GMP/GSP认证，明确国家对药品管理实行药品上市许可持有人制度，要求建立健全的药品追溯制度，建立药物警戒制度，加大对药品违法行为的处罚力度等。

卫生标准是卫生监督技术性的集中体现，随着自然科学和科学技术的迅速发展，我国卫生标准方面进展突出：补充制定和修订了职业卫生、环境卫生、食品卫生、传染病、放射卫生等相关标准，新增或修改了相关标准的检测方法，融入了一批灵敏、准确、快速和便捷的新技术、新手段和新方法，使得该学科与国际接轨、快速发展。

（十一）卫生管理与政策学

卫生管理与政策学科是一门具有很强的综合性、理论性和实践性的学科，也是一门与多学科理论、知识和方法相互交叉的应用性学科。其主要研究内容是卫生事业发展的规律，包括卫生管理理论、卫生组织体系、卫生政策等多个方面。卫生政策是卫生领域的公共政策，是政府为解决特定的卫生问题、实现一定的卫生工作目标而制定的各种工具的总和。作为卫生管理的重要内容，该学科在总结卫生健康事业发展规律、制定适宜卫生政策、推动卫生改革、建立新的管理体制和运行机制等多个方面都发挥着举足轻重的作用。本部分拟就相关理论、体制改革、卫生经济学、医疗卫生大数据、全球卫生、疫苗管理、人才培养等重点内容对本学科最新研究进展进行描述，并将国内发展状况与国际进行分析比较，为学科未来方向进行展望。

《"健康中国2030"规划纲要》对本学科的发展提出了新的要求，并加大了对卫生管理的发展力度。《"健康中国2030"规划纲要》提出了健康中国"三步走"的战略目标，即"2020年主要健康指标居于中高收入国家前列""2030年主要健康指标进入高收入国家行列"，并展望2050年，提出"建成与社会主义现代化国家相适应的健康国家"的长远目标。《"健康中国2030"规划纲要》坚持以人民健康为中心，站在大健康、大卫生的角度，紧紧围绕健康影响因素确定《"健康中国2030"规划纲要》的主要任务，是今后15年推进健康中国建设的行动纲领，也是各项卫生政策制定的重要依据。

纵观卫生管理与政策理论的研究史，学者前辈在学科发展道路上树立了一座又一座丰碑。卫生事业管理学科的学者们怀抱硕果的同时也继续着探索的脚步。在研究方法上也出现了许多新进展和新特点，如关键路径分析法、循证政策分析和POWER SWOT法就是其中的代表。另外，卫生管理的科学研究只有转化为相关政策时才能发挥最大价值。我国卫生管理科研成果已经为卫生事业发展奠定了重要的理论基础，成果的转化与应用产生了大量的重大卫生政策。特别是"医药卫生体制改革""健康发展战略""卫生工作方针""健康治理体系""一带一路与健康产业发展"等，无不凝聚着卫生管理研究者的智慧。

医药体制改革是本学科恒久的主题，也是我国现阶段的研究热点。中华人民共和国成立伊始，医改就成为政府和学界最为关注的领域，医改政策在探索中不断前进。改革开放给医疗卫生系统带来了巨大挑战。医疗卫生机构从由政府包揽到自负盈亏，逐渐被推向市场，政府在卫生筹资中的角色不断弱化。政策改变带来了一系列不曾预想到的结局，例如医疗费用的迅速增长、医疗保健可负担性下降、卫生不公平加剧，以及卫生人力资源无序流失等问题。2005年，国务院发展中心做出"过去十五年医改基本不成功"的结论，表明新一轮医改势在必行。2009年，新医改政策发布，提出"保基本、强基层、建机制"九字方针。2016年8月19—20日，全国卫生与健康大会提出，我国新卫生与健康工作方针为"以基层为重点，以改革创新为动力，预防为主，中西医并重，将健康融入所有政策，人民共建共享"。自此，医改伴随着社会发展的洪流，逐渐迈入了更宽更广的道路。

卫生经济学研究作为卫生管理与政策的重要内容和工具，同时得到了长足的发展。其主要研究内容为如何以有限的资源满足人们合理增长的卫生健康需求，将经济学研究中相关和最新理论引入卫生健康决策过程之中，以最佳分配和合理使用卫生健康资源为主要研究目的。在卫生经济研究中，有关医疗效果和效益的研究，至少涉及患者及其家属、医疗机构及医务人员、医疗费用的支付者和国家卫生事业管理部门等四个方面的利益。除成本－收益、效率－公平等学科领域内重点内容外，近年来较大的发展主要是在卫生与健康经济评价方面。医疗服务绩效评价的重点由数量逐渐转向质量。这是社会经济发展，人民群众物质水平提高，人们追求更高质量的医疗服务和个性化医疗和更高满意度的结果，也是国家以人为本的医疗服务体系建设的具体体现。

1997年，美国国家航空航天局（NASA）阿姆斯研究中心首次提出了"大数据"这一名词。2008年9月4日，*Nature*出版了"*Big Data*"专刊，阐述了海量数据带来的挑战。

大数据受到科学界广泛关注。我国从"十二五"开始，将大数据的研究和发展放在了首要战略地位。医疗领域每天海量的数据产生和科学及时分析处理，对于诊疗决策制定意义重大。在卫生管理方面，大数据的作用主要体现在循证公共卫生决策、健康监测和健康管理等方面。一方面，大数据的有效利用和充分整合，有助于分析公共卫生监管状况，为进一步提出整改意见、制定更加有针对性的政策提供强有力的依据。另一方面，大数据用于社区居民健康水平的跟踪和全面评估，有助于通过建立个人健康档案，并将其纳入大数据信息进行分析整理，精准找到健康隐患并加以干预或去除，进而实现对人群健康的个性化管理服务。目前，我国医疗领域应用大数据的现状是：大部分城市之间甚至之内的医疗卫生没有形成网络系统，即使联网，数据也并未共享，更没有标准化的数据传输功能，大数据应用困难重重。另外，数据库本身的结果不同，加上隐私保护等因素，也让数据的批量处理和安全维护难度大增。克服这些因素或障碍，获得大数据带来的有价值信息并运用，对于医疗卫生领域发展至关重要，是未来大数据技术发展的重要方向。

2018年7月，长春长生疫苗事件引起全社会强烈反响，规范疫苗市场管理的呼声越来越高。随后，中央领导作出重要批示，下决心完善我国疫苗管理体制。2019年6月，十三届全国人大常委会第十一次会议表决通过了《疫苗管理法》。这是我国首部疫苗管理领域专门立法，是在《药品管理法》一般原则基础上制定的特别法律。《疫苗管理法》坚持问题导向，落实疫苗管理体制改革举措，体现了全过程、全链条严格监管的理念，也较好地处理了与《药品管理法》等相关法律的关系。

我国药品市场存在的问题主要表现在药品质量不稳定、药价居高不下、用药不合理等方面，总体看来，问题比较突出。新医改以来，国家持续完善基本药物采购及配送制度。以医药分开为突破口，打破"以药养医"机制，坚持医院的公益性，推进补偿机制改革，医药分开后出现的医院补偿不足正在通过政府增加投入逐步解决。同时采用"4+7"带量采购试点和经验推广等方法，着力降低药物价格。

伴随经济全球化深入，各国人员交流更加频繁，疾病在国界之间的地理传播壁垒也被打破。应对全球化带来的疾病威胁需要全球各国参与和努力，全球卫生的发展进入了全新阶段。同时，全球疾病负担的主要疾病由传染病转变为慢性非传染性疾病和伤害，全球疾病负担的巨大变化，使得全球卫生在目标、计划和财政等方面不得不作出重大调整。然而，一些中低收入国家的这种转变却相对缓慢，这些国家同时面临着传染病、慢性病和伤害三大挑战。除此以外，人类还面临着抗生素耐药、新发传染病和气候变化等健康威胁。目前，我国从卫生援助的受援国转变为援助国。尽管中国在全球卫生中的角色还存在争议，但毫无疑问，中国正在为促进全球健康、消除健康不公平做出努力。例如自2015年起，中国建立了一系列国际项目，在《开普敦宣言》中宣布创立全球发展基金，2016—2020年向发展中国家提供"6个100"项目支持，即100个减贫项目、100个农业合作项目、100个促贸援助项目、100个生态保护和应对气候变化项目、100所医院和诊所、100所学校和职业培训中心，同时向发展中国家提供 12 万个来华培训和 15 万个奖学金名额，为发展中国家培养 50 万名职业技术人员。中国将设立南南合作与发展学院，并向 WHO 提供 200 万美元的现汇援助等。2018 年，国务院机构改革中新成立国际国家联合发展署将商务部对外援助有关职责、外交部对外援助协调等职责整合，拟订对外援助战略方针、规划、政策，统筹协调援外重大问题并提出建议，推进援外方式改革，编制对外援助方案和计划，确定对外援助项目并监督评估实施情况等。这些都成了中国促进全球卫生和发展的平台建设和重要举措。

早在 1983 年，时任卫生部部长钱信忠就主持完成了中国卫生管理学科建设学术研讨会，明确提出建立中国卫生管理学科，以解决中国卫生事业管理学术瓶颈问题。1984 年，卫生部在安徽医科大学建立卫生管理系，1988 年建立国内第一所卫生管理学院。与此同时，国内很多大学纷纷建立或在原来的卫生管理干部培训中心的基础上成立卫生管理学科。进入 21 世纪，学科不仅继续发展壮大，且呈现蓬勃之态。现已形成大专、本科、硕士和博士四个层次较为完整的教育体系，并作为二级学科纳入公共事业管理一级学科之下。2001 年，复旦大学社会医学与卫生事业管理学科成为国家重点学科，2004 年又成为教育部"985 工程"二期创新研究基地主干学科。截至 2017 年，全国有近 90 所医学院校开设了卫生事业管理学课程，20 所院校设立了社会医学与卫生事业管理学的博士学位培养点，89 所院校设立了社会医学与卫生事业管理学的硕士培养点，每年授予卫生管理学专业硕士和博士学位 1000 名左右。国家对于卫生事业管理的科学研究重视度和支持力度也越来越高。2000—2018 年，本领域获得的国家自然科学基金资助的项目由 4 项增加到 100 项左右，基金资助总额已超过 3000 万元，极大地推动了卫生管理学科的发展。在医药卫生深层次改革中，卫生管理人才的数量激增和质量提升已成为保障国民健康、制定科学政策的有力支撑和重要力量，也是学科发展的动力源泉。

（十二）社会医学

人类健康在很大程度上受社会生活环境诸多因素的影响。2019 年 6 月 24 日，《柳叶刀》杂志正式刊登了 2017 年中国疾病负担研究，结果显示慢性非传染性疾病已成为我国人群过早死亡的主要原因（过早死亡的前五大原因包括脑卒中、缺血性心脏病、肺癌、慢性阻塞性肺病和肝癌）。而这些非传染性疾病的发生、发展，与社会经济、生活条件、行为方式及社会环境中存在的多种危险因素密切相关，这些社会因素往往起到决定性作用。例如此次疾病负担研究表明，在全国范围内，吸烟在 21 个省份中位列首要危险因素，在其余省份中也排名第二或第三。此外，越来越多的案例和研究证明，许多传染性病及精神障碍的有效防治也离不开社会医学。例如艾滋病、其他性病、自杀、吸毒、精神障碍等疾病的流行，社会因素起了决定作用。疾病的管理和治疗也与社会医学密切相关。例如艾滋病抗病毒治疗及结核病的 DOTS 治疗效果很大程度上都取决于患者的依从性、患者的管理及自我管理的程度。因此，社会医学涉及社会各方面，关系到每个人的全生命周期，是加快推进健康中国建设、保障人民健康的重要基础。

为有效根治产生健康问题的社会根源，WHO 健康社会因素决定论认为需要卫生系统内外、政府多部门的协调行动，需要全社会的共同参与。近年来我国积极推动和确立大健康观。《"健康中国 2030"规划纲要》确立了"以人民健康为中心"的大健康观和大卫生观，提出要将促进健康的理念融入公共政策制定实施的全过程，统筹应对广泛的健康影响因素，共同构筑全民健康之路。《"健康中国 2030"规划纲要》共八篇，其中四个篇章与社会医学学科直接相关，包括"普及健康生活""优化健康服务""完善健康保障"及"建设健康环境"。2017 年 11 月，第十届中国健康教育与健康促进大会在浙江杭州召开，落实全国卫生与健康大会要求，加快推进全国健康促进与教育工作。社会医学学科涉及了《健康中国行动（2019—2030 年）》提出的绝大多数专项行动，例如："健康知识普及行动""合理膳食行动""全民健身行动""控烟行动""健康环境促进行动"及弱势人群的健康促进（妇幼、中小学生、老年人等）。

行为与生活方式是健康社会决定因素中的重要组成部分。行为因素影响我国居民期望寿命占比达 60%。近年来，我国围绕着行为健康，开展了一系列的研究及跨学科平台的建设。行为健康侧重于研究广泛的健康相关行为及其应用，包括健康行为、风险行为以及适应不良行为等。近年来，我国的行为健康研究侧重采用跨学科的方法，超越了狭义上对健康相关行为的单一研究，关注健康相关行为、生物医学因素和心理社会因素之间的交互作用。2016 年的全球行为医学工作坊上，七家高校的代表（北京协和医学院、哈尔滨医科大学、华中科技大学、南京医科大学、香港中文大学、中南大学、中山大学）经过讨论协商，一致建议发起成立一个促进交流合作的行为健康学术平台。2017 年6 月，国内学者在广州启动了"行为健康学术论坛"学术合作平台，截至 2019 年 4 月共有 30 家院校的 34 个院系加入，旨在推动中国的行为健康研究和教学发展、提高中国人群的行为健康水平。"行为健康学术论坛"在众多高校开展了一系列卓有成效的教育和科研交流活动，包括：①于 2017 年 6 月在广州召开第一次代表会议，讨论行为健康的定义和范畴、中国高校行为健康教学、科研和学科发展等；②于 2017 年 11 月在长沙召开第一届跨学科行为健康会议：机遇与挑战。国内外 400 多名专家学者参加会议，围绕行为健康议题开展热烈讨论；③ 2019 年 1 月在北京召开第二届跨学科行为健康会议：融合与合作。会议围绕行为健康主要问题和相关教育、科研发展进行研讨；④ 2019 年 9月于西安召开第三届"一带一路"全球健康国际研讨会暨丝绸之路大学联盟 2019 全球健康论坛的分论坛"跨学科行为健康论坛"，从跨学科角度了解社会文化心理因素如何与健康相关行为交互并影响人群健康。2019 年 7 月 12 日，中华预防医学会正式批复成立行为健康分会。

大样本的纵向研究可以让社会医学的研究者更好地分析社会相关因素对健康的影响。

近年来，我国社会医学学科的学者充分分析和挖掘我国各地开展的大型人群队列研究数据，取得了丰硕的成果。例如，CKB 数据库发现吸烟、缺乏体力活动及饮食风险因素与多种慢性疾病的发病及死亡风险显著相关。大型国家队列等国家战略工程中，均纳入了健康社会影响因素作为暴露数据进行收集，包括吸烟习惯、饮茶、饮酒与饮料摄入、体力活动、饮食情况、社会支持等。

三、公共卫生与预防医学学科国内外进展比较

（一）流行病学

近年，流行病学研究受到其他领域进展的极大影响，与流行病学相关的领域和技术如医学、生物学和遗传学的快速发展以及高速的计算和不断扩大的数据存储容量均促进流行病学研究不断演变。由于这种高速发展需要获得足够大的人群生物样本以提供具有足够统计效能的研究以及在独立研究群体中验证新发现的需要，促进了大型流行病学研究团队、多中心研究和联盟及大数据分析工具开发和数据共享的发展。

流行病学研究领域不断拓展，出现大量的跨学科研究的开展、全面深入的病因学探索，以及涉及多层次、全生命周期研究及新的数据生成来源和技术（如新的医疗、健康、环境数据来源和组织技术），亟须整合来自基础、临床和人口科学的新方法支持。此外，包括基因组学、蛋白质组学、代谢组学、表观基因组学和转录组学的多组学研究方法的完善以及复杂的遥感和建模技术的出现，促进了新型数据的生成和收集。这些数据可用于产生大量的研究假设，是传统流行病学研究的重要补充。大规模人群生物样本库的出现成为这些新数据源的载体，并由此产生大量的研究发现，如具有 50 万人数据的英国生物库（UK Biobank）和中国 CKB 数据库。然而，这些大规模研究无法避免经典观察性研究中存在的偏倚问题，并可增加出现具有统计学意义的假阳性结果的可能性。因此，新的数据源和技术目前虽然极大地推动了流行病学科的发展，但却引发了重要的方法论问题和挑战，并推动了开发新的研究设计和分析方法以解决各类偏倚。

再者，近期国内外多种非靶向组学技术不断完善，已被逐渐用于捕获体内多层面的暴露信息，这种全方位捕捉暴露信息的方法在概念和方法中平行于经典的全基因组关联分析（GWAS），形成被称为暴露组关联研究（EWAS）的新研究方法。EWAS 方法结合病例对照研究设计，是用于产生关于罕见病病因假设的有效研究方法，可识别出有价值的生物标记物。但 EWAS 研究仍有一些不足需要克服，如必须仔细选择研究设计和分析方法，并对偏倚及因果倒置的问题进行充分评估，以确定因果关系。孟德尔随机化（MR）作为一种解决混杂偏倚和因果倒置的方法，近年在国外被大量用于因果分析研究，但目前在国内开展的 MR 研究数量仍然有限，且存在难于识别有效的基因工具变量及样本量普遍不足的问题。

（二）环境卫生与职业卫生学

1. 空气污染与健康

目前，我国仍然主要以环境固定监测站的浓度来直接反映群体的平均暴露水平或个体的暴露水平。但应用于欧美发达国家的暴露评价等学科在我国也开始陆续开展，如以美国环境保护署（EPA）"随机化人类暴露剂量模型"为代表的具有高时间分辨率的个体暴露模拟技术、以卫星遥感反演为代表的高时间分辨率的 $PM_{2.5}$、PM_1 等多种污染物预测技术、以土地利用回归（LUR）为代表的高空间分辨率暴露评估方法和化学传输模型、卫星和 LUR 相结合的高时空分辨率暴露模拟方法。我国开展大气污染毒理学研究的时间较晚，与发达国家比仍缺少亚慢性和慢性实验的研究。但是近年来，我国越来越多实验人员使用颗粒物动态吸入暴露装置给大、小鼠进行染毒，与以往气管滴注方法相比有了很大的进步。我国也逐渐开展了基因缺陷动物模型的引进和建立。我国现有的大气污染流行病学研究主要差距体现在缺少健康效应前瞻性队列研究，缺少对更小粒径 PM_1 理化特征和对人群健康的损害效应，以及 PM_1 与其他环境污染物交互作用的研究；对健康结局局限于总死亡率、心肺系统疾病的死亡率等而缺少对从基因、表观遗传、病理生理异常、亚临床指标到发病、死亡的完整性认识。

在气象、气候与健康研究工作方面，与发达国家的先进研究相比，我国工作尚存在下述不足：缺乏对区域范围内气候变化健康效应的脆弱性研究和适应性研究，对制定相关公共卫生策略的科学支撑不够；缺乏对长期气候变化（含热浪、寒潮）对人群健康的预测研究；缺乏气候变暖对二次气溶胶和臭氧交互作用对健康危害的影响预测研究；由于温室气体和大气污染物在相当程度上存在同源性，尚缺乏对气候变化和大气污染防治政策的联合成本效益分析。

2. 饮用水与健康

在饮用水污染物的识别、检测、污染谱分析、新兴污染物污染水平调查等方面我国基本上处于国际同步水平。我国在饮用水污染物低剂量混合暴露效应、新兴消毒副产物的毒理学研究等方面处于与国际同步的水平，甚至在某些方面处于领先地位。近年来，复旦大学学者因在消毒副产物领域的贡献，多次受邀参加国际高端论坛。在流行病学研究方面，国内主要开展了消毒副产物与生殖发育，微囊藻毒素与肝癌、肝损伤关系等流行病学研究，这些成果与国际同步，在微囊藻毒素健康效应方面处于国际领先地位。但是我国目前尚缺乏欧美等国家所开展的大规模前瞻性队列研究结果。中国现行生活饮用水卫生标准于2012 年 7 月 1 日正式实施，其中包含的 106 项标准全部采用 WHO 生活饮用水水质指南中的推荐值，这是发展中国家第一次采用如此严格的饮用水卫生标准。但全部为直接采纳或引用国外标准，指标的设置是否符合国情尚存疑问。目前根据国内研究的数据对饮用水五氯酚和 4-枯基酚标准的研制和修订工作已经完成，其中 4-枯基酚标准为国际上首次提出。

3. 职业环境与健康

各国政府行政部门通常会根据本国经济条件和科学技术水平等实际情况，以法规形式确定职业病目录。由于我国主要的职业危害仍然为传统的职业性有害因素，因此我国现行的、2013 年调整修订的《职业病分类和目录》包括十大类 132 种职业病，这十大类职业病分别是职业性尘肺病及其他呼吸系统疾病、职业性皮肤病、职业性眼病、职业性耳鼻喉口腔疾病、职业性化学中毒、物理因素所致职业病、职业性放射性疾病、职业性传染病、职业性肿瘤和其他职业病。而国际上现行的职业病目录是由国际劳工组织在 2010 年调整实施的《国际职业病目录》。该目录包含了共四大类 106 种职业病，其中包括 9 个开放条款。四大类分别是职业活动接触职业性有害因素所致的职业病（包括化学因素所致的疾病、物理因素所致的疾病、生物因素所致的疾病和传染病或寄生虫病共 3 类 57 种）、按靶器官系统分类的职业病（包括呼吸系统疾病、皮肤病、肌肉骨骼系统疾病、精神和行为障碍共 4 类 49 种）、职业癌和其他疾病。与我们国家《职业病分类和目录》不太一样，《国际职业病目录》是一个预防目录，把预防的重点放在对劳动者健康危害最严重的疾病上，例如社会心理因素导致的工作压力和不良工效学因素导致的肌肉骨骼损伤等疾病。而目前我国《职业病分类和目录》尚未将这些工作相关疾病列入法定职业病，因此我国职业健康领域研究应当加强此方面的科研工作，为制定相关危险因素强度检测标准与疾病诊断标准、构建和完善接害劳动者职业健康监护体系、防治相关疾病等工作做出贡献。

（三）气候变化与健康学

目前，国际上气候变化与健康学科的研究热点和前沿领域主要是区域健康风险的综合评估和监测预警、极端天气影响下人群和社区的恢复力、气候变化适应策略和干预措施的成本效益评估、温室气体减排的健康协同效益等。2009 年 WHO 提出气候变化与健康领域的全球研究优先方向，包括健康风险的准确评估、识别有效的干预措施和适应策略、应对气候变化健康风险的决策支持工具等方面。2014 年政府间气候变化专门委员会（IPCC）第五次评估报告指出未来气候变化与健康研究的关键问题，包括脆弱性和适应性评估方法的改善、适应措施所产生效益的定量评估、受气候变化影响的健康和经济数据监测、可选择减缓政策的健康协同效益评估等。2016 年美国全球变化研究项目专门发布《美国气候变化与健康影响》报告，全面系统地评估气候变化背景下极端气温、空气质量、极端天气事件以及对虫媒和介水传染病、食品安全和营养、精神健康，以及脆弱人群等方面的影响，并在 2018 年发布的《第四次国家气候评估报告》中，重点研究了气候变化的风险评估、不同人群和社区的暴露度与恢复力、适应措施降低健康风险的作用，以及温室气体减排的健康协同效益等。

国际上的众多研究计划和重大项目也已将气候变化与健康作为重点资助的方向，尤其是关注高温等极端天气风险应对、气候敏感性传染病的迁移规律，以及气候变化健康适应的策略方案等。2012 年"未来地球国际大科学计划"在"里约 +20"峰会上诞生，旨在实现将科学知识转化为可服务于全球的可持续发展方案，并重点关注气候变化的健康影响，寻求促进人类健康和生态系统发展的有效解决方案。欧盟"地平线 2020 框架"（Horizon 2020）资助 2800 万欧元开展气候适应项目，如针对职业人群开展的 HEAT-SHIELD 项目，致力于提高欧洲工人的抗热应激能力。英国惠康基金会（Welcome Trust）重点资助了气候变化带来的长期健康影响和气候敏感性疾病研究，寻找方案和实施应对。亚太全球变化研究网络（APN）项目优先资助气候变化预测、降低灾害风险和增强恢复力等研究工作。

相较于国际，我国科学界在气候变化与健康学科领域仍存在研究内容局限和深度不足的问题。在研究内容方面，目前已开展了较多的气候变化与健康结局间的关联性研究，但是对于脆弱性、适应性和健康协同效益的研究较少。国家、省市和地方对气候变化健康影响缺乏系统全面的评估。针对气候变化的公共卫生应对策略及相关干预措施的有效性和成本效益等尚不清楚。在研究深度方面，科学界不仅需要了解气候敏感性健康结局的疾病负担，还需了解其他全球环境变化和社会经济发展对气候变化健康风险的综合影响。中国未来很多地区将会面临极端高温、海平面上升、洪涝、干旱、台风等多重风险，不断变化的天气模式与社会经济发展、人群脆弱性相互作用将对人群健康产生复杂的影响，需要深入开展研究以阐明影响路径和作用机理。

（四）营养与食品卫生学

各国政府部门通常会结合国情和居民营养状况提出食物选择和身体活动的健康指南和相关政策。膳食指南不仅是从科学研究到生活实践的科学共识，也是国家健康教育和公共政策的基础性文件，是国家实现促进食物消费及促进全人群健康目标的一个重要组成部分。汇总分析各国膳食指南关键条目信息发现，世界范围内膳食指南关注的重点营养问题排名前五位分别是蔬菜水果、盐、运动、糖、多样化，总体而言，谷物则排在相对靠后的位置。而我国居民膳食指南各修订版本，包括 2016 年最新版本《中国居民膳食指南》，总条目数虽稍有增减，但是"食物多样，谷类为主"始终列于膳食指南第一条目，且对其阐释也基本保持一致，我国膳食指南这一特点是基于我国国情和居民营养需要而制定。近年来我国居民的生活水平得到了很大幅度的提高，膳食中动物性食物、加工肉制品、饱和脂肪酸和胆固醇含量越来越多，含糖饮料越来越普遍而粮食加工精细及全谷类粗粮的减少，导致 B 族维生素、矿物质和膳食纤维的含量持续降低，所有这些因素促使了慢性非传染性疾病发生风险的增加。坚持谷类为主，增加全谷物的摄入，不仅可以减少体重增加的风险，还有利于降低糖尿病、心血管疾病和结直肠癌等膳食相关慢性病的发病风险，将谷类为主列入首位符合我国居民营养和健康的需求。此外，WHO 与美国心脏协会（AHA）都强调对糖的限制建议也包括所有人工添加的食物中的"隐藏"的糖。在立足我国居民营养状况的基础上，借鉴国内外膳食指南关于糖摄入量的建议，2016 年《中国居民膳食指南》

也首次在正文中加入"控糖"内容，建议每天摄入不超过 50 克，最好控制在 25 克以下。

此外，地中海饮食中富含加工最少的植物性食物，可降低患多种慢性病的风险，延长预期寿命。来自多个随机临床试验的数据表明，地中海饮食在心血管疾病、2 型糖尿病、心房颤动和乳腺癌的一级和二级预防中有良好的效果。目前，地中海饮食模式的健康效应在国外得到很多研究的验证，但我国相关研究较少，未来可开展更多临床研究以进一步证实地中海饮食的优势，在结合中国传统饮食模式基础上加以改善优化，形成更适合我国居民健康发展的优良饮食状态。食品技术方面，随着科学技术的提升，新兴的食品加工新技术不断地出现，并且针对性、专业性更强，新技术适用食品的种类比较多且范围广，对食品营养物质也能较好保留，具有良好的研究前景，但仍需克服成本高等不足的影响。医用食品在临床营养支持中具有重要的现实意义，是治疗和经济效果的必要辅助，但我国医用食品产业面临着供不应求、加工技术落后、政策法规滞后等问题。我国政府正努力通过实施新的相关法律法规以克服医疗食品问题，包括 2016 年 7 月 1 日《特殊医学用途配方食品注册管理办法》，该法规的实施将医用食品从特膳食品管理中脱离出来，拥有了独立的注册管理文件（《特殊医学用途配方食品注册管理办法》）、产品标准（GB 29922—2013《食品安全国家标准　特殊医学用途配方食品通则》）和生产规范（GB 29923—2013《特殊医学用途配方食品企业良好生产规范》）等政策。此外，鉴于我国人口众多，营养健康需求不断增加，在解决供应短缺问题基础上，解决管理体制不完善、加工技术落后、医疗食品意识淡薄等问题，将在我国的食品安全管理中发挥更加重要的作用。目前，我国《食品安全标准体系框架原则》与《国际食品法典标准》基本一致，主要指标与发达国家基本相当，仍需进一步完善，并通过形成政府部门、行业组织、食品企业、高校科研机构、消费者广泛参与的食品安全标准工作机制，积极开展标准跟踪评价，面向社会设立标准意见收集反馈平台，广泛吸纳意见。

（五）儿少卫生与妇幼保健学

儿少卫生与妇幼保健学作为关注儿童青少年健康和疾病的一门学科，具有特殊性。目前的主流观点认为，生命早期 1000 天（即孕期到出生后两岁）的经历对儿童毕生的身心发展至关重要，这个阶段的营养不良、免疫异常以及不良社会环境都可能导致个体成年后的慢性和精神类疾病的发生。因此，出生队列研究因其纵向研究的特色，存在收集孕前及孕期环境暴露等资料，在研究婴儿、儿童、青少年健康起到了不可替代的作用。我国出生队列研究起步晚于欧美发达国家多年，2008 年以来，先后有中国的安徽出生队列、广州出生队列、上海优生儿童队列和深圳出生队列等一系列队列研究开始招募。这些队列在纳入标准和关注指标上各有特色，结合中国人口大国和相对较高的出生率等国情，队列在建立之后的短短几年之内已颇具规模，多数队列收集数千至数万份问卷资料和生物样本。这种同一地区不同时期的出生队列研究可以较好地反映不同时代母婴健康状况的变化趋势，并为全面了解本地区卫生保健可及性和利用率，以及卫生政策的制定和实施提供了可靠的指导依据，也为我国儿少卫生和妇幼保健学研究提供了宝贵的资料。

出生队列作为研究生殖健康及相关课题的"黄金手段"，对预防儿童在未来生命历程中出现的健康问题具有深远价值。近十年，国内科研工作者在充分借鉴国外优秀队列发展经验的基础上，综合我国国情，建立起一批具有中国特色的大型出生队列，研究成果受到国际同行高度关注与认可。但目前各地出生队列设计、规模、实施内容不尽相同，主要存在以下问题：①多数仅在分娩或孕晚期进行样本和信息采集；②无父方样本和信息；③回访年限较短；④结局评价指标/生物样本类型单一；⑤无环境和营养的准确评估；⑥数据无法共享。因此我国亟须建立国际化、智能化、开放、共享的国家大型出生队列，最终形成我国在世界生殖医学研究领域发挥引领作用的国家工程，对提高我国出生人口健康水平具有重大战略意义。2015年12月，中国疾病预防控制中心（CDC）召开了中国母婴营养与健康队列研究专家研讨会，会议明确了在我国开展创新性出生队列研究的重要意义，并就建立各队列间的交流分享平台达成共识。随着我国出生队列研究的蓬勃发展，需要进一步加强研究设计的科学性及合理性，提高队列的管理与控制，促进各队列间的相互交流与数据共享，从而为我国人群相关疾病预防和干预提供有效的理论基础和科学依据。

（六）老年健康学

我国老年健康研究主要以传统观察性研究为主，采用健康调查数据来评估老年人群整体健康状况或分析影响健康或机体状态的因素。近年来，我国已逐渐建立一些较成熟的大型人群队列，为开展老年健康研究奠定了良好的数据基础。其中较为成熟的大型人群队列研究有中国慢性病前瞻性研究队列。该研究纳入51万年龄在35岁以上的社区中老年人，旨在通过建立中国自然人群队列和基于血液标本的基础健康数据库，研究影响中国成人健康的各类重大慢性病的主要致病因素、发病机理及流行规律和趋势。同期开展还有广州生物库队列研究，其纳入3万名50岁以上的广州常住居民为研究对象，基线数据于2003—2008年收集，2016年完成第二次针对所有研究对象的重复体检工作，自2017年开始第三次重复体检，且期间不间断追踪随访调查。这些大型队列人群的代表性和数据质量均处于国际领先水平。此外，持续开展的社会调查数据如中国健康与养老追踪调查（CHARLS）、中国老年健康影响因素跟踪调查（CLHLS）和中国健康与营养调查（CHNS）等纵向调查数据也为我国老年健康研究提供了部分数据支撑。

在以英美为主的西方发达国家，老年健康学研究已发展成为一门比较成熟的学科，并且近年发展出一些新的方法学用于减少传统医学研究的不足，如采用孟德尔随机化研究（MR）用于阐明因果联系，采用G-computation formula用于处理依时混杂偏倚和随访时间偏倚，及采用逆概率加权（IPW）用于处理失访偏倚等。然而，目前我国现有的老年健康学研究还处于传统医学研究阶段，新研究方法的开发与使用较缺乏。

在研究衰老的生物标志物方面，国际学界提出衰老的生物标志物包括生理功能的生物标志物、认知功能的生物标志物、内分泌功能的生物标志物和免疫功能的生物标志物。生理功能的标志物包括肺功能、身体成分（包括骨量和骨骼肌）、心血管功能和葡萄糖代谢的生物标志物。美国国立卫生研究院（NIH）提出九大类通常用于评估的测试，其中的三大类，包括执行功能、处理速度和情景记忆，是老年认知功能评估中最重要的三类指标。内分泌系统中与年龄相关的生物标志物包括性激素、HPA轴、生长激素 IGF-1、褪黑激素、脂肪因子和甲状腺激素。此外，免疫衰老也是国内外研究的热点之一，其中采用免疫标记物（T细胞表型、巨细胞病毒血清状态和促炎细胞因子状态）标记的免疫风险特征（IRP）及全身性炎性细胞因子（IL-6 和 TNF-α）等已显示与死亡率相关。目前国内老年健康研究还处于单一学科模式，采用社会科学、流行病学、神经学、免疫学和遗传学的跨学科研究尚处于起步阶段。此外，鉴于老年人普遍患有多种慢性病，且由于存在竞争风险（competing risk）导致研究结果偏倚，国外学者开始采用共患疾病模式研究老年健康，尤其在老年痴呆研究领域，而国内多研究单一疾病的各种影响因素，尚缺乏关于老年共患疾病状况的研究。

（七）传染病学

在全球化的今天，新发传染病已经成为动物与人类健康的重大威胁。虽然人类在传染病领域取得了许多重要的成果，在最近的 30 年间，新发传染病快速传播而难以控制，例如 SARS、埃博拉病毒病等导致较高的病死率。这些不断涌现的新发传染病造成大流行或者具有大流行的潜在可能，严重威胁了人类健康和经济的可持续发展，因此提高对这类新发传染病的应对能力具有十分重要的意义。值得注意的是，近几十年出现的新发传染病多数为人兽共患病和 / 或虫媒传染病，人兽共患溢出（zoonotic spillover）现象尤为重要。目前认为，这一溢出过程主要涉及三个阶段，病原体压力（pathogen pressure）达到阈值，人类或媒介动物的活动导致与病原体的接触机会增大，人群的遗传因素和 / 或免疫因素与接触途径和暴露程度协同作用导致人类新发传染病出现。2018 年 2 月，研究人员在《科学》杂志上发表文章指出，在人类中传播的 263 种已知病毒只占所有潜在病毒的 0.1%，而那些未知病毒是有可能传染给人类的。全球病毒组计划（Global Virome Project）在 2018 年启动，这一项目将耗资 12 亿美元，旨在辨认出未来 10 年内潜在威胁的 70%，研究重点是已知的感染人类病毒高发的动物。以高福院士为代表的中国科学家团队加入了这一国际项目中。

2019 年，WHO 公布了全球卫生十大健康威胁，其中有 6 项与传染病相关，包括全球流感大流行、抗生素耐药性、埃博拉和其他高危病原体、疫苗犹豫、登革热和艾滋病。

（1）全球流感大流行。流感大流行以一种新型流感病毒在全世界范围内的迅速传播为典型特征，最终可造成高发病率和高病死率。2011 年，WHO 的 194 个会员国签署了《大流行性流感防范框架》，就未来全球各国如何应对和防范大流行性流感进行了全面、详细的规定。这种框架体系促进持续共享实验室研究成果，公平分享益处，例如疫苗、有效地抗病毒和诊断方法。该战略侧重于三个优先事项，即加强大流行防范、扩大季节性流感的防控以及开展研究与创新。研究和创新包括改进流感暴发的建模和预测以及研制新疫苗，如对所有流感病毒株有效的通用流感疫苗。

（2）抗生素耐药性。WHO 全球耐药控制行动计划由五个部分组成，包括：提高对细菌耐药的认识和认知；强化监测与研究；加强感染控制，减少感染发生；临床与动物抗菌药物的合理使用；持续投入与新技术的研究与开发。除此以外，英国政府 2013—2018 年耐药控制行动计划中描述的主要行动包括感染控制与预防、合理使用抗菌药物、专业培训与公众教育、新药与新技术研发、优化监测体系和加强国际合作等。

另外，WHO 区域（欧洲、东地中海、东南亚和西太平洋）显示，平均 8.7% 的医院患者都有院内感染；医院感染相关病原以细菌为主，包括耐甲氧西林金黄色葡萄球菌、铜绿假单胞菌、肺炎克雷伯菌、大肠埃希菌和鲍曼不动杆菌等，同时全球医院中病人获得性耐多药真菌感染率也在迅速上升。常见的院内感染包括中央动脉相关血流感染、导管相关尿路感染、手术部位感染、医院获得性肺炎、呼吸机相关肺炎和艰难梭菌感染等，死亡率高于社区获得性感染。然而，近年来抗生素耐药性在世界范围内迅速蔓延。在住院病人中，使用常规抗生素无法治疗的革兰阴性菌感染已不再罕见。有证据表明，重复感染会降低住院患者的抗生素敏感性。抗生素耐药对公共卫生造成严重威胁，因此预防与控制院内感染势在必行。

（3）埃博拉和其他高危病原体。埃博拉病毒因其高传染性和高死亡率一直是全世界关注的热点。继 2014—2016 年在西非区域流行后，2018 年 8 月，刚果金卫生部宣布北基伍省（North Kivu）暴发了埃博拉病毒病疫情；2019 年 7 月，WHO 宣布该埃博拉病毒疫情已构成"全球卫生紧急事件"。中东呼吸综合征冠状病毒（MERS-CoV）也是最具威胁的病原之一，具有潜在的重大流行威胁。根据 WHO 发布的疫情数据，自 2012 年首次报道以来，该病毒已经在 27 个国家传播，造成了 2143 人感染，750 人死亡，感染后的病死率超过 35%。绝大多数 MERS 病例报道来自沙特阿拉伯。2015 年 5 月，韩国确诊了首例 MERS 病例，随后出现了 MERS 暴发，成为继中东地区以外疫情最为严重的地区。尼帕病毒是一种新发、高致病性的动物源性病毒。2018 年 5 月，印度喀拉拉邦暴发尼帕病毒病，目前其传染途径尚不完全明确。2017 年 8 月，马达加斯加的鼠疫暴发流行，一共有 2414 例临床疑似鼠疫病例被报告，其中包括 1878 例肺鼠疫和 395 例腺鼠疫病例。

（4）疫苗犹豫。"疫苗犹豫"是一个在特定背景下的复杂问题，根据时间、地点和疫苗的不同而变化，其影响因素包括误导信息（接受反接种疫苗组织的宣传或有影响力的公众人物的相关言论）、缺乏信心（不相信疫苗，或对医务人员和卫生保健系统等的不信任）、自满情绪（认为不需要疫苗，不重视疫苗）、便利程度（接种疫苗路途较远）、费用较高，以及对疫苗安全性的质疑等。疫苗接种是避免疾病的最具成本效益的方法之一，每年可以预防 200 万 ~300 万例死亡。WHO 指出，全球免疫行动的成功必须有赖于实现和保持高的疫苗接种率，因此，"疫苗犹豫"问题应该作为国家免疫规划的优先事项得到关注和应对。建议对每一个案例进行诊断分析、度身定制相关应对策略，以逐步改善对疫苗接种的接纳程度，其中有效交流和沟通是消除恐惧、解决关切、排除误导信息、扩大科学认知的关键。

（5）登革热。登革热是登革病毒经蚊媒传播引起的急性虫媒传染病。2019 年，登革热在世界多个热带国家流行，包括柬埔寨、菲律宾、越南、马来西亚等东南亚国家，疫情形势严峻。据估计，全世界 40% 的地区面临登革热风险，每年约有 3.9 亿人感染。

（6）虽然对艾滋的研究不断取得成果，2018 年，日本科学家找到了灭活 HIV 病毒方法，这一年也有多款抗 HIV 的药物上市，但是人们依然饱受艾滋病的威胁，每年约有 100 万人死于艾滋病毒相关病症。目前全世界共有 3700 万艾滋病毒感染者。

（八）卫生毒理学

随着国家对毒理学领域的科研投入的增长，我国毒理学基础研究水平大幅提高，目前已经形成特色鲜明的研究方向，汇集了一批高素质的优秀科技人才，研究队伍不断壮大，取得令人瞩目的研究成果。根据 Web of Science 数据库资料显示，中国学者发表的 SCI 论文总数从 2003—2007 年的 284 篇增加至 2008—2012 年的 954 篇，而 2013—2017 年上升到 2040 篇，15 年间 SCI 论文总数实现了近 10 倍的增长。3 个五年时间段中国毒理学领域 SCI 论文占比分别为 3.5%、7.3%、11.3%，排名从第 8、第 4 位，跃居到第 2 位。虽然与位居第 1 位的美国（3 个五年时间段占比分别为 38.6%、32.9% 和 29.0%）相比仍然有较大的差距，但预计未来这种差距会进一步缩小。在论文质量和影响力方面，近 5 年全球毒理学 SCI 论文中高被引的论文共有 240 篇，其中有 33 篇为中国学者的研究成果，占比 13.8%，排名第 5。从以上数据可以看到，中国毒理学的学科发展在过去 15 年间取得了长足进步，在全球毒理学领域的影响力逐步提升。毋庸置疑，中国毒理学领域的发展跨入了一个崭新的时代。

尽管我国卫生毒理学学科发展进步显著，但影响力高和原始创新的成果不足，与欧美等发达国家比较仍存在差距。因此需要在研究策略和方向上做相应调整，面向国际、立足中国实际问题，应对新形势下的战略需求，在国际毒理学领域不断提升科研实力，增加在毒理学风险评估和风险管理方面的参与度和话语权，推动毒理学领域的研究迈上新的台阶。目前我国卫生毒理学学科发展的薄弱之处主要表现在以下几方面。

（1）环境污染物致人群健康损害的机制研究缺乏理论和实践的结合。我国在环境化学因素与健康和疾病的因果关系研究和作用机制探索方面做出了不懈努力，对其概况有较为全面的认识。多年来，在国家自然科学基金和科技部重大项目的连续支持下，我国在肿瘤、心血管疾病、代谢综合征等复杂疾病的探索研究中，从针对导致其发生发展的环境因素所开展的流行病学和临床研究中取得了可喜的进展，对环境因素致病的机制也有了逐渐深入的认识。然而，两方面的研究之间仍存在较大的裂隙，缺乏将它们有机结合的理论和实践。

（2）转化毒理学研究力度及成果转化不足。转化研究理念引入现代毒理学不仅促进了毒理学基础研究的目标性和针对性，而且可加强其应用研究的科学性和溯源性。尤其是我国处在经济快速发展和转型的特定阶段，环境污染、职业暴露、食品和药品安全状况问题众多、日趋复杂、形势紧迫，使毒理学研究技术及其成果的转化研究成为重大现实需求。同时我国不同区域的发展状况不均，为上述研究也提供了适宜而又宝贵的研究现场，重视和加强转化毒理学的研究和建设，将有望充分发挥我国独特优势。目前在该领域我国与国际领先水平尚存在较大差距。

（3）跨学科合作研究和人才队伍的建设亟待加强。"21世纪毒性测试：远景与策略"（TT21C）毒理学新策略的实践依赖多学科合作、多种技术的融合，在这种大背景下，毒理学人才队伍建设也需要做重大的调整。毒理学专业的学生需要扩展在化学、医学、生物信息学领域的技能，同时学科需要引进不同背景的人才进入毒理学的科研和教学队伍中，逐渐形成毒理学学科交叉融合的优势。拓展国际合作交流，借鉴他国成熟的学科发展背景对毒理学人才建设亦有一定的帮助，但目前从各国毒理学研究合作指标来看，我国在毒理学研究与他国合作发文方面仍然不足。因此，实现对本土人才的培养及不同学科人才培养后，我国毒理学应加大与外国其他机构、组织、高校的合作。

（九）卫生统计学

（1）纵向数据。近年来，国际学术界尤其是欧美发达国家对纵向数据统计分析方法的研究热点包括混合效应模型、生存与纵向数据联合建模、纵向缺失数据的填补与建模和多状态模型等。总体而言，国内学术界对纵向数据统计分析方法的研究热度逐渐提升，国内外研究热点趋于一致。如近五年国家自然科学基金资助的"纵向数据统计分析"研究涉及多元纵向数据的统计联合建模、基于队列数据的增长曲线模型、多状态模型和函数型混合效应模型，不完全纵向数据的统计推断和变量选择方法、因果推断模型等。但与国外研究相比，国内研究对方法的创新略显不足，更偏重于对现有模型的改进和应用。

（2）机器学习、高维数据和生物信息学。以机器学习为代表的针对复杂高维数据的统计分析方法是近年来国外卫生统计学科的研究热点和前沿。包括哈佛大学、剑桥大学和约翰·霍普金斯大学在内的知名高校都积极投入机器学习算法的开发和在高维数据及生物信息学中的应用。算法研究涉及深度学习、朴素贝叶斯算法、随机森林算法、人工神经网络算法、支持向量机算法、关联规则算法等多个方向。方法应用以图像识别、临床疾病预测和组学研究为热门领域。国内机器学习算法和应用研究涉及的领域与国外基本一致，但在结合具体医学问题进行方法创新方面仍有一定差距。

（3）临床试验设计与统计分析。临床试验成本的不断增高和精准医学的发展，对提升试验效率提出了要求。在此背景下，以适应性设计为代表的新的临床试验设计、多终点临床试验的统计分析策略和贝叶斯方法在临床试验中的应用成为目前国外研究的热点。随着我国临床试验整体规范化发展，国内临床试验设计与统计分析研究逐渐受到重视。国内研究虽然对新设计类型和方法的探索略落后于国外，但研究热点逐渐与国外趋于一致，同时也根据国情探索更多元的研究方向，如仿制药生物等效性临床试验统计分析方法和国际多区域临床研究中目标区域药物有效性和安全性的评估方法等。

（4）生存分析。近年来国外重大研究项目对生存分析这一经典统计方法的研究热度不减，但研究前沿和趋势已经跳出了 Kaplan-Meier 法和 COX 比例风险模型等经典模型。在评估动态生存过程、筛选和选择高维生存预测因子，以及评估精准医疗对生存的影响等领域中生存分析方法学研究取得了较快发展。例如，哈佛大学生物统计系围绕限制平均生存时间和非独立删失等生存分析主题进行了研究及应用；华盛顿大学生物统计系近年着力于区间删失和半参数模型的研究；埃默里大学生物统计与生物信息学系则致力于以分位数回归为代表的生存数据的动态回归模型的开发。近 5 年国内围绕生存分析的研究仍以经典生存分析模型在公共卫生问题中的应用为主，方法学和理论创新研究直到近两年才逐渐引起国内学者的重视。

（十）卫生监督与卫生法学

为抵御 SARS、禽流感等全球传染性疾病的传播，国际卫生条例不断被补充和修改。目前，国际卫生法的内容已涉及公共卫生与疾病控制、临床医疗、职业卫生、人口和生殖健康、特殊人群健康保护、精神卫生、卫生资源、药物管理、食品卫生、传统医学等许多方面。在欧美国家，法律规制与合作治理的研究已经成为显学，公共卫生领域更成为新规制（即公共治理）的典型例证，协商制定规则、行政职能外包、自我规制等新型的管制工具体现了协商、契约、市场和专业自治等因素，成为合作治理的重要手段。但国内外学者均较少论述如何通过立法和管制的手段去确立相应机制以应对全球的疾病防控危机，尤其是全球卫生与法律的关系、全球卫生法研究的兴起等，而这类议题恰恰受到高水平科研杂志关注，如《柳叶刀》和《新英格兰医学期刊》（*New England of Medicine*）均有刊登此类文章，但为数不多。

2016 年 9 月 21—22 日，"联合国教科文组织生命伦理教育推进机构中国成员单位协调中心成立大会暨首届中国-东盟生命伦理与卫生法学研讨会"在广西南宁举行，会议中各学者就卫生法学、生命伦理的热点、难点及前沿课题进行了研讨，展示了最新思想和理念。2018 年 11 月 27—29 日，第十三届世界生命伦理、医学伦理、卫生法学大会在以色列耶路撒冷召开。大会针对生命健康领域涉及的伦理及法律问题进行交流和研讨。从该次大会讨论的法律问题来看，我国生命健康领域，无论立法，还是执法，都有值得反思的地方。例如如何应对老龄化社会，养老护理、健康产业发展、临床关怀等领域的立法我国还尚未起步。2018年是卫生法学研究重大转折点，《基本医疗卫生与健康促进法（草案）》的讨论、《疫苗管理法》的起草、《药品管理法》的修订，引起了全社会对卫生法的热议，卫生法学积极回应社会热点，围绕卫生法学科设置的基本问题，在师资队伍（研究方向的选择）、人才培养（课程建设、教材建设、教学改革）、科学研究、社会服务、国际交流等方面都开始探索其作为二级学科的发展路径。国外许多国家如美国、英国已经在著名的高校设置了卫生法学专业学科，并且有完善的卫生法学硕士、博士培养方案，由此可见卫生法学在国外已经是一门比较成熟的学科。在我国教育行政部门所颁布的法学学科设置目录中，卫生法学不属于目录内的二级学科，大多数高校没有设置相应的学科点。因此随着学者们的深入研究，政府有关部门也应考虑将其列入与其他法学科目并列的二级学科中，推动该学科的发展，为我国卫生事业的发展奠定基础。

卫生标准方面，随着国际交流与合作的强化，我国的卫生监督所依据的卫生标准大多数已经和世界发达国家所使用的标准一致，甚至部分标准已经处于世界前列，如修订后的《生活饮用水标准》，新标准中的饮用水水质指标由原标准的35项增至106项，增加了71项。

（十一）卫生管理与政策学

国际上，特别是发达国家政府和社会各界高度重视卫生管理与政策学科的发展。以美国为例，虽然卫生管理学科发展历史不长，但发展迅速。美国卫生管理教育模式将卫生服务管理和医疗工作实行严格的专业分工。该模式要求美国医疗机构的多数管理者都需要接受卫生管理专业系统教育，使得医生从事卫生管理以及医院管理的人数越来越少，这被业界认为不仅改善了医疗卫生机构的管理水平，且在人力资源的投资和使用上也是较为科学和经济的。美国大部分学校将卫生管理专业及其主要课程设置在公共卫生学院内，少数学校将其设置在商学院中，个别学校则设置在其他学院。美国卫生管理学科已经形成了较为完整的从教育到人力资源利用的体系。另外，美国卫生管理学科内部以及国际学术交流频繁，逐渐奠定了美国在国际上本学科领域研究中的重要地位。

新管理理论是20世纪80年代以来兴盛于英、美等西方国家的一种新的公共行政理论和管理模式，也是近年来西方规模空前行政改革的主体指导思想之一。新公共管理理论以传统管理主义和新泰勒主义为基点，自利人为假设，基于委托代理、公共选择和交易成本等理论，采用经济学中的方法论发展而来。由于研究方向和侧重点不一样，新公共管理理论开始向多样化方向发展。发展成为新公共服务理论、小政府理论、流程再造理论、重塑政府理论以及政府绩效理论和基于回应性的全面质量管理理论等。这些理论的相同点在于主张将私营部门成功运用的管理办法，如绩效管理、目标管理、组织发展和人力资源开发等引入政府或公共部门管理中，但至今尚未形成统一、成熟的理论框架，有待进一步的研究和发展。

专业认证是依据认证标准，确认高等院校所开设的某一专业教学计划目前和在持续的时间内是否达到预先制定的最基本质量要求，已被列为我国"高等学校本科教育质量与教学改革工程"中的一项重要内容。卫生管理专业认证和卫生管理教育具有双向作用，卫生管理教育推动专业认证制度的形成，专业认证制度又反过来保障教育质量。专业认证起源于美国，美国和澳大利亚的卫生管理认证经过多年的探索，已经形成了完善的认证体系。我国应该借鉴美国和澳大利亚的先进经验，建立完善和成熟的卫生管理专业认证制度，由政府宏观控制，社会力量参与，提升卫生教育质量，推动卫生管理教育国际化，减少卫生管理人才国际流动的障碍。

当代全球卫生包含三大组成部分，即卫生发展、卫生安全和卫生外交。三大组成部分相互作用、密不可分。英国、美国包括印度，在创建国民卫生服务体系、创新卫生外交、增强全球卫生安全和发展生物制药产业等方面有许多值得我国借鉴的经验。

（十二）社会医学

自从 WHO 发表《健康问题的社会决定因素报告：用一代人时间弥合差距》后，健康问题的社会决定因素和健康公平是国际上社会医学的热点关注问题。在所有国家，无论是低收入、中等收入还是高收入国家，个人的健康程度如何在很大程度上受到社会因素的左右，不同社会群体间的健康状况存有很大差异。一个人的社会经济地位越低，其面临的健康不良风险就越高。因此，《柳叶刀》《柳叶刀全球健康》和《柳叶刀公共卫生》等杂志多年来一直在关注健康不公平问题，包括报道各个地区和国家的健康不公平现况（发展中国家、欧洲地区等）、各种疾病筛查、治疗和死亡等的健康不公平现况（心血管疾病等）、全球治理和健康不公平的关系等。因此，健康不公平现象是国际社会关注的焦点问题。

在健康的社会决定因素方面，可持续发展目标体现了社会等目标实现和健康目标实现的相辅相成的关系。《变革我们的世界：2030 年可持续发展议程》通过 17 项可持续发展目标，概述了对经济、社会和环境发展的变革愿景。虽然只有可持续发展目标 3（确保健康的生活方式，促进各年龄段人群的福祉）明确关注人类健康，但它与所有目标都相互关联。例如，如果实现了具体目标 3.8，即实现全民健康覆盖，则可通过产生公平和可持续的健康结果，促进实现其他可持续发展目标。WHO《2019—2023 年第十三个工作总规划》引入了一个影响因素的模型框架，用以衡量各国成绩和实现可持续发展目标下健康相关具体目标的进展情况。该框架有助于确保会员国能够收集、监测和报告健康进展。联合国及其专门机构应共同努力，解决健康问题的社会、商业、经济和环境决定因素，并加强卫生系统，促进实现所有可持续发展目标。

四、公共卫生与预防医学学科发展趋势

（一）流行病学

大型人群队列应该反映自然人群的多样性，鉴于对弱势人群的代表性不足一直是既往人群队列研究受诟病的一点，不断完善随机抽样方法（如在某些亚层中进行抽样），建设具有更好代表性的大规模人群队列研究是应对这个挑战的重要方法。此外，如何通过使用假设驱动或探索性方法分析这些超大规模数据集是针对目前出现的超大规模人群健康研究普遍存在的方法学挑战，而如何在大量的关联分析成果中鉴定出具有真正因果关系的病因并开发出与之相应行之有效的干预策略是研究成果转化方面面临的另一挑战。政府应投入相应的资源致力于数据库管理系统的开发，以支持超大规模数据的储存和管理，同时应促进数据共享和开发强大的统计技术，用于分析健康医疗数据与多组学数据的关联，在全生命周期内探索基因－环境相互作用。未来应加强对流行病学者的培训，增加其对人类疾病的生物学机制的了解以及探索疾病的生物标志物分析的能力。

（二）环境卫生与职业卫生学

在新型污染物对卫生检测新技术的挑战方面，水、土壤、空气中的新型化学污染物对环境卫生检测提出了新的挑战。目前，新现污染物（emerging pollutants）是环境卫生研究重要关注物质，如何识别这些非受控污染物是环境卫生检测必须解决的问题。另外，一些新的环境暴露如绿地、城市夜光、噪声以及塑料微粒等对健康的影响，需要进一步的研究来明确。在环境污染与健康效应的机制研究方面，将现场研究与实验室研究相结合，加强多学科交叉渗透，逐步深化环境污染物对人群健康的作用机制、致病机理等方面的研究，尤其是针对环境新型污染物的毒性和对人群健康损害的研究。我国环境健康风险评价研究中应进一步考虑复合污染、多介质作用的健康风险，针对污染物不同形态不同暴露途径的健康风险进行系统研究。此外，还应进一步加强对非化学性污染因子健康风险的研究。

对传统职业有害因素，要加大监管力量，推进职业卫生服务及技术的落实。此外，由于大量的新技术、新材料、新工艺的出现和广泛应用，应当更加关注其所产生的新型职业性有害因素和／或其职业健康风险，例如纳米技术及纳米材料的健康安全问题等，并提出针对性的控制技术和措施。此外，在职业健康研究领域中依然有很多科研问题亟待解决，例如职业有害因素暴露评价、联合暴露评价及其健康效应、低剂量暴露及其早期健康效应、敏感特异的分子标志物研究、轮班作业、职业紧张、不良工效学等所致的健康问题，以及典型职业有害因素的健康风险评估与管理等。

（三）气候变化与健康学

近年来，我国在减少温室气体排放，应对气候变化影响的全球努力中发挥了重要作用。同时，各级政府和人民群众越来越重视生态文明建设，以及全球环境变化对人类健康的深远影响。《"健康中国 2030"规划纲要》提出，工业化、城镇化、人口老龄化、疾病谱变化、生态环境及生活方式变化等，给维护和促进健康带来一系列新的挑战，需要从国家战略层面统筹解决关系健康的重大和长远问题。因此，气候变化与健康学科应致力于全球气候变化背景下的人类健康风险管理，并促进我国社会经济向着可持续利用地球资源的方向发展。

1. 拓展并深化研究内容，为应对气候变化提供支撑

未来应在关联研究的基础上，进一步探索气候变化影响健康的机制路径及关键环节要素，阐明气候变化导致人群健康风险的脆弱性因素和区域分异规律；开展应对气候变化健康风险的适应性策略研究，对相关干预措施开展成本效益分析，评估节能减排、环保出行等措施的健康协同效益；将目前的流行病学基线研究与全球/区域气候模式、排放情景、人口和社会经济发展路径等结合起来，开展气候变化对人群健康影响的风险评估；最后，应通过媒体宣传、健康宣教等途径，努力将研究成果转化为科普手册和政策建议等，提高公众对气候变化健康影响的认知水平，促进社会采取积极行动加强有效应对。

2. 促进多学科交叉融合，推动研究成果应用转化

促进多学科交叉研究，将环境流行病学、大气科学、地理学、经济学、管理学与公共政策等相关学科的知识和方法进行融合，综合研究气候变化的健康风险和适应策略。进一步加强公共卫生、气象、环保和医疗卫生机构等部门的交流合作，实现数据资源和成果共享，开展气候变化健康风险应对的应用示范。

3. 完善学科建制，加强人才培养

逐步明确气候变化与健康研究的学科定位，设立相关专业、学系或研究中心，招收和培养本科生及研究生等专业人才，在相关学会下面组建气候变化与健康分会和学术组织，定期开展学术交流。通过设置气候变化与健康相关专业课和选修课、举办公开讲座和研讨会等多种途径，提高我国医学生对气候变化健康风险的认知水平，以及对生态文明建设和可持续发展方面的知识素养。

（四）营养与食品卫生学

进入新时代，人民群众对美好生活的向往更加迫切，对食物营养提出了新的更高要求。面对新形势新需求，当前食物与营养发展还存在食物供给体系质量效率亟待提高、居民膳食结构还不合理、食品消费市场不尽规范、科技支撑能力有待加强等问题。要解决这些问题,需要学者们和相关部门共同努力。一方面,科研工作者们需要进一步加强营养学的基础研究和分子营养学的研究,深入地研究营养素在人体的代谢过程、生理过程、作用机制以及人群营养状况,从而为进一步修订膳食参考摄入量奠定基础。研究营养基因组学以及基因多态性对营养素代谢的影响,将为从分子水平采取有针对性的个体化及人群营养预防措施提供科学依据。此外,重视营养相关疾病的研究,研究膳食结构和食物成分与慢性病的关系,以及营养素缺乏有关的生物标志物,为探讨防治慢性病的有效措施和营养素缺乏病的早期预防和诊断提供高敏感性的标志物。另一方面,国家及相关部门需要进一步推动营养立法和政策研究,强化临床营养工作,不断规范营养筛查、评估和治疗。完善食品安全标准体系,制定以食品安全为基础的营养健康标准,推进食品营养标准体系建设。

(五)儿少卫生与妇幼保健学

目前我国儿童青少年仍面临许多健康问题,主要表现为肥胖、近视等常见疾病检出率居高不下,慢性非传染性疾病早发,体质健康不达标,社会情绪能力差,健康危险因素普遍存在,学校传染病及突发公共卫生事件时有发生。这些问题不仅影响儿童青少年身心健康,也是当前我国学校卫生发展面临的重要问题。学校卫生标准在创造良好的学习环境、提供安全的教育设施、预防和控制学生常见疾病,以及促进学校卫生工作法制化、规范化、科学化方面发挥重要作用,未来更多的行业标准出台,将有助于学校卫生工作的开展。另外,随着新时期学生主要健康问题的变化,对学校卫生标准工作也提出了新的要求,探索中国学校卫生标准评价模式及分析技术,建立学校卫生标准信息平台、制定我国儿童青少年健康关键标准、建立学校卫生标准区域性示范基地和人才培养平台应该是未来五年学科发展的主要任务。同时通过继续开展"学生健康危险因素及常见病监测",及时了解儿童青少年的健康状况及存在的问题风险;通过对学校卫生基本情况、学校卫生状况的持续监测,了解学校卫生环境中的问题;与科学研究相结合,探索预防学校环境对学生健康影响及控制健康危险因素的具体措施,促进学生身心健康。

(六)老年健康学

与国外研究相比,我国目前针对老年人群开展的全面系统、持续随访的队列研究较少,研究指标覆盖不全。在研究衰老的生物标志物方面,基于普通人群队列研究,将人群研究与基础生物研究相结合,促进多学科交叉,从社会-环境-生物-细胞逐步深化,结合新近发展的流行病学与统计学方法,全方位多层次探讨影响衰老的机制。此外,应进一步加强探索制定标准的养老服务及保障模式及规范,推进建设健全养老服务体系;规范基本公共卫生服务数据库,进一步完善和提高老年人健康及影响因素的监测体系。

（七）传染病学

1. 严防输入性疾病传入

近年我国新发传染病的防控形势主要是防止输入性传染病。2015 年我国出现了 1 例由韩国输入的 MERS 病例，2016 年我国出现由委内瑞拉输入的寨卡病毒，2017 年我国出现首例由非洲肯尼亚、坦桑尼亚输入的布氏罗得西亚锥虫病。输入性疾病在进入我国后还有可能发生第二代传播、第三代传播，这就需要严加防范。因此，警惕新发传染病的输入及本地化是防控的重点。

2. 加强国际合作，共享信息系统

在全球交流日益密切的环境下，各国间建立全球化合作机制对于应对传染病至关重要。了解传染病防控问题必须打破疆界壁垒，中国应与世界各国间互相理解与积极合作，共享信息且加大信息透明度，是应对疫情的关键之处。

为了促进信息全球化及提高诠释传染病监测数据的能力，开发数据驱动的计算模型来指导公共卫生政策，也是预防传染病流行最经济的方法之一。近些年，历史上灾难性的传染病流行数据为建立模型并验证模型准确性提供了丰富的机会，而新的基因测序技术和"大数据"革命也为疫情预测预警提供了新的工具。从海量基因组测序数据中分析并挖掘出具有科研价值和具有指导意义的数据信息也是另一个研究热点。全基因组测序等实验室检测结果直接决定着传染病的诊治和防控策略的制定，更需要及时、准确、高效和快速的应对，这给疾病控制工作者的科学研究和疾病控制工作带来了便利，同时也给数据的高效管理带来了极大挑战。随着数据容量的扩大和数据结构的多样化，目前的数据存储方式、处理架构以及分析技术都制约着大数据的发展。而云技术的出现，为大数据处理带来了革命性的变化。大数据与云计算的结合，可以快速分析海量数据的相关性，寻找规律性。云存储作为一种新兴的网络存储技术解决了目前大数据存储瓶颈的问题。借助云计算和云存储，在保证数据安全的情况下，可以实现传染病大数据的存储、更新、处理、反馈、预测等。

3. 应用 One Health 策略应对传染病

One Health 理念是通过地区、国家和全球合作，多领域跨学科协作以实现人、动物、环境的整体健康。寻求将人类和动物卫生部门尽可能紧密地结合起来的疾病监测系统很可能是快速识别新发传染病的最佳选择。在这些联合监测中，人、动物健康工作人员和环境研究人员应该交流合作，以期实现新发传染病识别的关口前移，尽快从动物与人群中发现新的病原体。

第一，将监测工作尽可能推至社区水平，社区是人类或动物早期病例出现的地方，也是早期病原检测能产生最大收益的地方。相比较为集中的监测系统，社区驱动的监测工作较为分散，可能成本较高且不易管理，但是通过更紧密的融入社区，快速检测新发疾病的

能力却要高于集中监测系统。如美国国际开发署发起的 PREDICT 项目，此项目努力融入社区，对新发传染病实行主动监测和实验室检测，并评估新发现的病毒造成大规模暴发或大流行的风险。该项目为全球超过 30 个国家的科研人员提供培训，建立机构、公共卫生专家和兽医人员的网络互联系统，以提高全球应对新发疾病的能力。

第二，构建野生动物、家养动物、人-动物交界面监测网络。野生动物是引起人兽共患传染病的重要传染源，许多引起野生动物疾病的病原体也会对公共卫生、家养动物的健康构成潜在危险，因此监测野生动物疾病可以为兽医和公共卫生提供病原传播的证据。例如，在荷兰进行的野生动物疾病监测，监测的动物种类包括野生食肉动物、啮齿动物、兔形目动物和鸟类等。监测系统的关键在于各研究所之间的密切合作，为人类、野生动物、宠物和牲畜的共同健康建立紧密的联系，以便对各类传染病监测信息作出快速反应和应对。

传统应对传染病的策略往往是被动的，一般是疾病出现后，继而开展如病原体、传播途径、流行特点、动物宿主、传播媒介等研究。未来，我们需要开展前瞻性研究，对有可能发生的传染病进行预警。这需要从野生动物和媒介生物切入，研究动物微生物群落，发现已知和未知病原体，鉴定新的细菌和病毒，评估其对人类的致病、传播和流行风险，为防控未来可能发生的传染病提供新的理论或学说。

（八）卫生毒理学

结合目前国内外毒理学研究的进展和热点，我国在今后一段时期，尤其是"十四五"期间应该重点解决与社会经济发展和群众健康密切相关的优先化合物暴露的健康危害，包括纳米材料、新兴产业及材料、持久性有机污染物、营养素、重金属等等。在毒理学研究策略及方法方面，注重人群流行病学的研究以及分析毒理学的发展，将先进的生物学技术如基因组学、代谢组学、生物信息学、生物标志物等与毒理学研究紧密结合。在管理毒理学方面，进一步构建我国化学品管理法律法规体系、危险度评级体系，增强管理毒理学在国家经济发展中的实际应用。

未来 5 年内优先发展领域主要包括：

（1）化学品毒性作用途径、细胞分子靶标和健康危险评定的研究。

（2）毒物化学结构、理化性质和毒性分类的新方法及机制研究（SAR/QSAR、SPT 分类方法、计算毒理学方法、毒理数据库）。

（3）重要环境污染物-表观遗传-基因交互作用及机制研究。

（4）我国环境污染物低剂量联合毒性效应的研究（职业暴露人群队列、重点污染区域）。

（5）我国环境内分泌干扰物致生殖健康损害及出生缺陷的研究。

（6）我国重要进出口产品主要毒性成分的毒理安全评价及关键技术研究（纳米材料、

新兴产业及材料、持久性有机污染物、营养素、重金属）。

（7）发展毒作用模式/靶器官毒理学数据库。

未来5年重要研究方向和关键科学问题主要包括：

（1）基于毒理组学技术的毒性作用机制研究。基于所建立的毒理组学技术平台，针对性地研究现实问题，结合我国在污染物暴露评价和健康效应评估的优势，预计到2030年，我国可能在基于毒理组学技术的毒性作用机制研究领域取得里程碑意义的成果。

（2）新型毒性测试策略与体系研究。我国新型毒性测试方法研发和策略研究受到专家学者和管理部门及毒理学工作者的重视。主要关注：①针对药品、食品、环境新化学物等物质的安全性评价，建立能够替代整体动物实验的体外高通量毒性测试方法；②针对候选化合物可能存在的靶器官，建立高通量体外评价技术，积极探索新的毒性检测终点与毒性损伤生物标志物；③针对化学物毒理学作用机制研究的需求，研发基于毒性通路的新型毒性测试方法；④针对管理工作的需求，努力建立我国毒理学新型毒性测试方法和策略验证体系与管理认可体系，制定相关试验的标准与指导原则。随着研究投入的不断加大，预计在未来10~15年内，我国将在新型毒性测试策略与体系研究领域这一全球热点中占据一席之地。

（3）低剂量混合暴露的评价方法研究。将着重解决：①低剂量污染物的暴露特征，利用现代分析技术，准确地确定污染物的内外暴露水平和暴露特征；②聚焦于毒作用机制的相关通路的识别鉴定，以重要污染物的毒理学机制为目标，研究分析鉴定相关的毒性机制通路；③低剂量混合暴露的评价策略和方法研究，低剂量混合暴露的效应验证研究；④计算毒理学技术在污染物混合暴露的毒性预测方法研究。

（九）卫生统计学

在未来，医学相关数据特征的复杂性和数量的庞大性是必然趋势。首先，结合国内外研究现状和热点，我国卫生统计学的方法学探索和创新需进一步加强，尤其在纵向数据、高维数据、数据整合处理、机器学习等关键的方法学领域。其次，经典的统计学理论和方法仍然是大多数医学研究的基础，一方面应加强方法学和理论创新，另一方面应关注新的应用需求，例如真实世界下的数据分析和因果推断方法。再次，医学大数据时代的跨学科特征需要传统的卫生统计学与其他学科，尤其是与计算机、生物信息等学科的充分交叉融合，卫生统计学的研究者需要拓宽思路，注重合作，不断创新处理模式以提高洞察和发现规律的能力，通过数据和结果来指导卫生决策。

（十）卫生监督与卫生法学

随着新一轮医药卫生体制改革的不断深化，中国特色基本医疗卫生制度的逐步建立，卫生事业发展中的许多根本性、原则性的问题也逐渐暴露出来，面对这种情况我国需要有一部基础性、综合性的法律予以规范，同时也需要将实践证明行之有效的经验做法和具体制度及时上升为法律。《"健康中国2030"规划纲要》提出了健康中国建设的目标和任务。党的十九大作出实施健康中国战略的重大决策部署，强调坚持预防为主，倡导健康文明生活方式，预防控制重大疾病。为加快推动从以治病为中心转变为以人民健康为中心，动员全社会落实预防为主方针，实施健康中国行动，提高全民健康水平，未来一段时间，我国医药卫生领域法制建设将会围绕着为健康中国行动意见的开展提供法制保障而进行，这将给卫生法学提出更多任务与挑战。2019年6月21日，中国卫生法学会第五届会员代表大会暨2019年学术年会在成都召开，会议主题为"健康中国的法制保障"，这也预示了未来我国卫生法学学科的发展，重点将会在强化卫生健康法制支撑、卫生领域执法监管、卫健事业司法保障、医疗纠纷调解化解等方面进行探索，努力为卫生健康事业改革发展、建设健康中国提供有力的法治保障。卫生立法是系统性工程，应从解决卫生问题的特殊要求出发，综合考虑多方面因素，如必要性、可行性、适用性和延续性等。过去这三十年正是我国从开始改革开放到进入经济快速发展的时期，因此目前卫生法律制度建设，一方面面临有些领域依然无法可依的法律空白问题，另一方面也遇到已有法律制度不能适应快速发展的社会需要亟待更新的问题。2019年8月22日，第十三届全国人大常委会第十二次会议对《基本医疗卫生与健康促进法草案》进行了第三次审议。此前，该草案已经十二届全国人大常委会第三十一次会议、十三届全国人大常委会第六次会议两次审议。这部法律被称作卫生法律制度中的"母法"，是一切卫生法律制度的总纲，它充分体现对公民健康权利的维护，对国家政府医疗卫生保障投入和具体措施提出相关要求，对公民各项健康权利的实现提供现实可能路径。卫生法学科对于《基本医疗卫生与健康促进法》《公共场所控制吸烟条例》等法律、法规的立法宗旨、基本原则、具体法律制度及措施的讨论近年来始终在热烈地进行，但目前仍有不少条文有待斟酌商榷，随着《基本医疗卫生与健康促进法》立法准备工作的层层深入，会有更多的卫生法学学者和研究项目围绕其展开，为推动该法的早日出台奠定基础。

卫生法领域包含的领域众多，同时又错综复杂，随着国家和社会对健康权的重视，针对各种医疗和公共卫生领域的前沿问题，学者们将会对各方面进行了深入研究，为循证决策提供科学依据。今后一段时期的发展中，卫生法学学科应当有三个方向的重点工作需要进行：一是在理论层面，继续夯实卫生法学学科的基础，在基本理论、基本概念、基本方法方面进一步深入研究，注重借鉴相关学科经验与突出特色相结合；二是在实践应用方面，紧密结合我国卫生法制建设步伐，为完善卫生法律体系提供科学决策建议；三是在前沿热点方面，关注并及时开展对卫生法学新问题的分析与研究，使卫生法学研究更好地服务于医疗卫生事业发展。

卫生标准方面，我国卫生标准各项技术指标等内容的制定多数是基于国内外相关标准和资料，过度依赖专家意见，缺少系统评价，因而主观性过强；另外，我国卫生标准内容的起草制定则全部由标准起草小组完成，对于起草小组内部成员构成和职责分工并没有明确的要求。而 WHO 指南的制定从指南范围、PICO（对象、干预、对照、预后）关键问题的确定、证据的系统评价，到推荐意见的制定都由明确职责分工的工作小组完成。因此，我们未来的卫生标准制定和完善应该朝这两个方面改进和发展。

（十一）卫生管理与政策学

概括起来，我国卫生管理学科发展成就有以下几个方面。一是结合我国卫生改革与发展实践之需要，构建了宏观、中观和微观不同层次的卫生管理学科理论框架。二是借鉴现代中外管理学科理论与方法之精华，形成了多学科并举、为我所用的卫生管理学科体系。三是紧跟时代卫生健康事业科学发展之步伐，突出了卫生与健康治理体系与治理能力科学化的卫生管理学科任务。四是整合应用自然与社会、医学与人文、信息与管理等多学科成果之大成，促进了卫生科研成果向卫生政策转化的卫生管理学科发展目标。

2009 年"新医改"以来，我国卫生政策体系进行了较大变革，卫生事业的发展定位、原则、发展战略等均进行了较大的调整。"十三五"规划建设为卫生改革指明了方向，《"健康中国 2030"规划纲要》为卫生改革提供了切实可行的行动纲领，将健康融入所有政策，加快转变健康领域发展方式，全方位、全周期维护和保障人民健康，大幅度提高健康水平，显著改善健康公平。随着宏观经济、社会、人口环境的变化，卫生组织在结构和功能方面也需要进行相应的调整。尽管具体的组织变革方式和内容千差万别，但其主要趋势包括政府主导进一步强化、逐步形成多元化投入格局、协同与整合服务成为主流、集体化运营逐步增多等。

近 10 年来，中央和各级政府高度重视基层卫生工作，基层医疗资源配置状况显著改善，但总体而言优质资源特别是人力资源仍然短缺，基层服务能力提升完全不如预期。无论是患者就医，还是医务人员就业，城市大医院依然是首选。另外，虽然医保机构提高了对于住院患者的报销比例，降低了住院患者的经济负担，但其在引导患者有序就医，特别是激励建立守门人制度、促进医疗资源合理配置上的作用并未有效发挥。2015 年以来，政府试图通过一系列政策出台，以建立"基层首诊、双向转诊、上下联动、急慢分治"的分级诊疗制度。医疗服务联合体就是政策重点鼓励建立的医疗供给新模式的举措之一。因此，分级诊疗、医联体和相应的医保等配套政策将成为今后一段时间的研究重点。另外，围绕实施"健康中国"战略要求，迎接第四次工业革命带来的技术和管理创新机遇与挑战，如何进行国民健康危险因素的精准识别和干预、全生命周期的健康的维护和重大疾病的防控等，都对卫生管理和政策研究者提出了新的更高要求。换言之，我国卫生管理学科也将因此迎来新的发展时期，本学科的研究需要高度关注下列研究需求：一要快速拓展研究视野，更加注重瞄准国际卫生管理学科发展动态，汲取其科学的理论知识体系与内涵；二是探索学科融合要求，建立真正符合我国卫生健康服务和管理实践的学科理论与方法；

三要发展实施科学，将我国卫生管理实践中产生的最新理论和方法，推广至其他国家，造福于更多人群甚至全人类。

（十二）社会医学

社会医学需关注健康公平的发展方向，并通过以证据为基础的研究和国际认可的健康公平指标总结和输出我国在提升健康公平方面的经验，给"一带一路"中的发展中国家作为参考。例如，我国城乡居民的基本医疗保障体系可通过全民健康覆盖研究体系（Universal Health Coverage，UHC）的三个维度进行评估，体现我国城乡居民的基本医疗保障体系在改善健康不公平方面的效果。此外，我国也有流动人口的健康公平相关经验。

健康决定因素一直是社会医学的发展重点，诸多决定因素已被研究，但仍缺乏对上游决定因素、支持性因素/顺应能力因素和物理环境因素的研究，也缺少综合多种健康决定因素的理论模型。首先，上游决定因素主要包括政策和治理方面的因素，尚缺少研究探索此类因素如何影响中游因素和下游因素，从而影响健康和健康公平。其次，即便在不利的社会环境中，仍然有个体、家庭或社区等具有较好的健康状况。支持性因素/顺应能力因素如何在这些不利环境中对个体、家庭和社区等起到相应的影响从而影响健康结局，也是健康决定因素尚缺乏的研究内容。再次，人所生活的社区对人的健康有较大影响，包括生活、工作、娱乐和接受医疗服务的位置场所等物理环境。而此类结合地理和建筑等学科来研究对健康和健康公平影响的研究较少，也是未来社会医学发展的一个重点方向。最后，目前尚缺乏用以解释健康决定因素如何影响健康和健康公平的理论模型，包括各个因素的确定、各因素的维度、各因素和维度间的关系及与健康结局和健康公平相关指标的影响路径。

参考文献

［1］陈星，鲍慧惠，吴皖珂，等. 孕期双酚A暴露对学龄前儿童情绪和行为问题的影响［J］. 中华流行病学杂志，2018，39（2）：188-193.
［2］陈云良. 卫生法学［M］. 北京：高等教育出版社，2019.
［3］仇文杰. 医改运行管理中的患者利益评价与卫生经济学研究［J］. 中国医药指南，2018，16（20）：299.
［4］崔宇杰，张云婷，赵瑾，等. 我国儿童早期发展工作现状分析及策略建议［J］. 华东师范大学学报（教育科学版），2019，37（3）：107-117.
［5］何耀，栾复新，姚尧，等. 中国海南百岁老人队列研究：研究设计及初步结果［J］. 中华流行病学杂志，2017，38（9）：1292-1298.
［6］胡志. 论我国卫生管理学科发展的若干问题［J］. 中国农村卫生事业管理，2019，39（1）：2-6.
［7］黄存瑞，王琼. 气候变化健康风险评估、早期信号捕捉及应对策略研究［J］. 地球科学进展，2018，33：1105-1111.

［8］ 黄涛，李立明. 系统流行病学［J］. 中华流行病学杂志，2018，39（5）：694-699.

［9］ 加里·达姆施塔特，杨洁，聂景春，等. 推动儿童早期发展——从个体到社会［J］. 华东师范大学学报（教育科学版），2019，37（3）：164-172.

［10］ 李笑梅，王民宪，韩建英等. 安阳市长寿老人健康状况与长寿相关因素调查研究［J］. 河南预防医学杂志，2016，27（5）：329-333.

［11］ 刘子钰. 医疗卫生法立法模式研究——美国卫生法发展的启示［J］. 医学与哲学，2017，38（8）：62-65.

［12］ 荣爽，王晓黎，杨月欣. 世界各国膳食指南关键条目的比较［J］. 营养学报，2018，40（2）：7-10.

［13］ 孙梦爽，王晓琳. 疫苗管理法通过：三大亮点引关注［J］. 中国人大，2019（14）：34-35.

［14］ 徐彤武. 全球卫生：国家实力、现实挑战与中国发展战略［J］. 国际政治研究，2016，37（3）：3-4.

［15］ 杨健，王岳. 简要回顾我国卫生法学学科与卫生法制建设［J］. 中国卫生法制，2019，27（4）：35-41.

［16］ 袁林. 以新思路新举措全面加强疫苗监管［J］. 中国医药报，2019-08-15（001）.

［17］ 张秋凤，鲍慧惠，吴皖珂，等. 孕早期双酚A暴露与学龄前儿童睡眠问题的关联研究［J］. 中华预防医学杂志，2018，52（10）：1018-1022.

［18］ 钟爽，黄存瑞. 气候变化的健康风险与卫生应对［J］. 科学通报，2019，64（19）：2002-2010.

［19］ Chen Y，Liang W，Yang S，et al. Human infections with the emerging avian influenza A H7N9 virus from wet market poultry：Clinical analysis and characterisation of viral genome［J］. Lancet，2013，381（9881）：1916-1925.

［20］ Chen Z，Iona A，Parish S，et al. Adiposity and risk of ischaemic and haemorrhagic stroke in 0.5 million Chinese men and women：A prospective cohort study［J］. Lancet Glob Health，2018，6（6）：e630-e640.

［21］ Costa LG. Organophosphorus compounds at 80：Some old and new issues［J］. Toxicol Sci，2018，162（1）：24-35.

［22］ Davies NM，Holmes MV，Davey SG. Reading Mendelian randomisation studies：A guide，glossary，and checklist for clinicians［J］. BMJ，2018，362：k601.

［23］ GBD 2017 Diet Collaborators. Health effects of dietary risks in 195 countries，1990-2017：A systematic analysis for the Global Burden of Disease Study 2017［J］. Lancet，2019，393（10184）：1958-1972.

［24］ Gupta GR，Oomman N，Grown C，et al. Gender equality and gender norms：Framing the opportunities for health［J］. Lancet，2019，393（10190）：2550-2562.

［25］ Heymann J，Oomman N，Grown C，et al. Improving health with programmatic，legal，and policy approaches to reduce gender inequality and change restrictive gender norms［J］. Lancet，2019，393（10190）：2522-2534.

［26］ Ji J，He D，Feng Y，et al. JDINAC：Joint density-based non-parametric differential interaction network analysis and classification using high-dimensional sparse omics data［J］. Bioinformatics，2017，33（19）：3080-3087.

［27］ Li J，Qin C，Lv J，et al. Solid fuel use and incident COPD in Chinese adults：Findings from the China Kadoorie Biobank［J］. Environ Health Perspect，2019，127（5）：57008.

［28］ Li X，Jiang X，Sun J，et al. Recent advances of medical foods in China：The opportunities and challenges under standardization［J］. Food and Chemical Toxicology，2018，199：342-354.

［29］ Liu C，Chen R，Sera F，et al. Ambient particulate air pollution and daily mortality in 652 cities［J］. N Engl J Med，2019，381（8）：705-715.

［30］ Liu ZY，Wang Y，Zhang YC，et al. Cohort profile：The Rugao Longevity and Ageing Study（RuLAS）［J］. International Journal of Epidemiology，2016，45（4）：1064-1073.

［31］ Lok JJ，Yang S，Sharkey B，et al. Estimation of the cumulative incidence function under multiple dependent and independent censoring mechanisms［J］. Lifetime Data Analysis，2018，24（2）：201-223.

［32］ Lu MS，He JR，Chen Q，et al. Maternal dietary patterns during pregnancy and preterm delivery：A large prospective cohort study in China［J］. Nutr J, 2018, 17（1）: 71.

［33］ Luechtefeld T, Marsh D, Rowlands C, et al. Machine learning of toxicological big data enables Read-Across Structure Activity Relationships（RASAR）outperforming animal test reproducibility［J］. Toxicol Sci, 2018, 165（1）: 198-212.

［34］ Mackenzie JS, Jeggo M, Daszak P, et al. 同一健康与新发传染病［M］. 1版. 陆家海, 郝元涛主译. 北京: 人民卫生出版社, 2019.

［35］ Meyer S. Inequality, world health, and global governance［J］. Lancet, 2019, 393（10188）: 2297.

［36］ Nelis SM, Wu YT, Matthews FE, et al. The impact of co-morbidity on the quality of life of people with dementia: Findings from the IDEAL study［J］. Age Ageing, 2019, 48（3）: 361-367.

［37］ Ning H, Zhou Y, Zhou Z, et al. Challenges to improving occupational health in China［J］. Occup Environ Med, 2017, 74（12）: 924-925.

［38］ Nymark P, Rieswijk L, Ehrhart F, et al. Data fusion pipeline for generating and enriching adverse outcome pathway descriptions［J］. Toxicol Sci, 2018, 162（1）: 264-275.

［39］ Ordunez P, Levy JK, Base B et al. Rheumatic heart disease burden, trends, and inequalities in the Americas, 1990-2017: A population-based study［J］. Lancet Glob Health, 2019, 7（10）: e1388-e1397.

［40］ Palmer RC, Ismond D, Rodriquez EJ, et al. Social determinants of health: Future directions for health disparities research［J］. Am J Public Health, 2019, 109（S1）: S70-S71.

［41］ Pang Y, Holmes MV, Guo Y, et al. Smoking, alcohol, and diet in relation to risk of pancreatic cancer in China: A prospective study of 0.5 million people［J］. Cancer Med, 2018, 7（1）: 229-239.

［42］ Pang Y, Kartsonaki C, Guo Y, et al. Central adiposity in relation to risk of liver cancer in Chinese adults: A prospective study of 0.5 million people［J］. Int J Cancer, 2019, 145（5）: 1245-1253.

［43］ Pool U. Socioeconomic inequalities in lifestyle-related health outcomes［J］. Lancet Public Health, 2019, 4（2）: e85.

［44］ Psioda MA, Ibrahim JG. Bayesian clinical trial design using historical data that inform the treatment effect［J］. Biostatistics, 2019, 20（3）: 400-415.

［45］ Reidmiller DR, Avery CW, Easterling DR, et al. USGCRP: Impacts, Risks, and Adaptation in the United States: Fourth National Climate Assessment［M］. U. S. Global Change Research Program, Washington DC, USA, 2018.

［46］ Shajalal M, Xu J, Jing J, et al. China's engagement with development assistance for health in Africa［J］. Glob Health Res Policy, 2017, 2: 24.

［47］ Shi M, Lin XD, Chen X, et al. The evolutionary history of vertebrate RNA viruses［J］. Nature, 2018, 556（7700）: 197-202.

［48］ Sun XY, Peng L, Amita M, et al. Quantile regression analysis of censored longitudinal data with irregular outcome-dependent follow-up［J］. Biometrics, 2016, 72（1）: 64-73.

［49］ The Lancet. Confronting heart disease and health inequality in the UK［J］. Lancet, 2019, 393（10186）: 2100.

［50］ The Lancet. What to expect for China's health in the future［J］. Lancet, 2017, 389（10066）: 226

［51］ To KK, Chan JF, Chen H, et al. The emergence of influenza A H7N9 in human beings 16 years after influenza A H5N1: A tale of two cities［J］. Lancet Infect Dis, 2013, 13（9）: 809-821.

［52］ Wei DM, Au Yeung SL, He JR, et al. The role of social support in family socio-economic disparities in depressive symptoms during early pregnancy: Evidence from a Chinese birth cohort［J］. J Affect Disord, 2018, 238: 418-423.

［53］ Wei X, He JR, Lin Y, et al. The influence of maternal dietary patterns on gestational weight gain: A large prospective cohort study in China［J］. Nutrition, 2019, 59: 90-95.

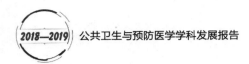

［54］Xia J，Gao J，Tang W. Nosocomial infection and its molecular mechanisms of antibiotic resistance［J］. Biosci Trends，2016，10（1）：14–21.

［55］Zeng D，Mao L，Lin DY. Maximum likelihood estimation for semiparametric transformation models with interval–censored data［J］. Biometrika，2016，103（2）：253–271.

［56］Zhou M，Wang H，Zeng X，et al. Mortality，morbidity，and risk factors in China and its provinces，1990–2017：A systematic analysis for the Global Burden of Disease Study 2017［J］. Lancet，2019.

［57］Zhu FC，Wurie AH，Hou LH，et al. Safety and immunogenicity of a recombinant adenovirus type–5 vector–based Ebola vaccine in healthy adults in Sierra Leone：A single–centre，randomised，double–blind，placebo–controlled，phase 2 trial［J］. Lancet，2017，389（10069）：621–628.

［58］Zhuang Y，Guan Y，Qiu L，et al. A novel rank–based non–parametric method for longitudinal ordinal data［J］. Stat Methods Med Res，2018，27（9）：2775–2794.

撰稿人：曹牧青　陈维清　陈　雯（卫生毒理学）　　陈　雯（卫生统计学）
　　　　邓棋霏　顾　菁　郭　城　郝　春　郝元涛　胡前胜　胡汝为　黄存瑞
　　　　黄奕祥　赖颖斯　李菁华　廖　婧　刘　欣　陆家海　王　琼　王　瑾
　　　　韦艳宏　夏　敏　徐　琳　张彩霞　张定梅　张钊瑞　杨博逸　杨廉平
　　　　杨　墨

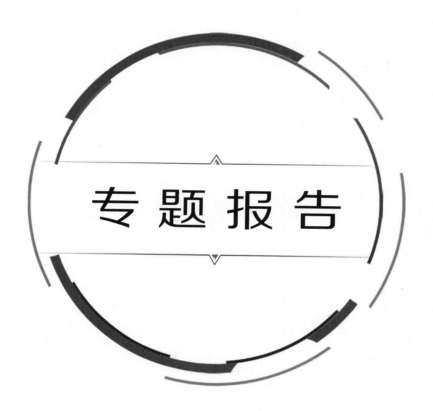

专题报告

全球卫生学学科发展报告

一、引言

全球卫生（Global Health）是公共卫生与预防医学的新兴二级学科，兼具很强的综合性、理论性和实践性。随着"全球化"进程的深入，各种跨国公共卫生问题也不断涌现，慢性非传染性疾病、新发和再发传染性疾病、抗生素耐药性等多种问题将全球卫生推上国际社会和各个国家的主要议程，将卫生健康事业研究局限于国内已无法满足当前全球卫生治理的需求。全球卫生学科结合卫生管理与政策学的研究方法，利用政治、经济等多学科理论、知识和方法，将研究对象扩展至全球范围，以全球卫生实践为推动力，总结全球卫生治理发展规律，研究全球卫生治理工具，在推动全球卫生事业发展、维护全球卫生安全、促进全球卫生创新等多个方面都发挥着重要作用。应对全球卫生问题的需求和实践，成为全球卫生学科教学和科研发展的重要基础和推动力。本部分将对国内外全球卫生实践和教学最新研究进展进行梳理和描述，并对学科未来方向做出展望。

二、国外全球卫生实践和教学研究进展

（一）国际层面的重大全球卫生事件与行动

1. WHO：增进健康，维护世界安全，为弱势群体服务

WHO 一直是全球卫生的主要倡导者与引领人。根据 2018—2019 年 WHO 财政支出与成果中期汇报，WHO 近年主要聚焦于发展中国家卫生体制建设与改革、埃博拉等紧急公共卫生事件的应对措施、全年龄段的健康问题、非传染性疾病的挑战、感染性疾病的消灭、小儿麻痹症的全面根除、政策制定与领导力等问题。

2018 年，第 71 届世界卫生大会（World Health Assembly）在联合国可持续发展目标（Sustainable Development Goal，SDG）的基础上拟定《2019—2023 年第十三个工作总规划》

草案（GPW13），指出健康是完成"可持续发展目标"的基础。WHO 期望"世界上所有人都能达到可获得的最高健康和福祉水平"，增进健康，维护世界安全，为弱势群体服务，以实现全民健康覆盖、应对突发卫生事件、促进人群健康为战略重点和目标，从策略转变和组织转变的角度构建了在面对全球卫生问题时，不同国家、不同组织之间的合作框架，并在最后给出了预期完成的十项成果。

2. 联合国：持续关注重大全球卫生问题

联合国对全球卫生问题持续保持高度关注。2015 年联合国发布《2030 可持续发展议程》中提出了"可持续发展目标"，指出全球性卫生事件应得到更有效的应对，而在"千年发展目标"（Millennium Development Goals，MDG）中尚未解决的生殖、生产、新生儿与儿童健康等问题还亟待解决，同时，实现全球普遍的健康覆盖与高质量的医疗保障被提上日程，并明确了"确保健康的生活方式，促进各年龄段人群的福祉"作为第三个可持续发展目标（即 SDG3）。2019 年 9 月，联合国召开自 2015 年来首次关于可持续发展目标的联合国峰会，全面评价《2030 可持续发展议程》与可持续发展目标的进展情况。

全球卫生危机工作队（Global Health Crises Task Force）由前联合国秘书长潘基文于 2016 年 7 月建立，旨在支持和监管应对全球卫生危机高级别小组的工作开展情况，优化改进应对卫生危机的实施方式，并对全球卫生结构做出调整。

2018 年，联合国秘书长关于联合国工作的报告指出，制定全球卫生参与战略，推进全民健康保障，更好地应对紧急卫生危机，逐步解决抗生素耐药性问题，保障孕产妇以及儿童健康，关注精神健康等措施，是 2017—2018 年联合国的主要关注问题。

3. 世界卫生峰会：更加关注资源可及性和全民卫生覆盖

世界卫生峰会（World Health Summit）成立于 2009 年，在德国、法国与欧盟的资助下，吸引了超过 2400 名利益方与决策者参与年度大会。世界卫生峰会召集了全球各国的科研人员、医务工作者、政府官员、工业代表、NGO 组织以及医疗卫生系统代表，探讨目前最被关注的全球卫生与医疗问题，涵盖了学术、公民社会、个人领域以及政策制定四大领域，致力于在全球维度上提升总体卫生水平，促进合作与开放对话，调整未来对研究、教育、医疗、政策等问题的方向。自 2009 年至今，世界卫生峰会陆续聚焦于感染性疾病、卫生政策和措施、卫生体系优化、卫生经济、全球卫生发展、气候变化、全民健康覆盖等议题。

2018 年 10 月第 10 届世界卫生峰会召开，其围绕流行病的预防、对 SDG3 的回应、基础药物的可及性、医疗卫生体系的优化、抗生素耐药性以及数字化医疗革命几大议题展开，讨论了包括卫生体系优化、基因组学时代的公共健康、疫苗的生产与运输、优先关注心理健康在全球卫生中的影响、抗生素耐药性、假冒伪劣药品、移民与难民、从纳米技术到人工智能等多个热点问题。

2019 年 10 月，第 11 届世界卫生峰会在柏林举行，主要围绕健康与教育中的人力资本转变、通过增加权利与可及性实现全民卫生覆盖、G7/G20 的未来卫生政策、实现所有人的健康生活的全球行动计划并回应 SDG3、聚焦非洲的高效组织建设、塑造社会与现代经济的数字化医疗等话题开展。

4. 博鳌亚洲论坛全球健康论坛：健康无处不在

博鳌亚洲论坛成立于 2001 年，是亚洲乃至世界各国政府、私营部门和学术界对重要议题开展对话的高端平台，博鳌亚洲论坛全球健康论坛于 2018 年发起成立，其首届大会于 2019 年 6 月 10—12 日在青岛举办，围绕 "健康无处不在——可持续发展的 2030 时代" 的主题和 "全民健康覆盖" "卫生创新" "所有政策中的卫生" 三个子主题，国家主席习近平向大会致贺信，日本前首相福田康夫、新西兰前总理希普利、韩国前总理韩升洙、博鳌亚洲论坛全球健康论坛大会主席陈冯富珍等均出席了此次大会。大会邀请了来自 55 个国家和地区的各国卫生健康部门负责人、健康相关国际机构和非政府组织代表、产业界代表、企业家、投资家和知名科学家等嘉宾，就健康领域相关话题进行广泛和充分的交流与讨论，产生了广泛的国际影响，对促进全球卫生与健康合作、增进亚洲及人民的健康福祉有重要意义。

（二）全球卫生的教学和研究进展

1. PMAC：强调非传染性疾病的全社会方式

1998 年，为纪念颁奖五周年，玛希隆王子奖颁奖典礼（The Prince Mahidol Award Conference，PMAC）首次召开，2007 年，在玛希隆王子奖基金会的支持下，大会正式成为聚焦全球公共卫生事件的年度大会。PMAC 主要关注与政策相关的卫生问题，旨在成为讨论包括公众和个人层面的全球卫生问题，并寻求共同解决方案的国际平台。

2019 年 PMAC 的主题为 "非传染性疾病的政治经济学：采取全社会方式"（The Political Economy of NCDs：A Whole of Society Approach），强调了以心血管疾病、癌症、糖尿病和慢性呼吸系统疾病为首的非传染性疾病取代感染性疾病成为需要被着重关注的全球卫生问题，阐述了除影响人类健康水平外，非传染性疾病还可能导致经济损失和不平等的进一步扩大；同时，会议重申了 2030 年 SDG 目标，并指出了目前解决非传染性疾病问题所面临的挑战。

2. 全球健康大学联盟：关注转化与实施，提升全球卫生效果

2008 年，在比尔及梅琳达·盖茨基金会和洛克菲勒基金会的支持下，北美一些主要大学和机构成立了全球健康大学联盟（Consortium of Universities for Global Health，CUGH），该联盟成员目前已达到 183 家。CUGH 致力于帮助大学及研究机构在全球健康的发展中发挥推动性的作用，通过建立科研机构之间的合作平台，并架起学术研究与政府、个人、NGO 组织之间的桥梁，加速将知识转变为行动的进程。其主要关注内容包括：气候变化、

环境恶化、贫富差异、非感染性疾病、失败的政府管理、潜在流行病、人权侵害、抗生素耐药等。

2019年3月，CUGH召开了主题为"关注转化与实施，提升全球卫生效果"（Translation and Implementation for Impact in Global Health）的第10次学术会议，讨论了包括非传染性疾病、卫生系统优化、感染性疾病、遍布全球的手术、"星球健康–唯一健康–环境健康"、心理健康、急诊医学、儿童健康、性别差异、科研与教育等众多议题，对于如何将科研前沿成果运用于全球实际卫生事件处理给出了一定的意见。

3. *The Lancet Global Health*：**聚焦发展中国家的儿童健康、母婴健康和感染性疾病**

The Lancet Global Health 是引领全球医学前沿发展的《柳叶刀》（*The Lancet*）杂志的子刊，杂志聚焦于弱势群体与边缘群体，关注话题涵盖了生殖生产与新生儿、儿童、青少年健康，包括被忽视的热带疾病在内的感染性疾病、非传染性疾病、心理健康、全球卫生人力、卫生体系、手术以及卫生政策等公共卫生领域的热点议题，并着重强调问题讨论的全球视角。

通过对2018年—2019年9月所有文章的计量统计，儿童的健康发展、生殖生产与母婴健康、感染性疾病与疫苗免疫是关注度最高的三大话题；在社会与卫生管理领域中，全民医疗覆盖与政府财政收支、医疗服务的质量与可及性、城乡收入与性别差异对健康的影响等问题被各国学者广泛探讨；根据联合国与WHO所提出的多个发展目标，开展了许多跨国家、跨文化、跨区域的研究，进一步探索可持续发展的未来；而包括癌症、糖尿病、心血管疾病和慢阻肺等在内的非传染性疾病，其人群分布、可能诱因及流行趋势逐渐成为全球视角下的关注热点。

在全球背景下研究公共卫生议题，杂志的区域研究特征较为显著，视角多聚焦于发展中国家。其中，将非洲，尤其是撒哈拉以南非洲作为整体区域作为考察对象的方式最为突出；而印度、中国、肯尼亚与南非则是最受关注的个体国家。*The Lancet Global Health* 作为引领国际研究的学术期刊，为全球卫生的发展提供了重要的讨论与研究平台。

三、中国全球卫生实践的新进展

作为一个负责任的大国，中国一直行走在参与全球卫生实践的路上。中国是医疗卫生领域国际合作的倡导者、推动者和践行者，全面落实联合国2030年可持续发展议程特别是健康领域可持续发展目标，积极开展对外医疗援助和全球应急处置，认真履行健康领域国际公约，勇于承担国际人道主义责任。在《"健康中国2030"规划纲要》的指导下，中国通过对外卫生援助、维护卫生安全和与其他治理主体规范合作等多种途径积极参与全球卫生实践。

（一）卫生援外

随着中国在经济上的崛起，中国在国际卫生援助中也由受援国向援助国的身份转变。截至 2019 年 9 月 26 日[①]，中国已累计向 71 个国家派遣援外医疗队队员 26000 人次，诊疗患者两亿八千人次。截至 2019 年 8 月[②]，中国医疗队在非洲 45 个国家、100 个医疗点进行服务，并帮助建设综合医院、药品仓库等基础设施，提供诊疗设备、疫苗等医用物资。在数量上增加的同时，中国卫生援外在领域上也有新的拓展，开始实施公共卫生机构建设和人群疾病控制干预项目，例如中国疾病预防控制中心寄生虫病预防控制所的中非疟疾、血吸虫消除合作项目以及中国在埃塞俄比亚、塞拉利昂等多国开展的妇幼健康工程项目等。同时，中国医疗援外方式形成多样化局面，除派遣援外医疗队、开展定期巡诊等传统方式外，中国卫生援外开始注重加强卫生规划与政策交流合作，加强公共卫生援外以及推广中医中药等，通过药品、人员、物资和硬件等多方面援助形成集成效应，放大援外效果。

（二）卫生安全

在维护卫生安全方面，中国积极引领国际应急救援行动，先后加入应对安哥拉、圭亚那的黄热病、寨卡病毒等疫情。近两年来，中国继续并加强通过双边途径对有关国家提供卫生应急的支持，同时开始重视通过多边途径支持国际组织的多方面全球卫生安全行动。中国为冲突地区人道主义卫生行动向 WHO 进行两次捐款，为应对重大疫情［如 2017 年也门霍乱暴发、2018 年刚果（金）埃博拉暴发］向 WHO 进行捐款，为全球卫生安全行动向 WHO 贡献专家，借调专家到 WHO 驻刚果（金）办事处和全球疫情警报反应网络工作，提供全球应急医疗队等。

（三）多边卫生治理

中国全力支持和参与以联合国和 WHO 为核心的治理体系。中国与 WHO 开展深度合作，2016 年，在北京签署发布《中国－世界卫生组织国家合作战略（2016—2020）》，确定卫生政策、规划、技术、人力资源等领域的合作。2017 年 1 月，习近平主席和 WHO 陈冯富珍总干事在日内瓦共同见证了《中华人民共和国政府和 WHO 关于"一带一路"卫生领域合作的谅解备忘录》等协议的签署，这是中国积极参与全球卫生治理的重要举措，中国愿与 WHO 共同致力于与"一带一路"沿线国家在卫生应急、传染病防治、传统医学等

---

① 2019 年 9 月 26 日庆祝新中国成立 70 周年活动新闻中心发布会上国家卫生健康委员会主任马晓伟汇报数据。

② 中国政府网《大爱无疆　命运与共——献给中国援非医疗五十六载非凡岁月》新闻稿中国家卫生健康委国际合作司副司长冯勇提到数据。http://www.gov.cn/xinwen/2019-08/19/content_5422300.htm。

领域的合作。截至 2019 年 9 月，中国已与国际组织有关地区和国家签订并实施了 160 多个健康领域的合作协议。

（四）贡献理念

2017 年 1 月，习近平主席在日内瓦"共商共筑人类命运共同体"高级别会议上发表《共同构建人类命运共同体》的主旨演讲，向世界阐释了"构建人类命运共同体，实现共赢共享"的重大国际倡议，引起世界关注。目前"构建人类命运共同体"已被写入 WHO《2019—2023 年第十三个工作总规划》中"世卫组织的愿景与使命"部分。人类命运共同体理论为全球卫生治理提供了理论基础和治理路径，是全球卫生治理的指导思想，是中国对改革全球卫生治理体系的建言献策、身体力行。

学科的进展，离不开实践的发展。在近两年"一带一路"背景下开展卫生援外、维护卫生安全和积极参与多边卫生治理的丰富实践的基础上，从开展卫生发展、安全、合作和创新以及重大全球卫生问题方面的学术研究，到全球卫生科研和教学机构的建立和完善，再到专业刊物和学术共同体等交流平台和载体的建立，中国的全球卫生学科在多方面取得了新的进展。

四、中国全球卫生学科进展

（一）开展学术研究

1. 卫生发展研究

卫生发展援助是全球卫生治理的重要方式。在"一带一路"倡议助推可持续发展进程的国际新格局中，中国对外卫生发展援助正在扩大和深化，在此基础上，北京大学"中国对乌干达卫生发展援助的有效性评价"课题组通过对援乌实践的评估得出启示，中国要扩大对外援助工作成效，需继续发扬"依需而援"的传统，因时、因地制宜地使援助与发展合作有机结合起来，在援助中重视市场规则，注意受援方的制度性缺陷，发挥数据的证据力和影响力。谢峥等学者通过对国际援助透明度倡议的研究，提出援助信息等及时性、全面性、前瞻性、结构性、可比性和公开性能够确保援助等资金切实流向受援方，提高援助等有效性，有利于实现可持续发展目标。

2. 卫生安全研究

卫生安全是中国参与全球卫生治理的关键领域之一。在各种能够跨越国境并短时间内造成严重公共卫生后果的事件中，又以传染性疾病的潜在危害力为甚，因此传染病防控是全球卫生的重要议题。2018 年，北京大学全球卫生系郑志杰教授在"维护卫生安全"专题报告中提出，要在中非合作中开展传染病防控，并对"一带一路"主要国家的传染病风险进行评估，从而提出防范合作的建议。西安交通大学公共政策与管理学院毛瑛教授团队认为中国应当从柬埔寨传染病防控的需求出发，以传染病防控信息化建设为着力点，帮助柬埔寨提升传染病监测水平，以合作共建医学实验室作为技术和经验共享的载体，增进两国的卫生人员交流和技术共享，加强对柬埔寨传染病防控专业技术人员的培训援助。

3. 卫生合作研究

卫生合作是中国参与全球卫生的重要环节，2017年《关于"一带一路"卫生领域合作的谅解备忘录》和《关于"一带一路"卫生领域合作的执行计划》签署后，我国与世界各国尤其是"一带一路"沿线国家的卫生交流合作不断扩大。为完善我国参与全球卫生外交方式，中国全球卫生网络在全球卫生支持项目（GHSP）支持下，于2017年组织了10多家机构开展了关于"一带一路"沿线重点国家卫生合作需求评估及合作策略研究、抗生素耐药性的全球治理和重点国家的参与情况研究、青蒿素抗性问题研究、中医药文化跨国传播的合作策略研究及中国东盟卫生人力资源合作策略研究等课题，产出了一系列研究报告和供决策者参考的政策简报。

2018年，北京大学的王丹和刘继同教授对中国参与湄公河地区卫生合作与卫生外交进行历史回顾，找出了中国在该地区的全球卫生合作与卫生外交事件超越传统的"卫生服务于对外政策"的类型，展现出全球卫生外交发展趋势和特点，其多元化、多层次合作模式具有较强的借鉴意义。

复旦大学祝雯珺等人通过分析老挝卫生体系的基本情况，得出其卫生体系存在卫生投入和政府卫生参与不足、医疗保险覆盖率低、卫生人力资源稀缺、对外部援助的依赖程度较高等问题，为"一带一路"中老卫生合作提供参考，认为中老之间的卫生合作，应以帮助老挝建立较为独立的卫生体系为重要目标。

丁玮等学者为识别中国疾病预防控制中心寄生虫病预防控制所在全球热带病防控合作中的形势，为更好地参与全球卫生治理提供策略，根据SWOT分析框架对未来寄生虫病所在全球卫生合作中的策略提出以下建议：未来在技术上应以合作方需求为出发点，因地制宜开展合作；在管理上健全人才和国际合作管理机制，明确战略规划，做好人才、技术、产品等基本储备，在实践中全方位提升能力。

2019年，清华大学的高良敏和程峰教授通过研究阿迦汗发展网络（AKDN）在东非全球卫生治理中扮演的角色，提出我国在全球卫生治理方面值得借鉴的五点经验，分别为与本土社区合作、促使华人华侨社区参与、积极与全球性或西方的组织交流合作、支持中国民间社会组织参与和通过当地媒体有效展示项目成果。

北京大学全球卫生学系的郑志杰等多位学者对"一带一路"国家卫生发展与国际卫生合作政策进行了分析，该项政策研究覆盖了上海合作组织、巴基斯坦伊斯兰共和国等23个"一带一路"沿线国家和组织，从国家发展战略、卫生发展战略以及卫生国际合作等多方面进行分析探索，为中国实施国际卫生合作和参与全球卫生治理提供了重要的建议与参考。

4. 卫生创新研究

为了推动卫生创新，在医学科研领域开展国际合作，帮助中国提升卫生研发创新能力，支持发展中国家药品本地化生产，推动中国医药走向世界，我国多位学者进行了相关研究。

代帆等人通过对菲律宾中医药市场现状、进口及使用政策及传播情况等进行研究，认为促进中国–菲律宾中医药贸易交流合作，应该与菲律宾华侨华人一起，传播中医药文化，培养菲律宾大众对传统医学和中医药的认知和理解，从根本上破解推动双方中医药贸易与合作的障碍。

中医药在尼泊尔的应用多年来一直徘徊不前，中尼政府"一带一路"合作协议的签署给中医药在尼泊尔的推广带来了机遇。黎浩等人针对当前在尼泊尔推广中医药的主要困难，结合当前的机遇为我国在尼泊尔中医药推广提出了政策建议：加强中医药国际推广的跨部门协作，明确在尼相关中方（援助）组织和机构开展中医药推广的职能，搭建中尼中医药跨国合作平台。

5. 重大全球卫生问题研究

2019 年 1 月，WHO 发布的 2019 年全球卫生面临的 10 项威胁有：空气污染和气候变化、慢性非传染性疾病、全球流感大流行、脆弱恶劣的环境、抗微生物药物耐药、埃博拉和其他高位病原体、初级卫生保健薄弱、疫苗犹豫、登革热和艾滋病毒。

山东大学孙强教授团队将国际和国内抗生素耐药性治理进程进行对比，认为中国耐药治理的起始和进展过程明显滞后，参与抗生素耐药全球治理的程度也不够，而"一带一路""中非合作论坛"等平台提供了更多与其他国家在经济、卫生等多个领域开展合作的机会，因此这是中国深入参与抗生素耐药全球治理的最佳时期。因此孙强教授等人提出相关政策建议，我国应从展示积极政治意愿、组建权威的多学科专家委员会、拓展国际合作、强化专题研究、推进信息公开、注重人才培养、鼓励医药创新等多方面，以更加主动的姿态积极融入国际社会的治理行动中，展现负责任的大国形象。姚璐等人通过专家咨询的方式，从民间社会组织的成立背景、组织特征、服务范围等角度出发，对国际主要参与抗生素耐药性（antimicrobial resistance，AMR）全球治理的民间组织进行分析，认为国际民间组织在抗生素全球治理甚至是全球健康领域做出了不可小觑的贡献，提出政府应进一步引导民间组织参与 AMR 治理，并与"一带一路"倡议结合，帮助非洲等国家治理 AMR 问题。

（二）全球卫生科研与教学机构设置与完善

1. 国内教学机构设置

作为科研和人才培养的重要基地，国内高等院校中科研与教学机构的设置与完善为中国全球卫生学科发展提供了不可或缺的基础。继北京大学、武汉大学、复旦大学、清华大学等国内知名高校先后成立专门的全球卫生科研机构以来，南京医科大学全球健康中心也于 2018 年成立。该中心通过整合优质资源，关注全球健康领域重大问题，助力健康中国建设，加强全球卫生治理能力建设，在全球卫生热点领域提出相应的策略及措施，有效促进人类健康和福祉。

2. 海外教学版图进一步拓展

继 2017 年北京大学在马拉维成立科研教学基地以来，海外基地的拓展脚步从未停歇，2018 年 11 月 9 日，北京大学公共卫生学院缅甸全球卫生实践基地[①]也顺利成立，该实践基地的成立是响应"一带一路"倡议和《"健康中国 2030"规划纲要》的一项重要举措，通过这一平台推进互相学习机制，并通过海外实习以及实践考察等方式将中国卫生发展经验与缅甸国情相结合，以国别研究为契机，在卫生体系建设、公共卫生安全问题等领域开展研究。2019 年 6 月 18 日，北京大学与格鲁吉亚国立大学签署战略合作伙伴关系谅解备忘录，该谅解备忘录的签署有利于中国通过海外实践等方式培养有全球视野的医疗和公共卫生人才，并将中国卫生发展经验与格鲁吉亚国情相结合，在临床医学和公共卫生等领域开展研究[②]。2018 年 12 月 11—15 日，中山大学代表团访问了尼泊尔国立卫生研究院和尼泊尔加德满都大学，并代表中山大学与加德满都大学签署了合作谅解备忘录，同时与尼泊尔国立卫生研究院达成初步合作意向[③]。2019 年 5 月 31 日，复旦大学公共卫生学院与坦桑尼亚姆希比利大学卫生科学大学签署谅解备忘录，复旦大学 – 非洲全球卫生联合研究中心正式成立，该中心是为复旦大学与非洲大学合作解决共同关心的全球卫生问题而搭建的人才培养、科学研究的重要平台[④]。

海外教学基地的不断完善，将为有志于全球卫生领域的学生提供深入学习的机会，为培养我国全球卫生储备人才奠定基础。

（三）举办专业刊物

期刊是学科发展最为重要的交流平台之一。《全球健康杂志（英文）》（*Global Health Journal*，GHJ）是由国家卫生健康委主管、人民卫生出版社有限公司主办并出版的正式医学专业学术期刊，于 2017 年和 2018 年分别出版第一卷和第二卷。2018 年 12 月，人民卫生出版社与科爱森蓝文化传播有限公司达成协议，双方利用各自资源和优势合作出版，积极探索国际化出版方向，于 2018 年 12 月成功搭建 GHJ 网站，并于 2019 年 1 月 30 日启用 Editorial Maneger 投审稿系统，于 3 月 30 日正式上线 2019 年第三卷第一期。

---

① http://sph.pku.edu.cn/info/1014/1050.htm。

② http://sph.pku.edu.cn/info/1014/4481.htm。

③ http://sph.sysu.edu.cn/article/1027。

④ http://sph.fudan.edu.cn/a/1793。

（四）成立学术共同体和开展学术活动

1. 中国全球卫生网络进一步发展

中国全球卫生网络（以下简称"网络"）于 2015 年 12 月 6 日成立，并逐步完善，2018 年 11 月 16 日第四次理事会审议通过桂林南药股份有限公司等 18 家机构加入，截至 2018 年 12 月，网络已有 77 家成员单位，由高校、政府和疾控单位、企业以及行业协会等多种单位构成，平台建设日趋完善。同时，"全球卫生网络"微信公众号截至 2018 年 12 月已经累计粉丝数 2800 余人，阅读总数近 20 万次，覆盖近 9 万人，平台影响力日益增大。

在 GHSP 支持下，网络于 2018 年通过 2 轮竞标，选定了 11 家网络单位实施"抗生素耐药性的全球治理和重点国家的参与情况以及对我国的启示""'一带一路'沿线重点国家卫生合作需求评估及合作策略研究"和自选课题等 12 个政策研究课题，为国家卫生健康委深化国际合作、参与全球卫生治理提供政策建议，目前已有部分成果。

同时，网络在卫生合作机制方面也充分发挥了智库作用。随着"健康中国 2030"的实施，中国全方位开展卫生国际合作，在一系列全球卫生领域，建立了全球、区域、多边、双边 20 多个卫生合作机制。为了支持中国在这些机制中更充分地发挥推动与引领作用，国家卫生健康委国际合作司委托中国全球卫生网络搭建平台，邀请网络成员对选定的机制开展长期研究和动态追踪，发挥智库作用。

2. 丝绸之路大学联盟健康子联盟成立

2017 年 9 月，丝绸之路大学联盟健康子联盟（Health Sub-Alliance of the University Alliance of the Silk Road，HSA-UASR；以下简称"健康子联盟"）在丝绸之路大学联盟框架下，有西安交通大学医学部首倡、在与多所国内外高校相关负责人的平等友好协商下共同发起成立。

健康子联盟秉持"和平友好、开放包容、互学互鉴、互利共赢"的丝绸之路大学联盟精神，搭建健康领域高水平院系的教育合作国际化平台，推动在全球健康领域学生培养、学术交流、科学研究、健康促进等方面的合作，培养具有国际水平和国际视野的创新型健康专业人才。联盟为"一带一路"合作协同发展提供了一个重要的国际合作平台和重要学术与人才支撑。截至 2019 年 5 月，已有 12 所海内外高校加入丝绸之路大学联盟健康子联盟。

3. 第三届"一带一路"全球健康国际研讨会举办

第三届"一带一路"全球健康国际研讨会暨丝绸之路大学联盟 2019 全球健康论坛之"营养与健康论坛"由西安交通大学全球健康研究院、世界华人青年营养学者发汗促进会和中国营养学会共同主办，于 2019 年 9 月 14 日在西安召开。论坛邀请了包括 WHO 营养健康与发展司司长 Francesco Branca 博士、国际食物政策研究所所长樊胜根博士等多名国际知名专家进行学术报告和座谈讨论，促进了国内外全球健康领域的发展和跨界合作。

4. 南亚东南亚医学教育与医疗卫生联盟成立

2019 年 7 月，上海交通大学医学院与昆明医科大学共同发起成立了南亚东南亚医学教育与医疗卫生联盟，联盟成员包括来自中国、巴基斯坦、缅甸、泰国等 12 个国家的 39 个院所。该联盟的成立对于加强中国与南亚东南亚国家医学界的沟通合作具有重要意义，将加快推进区域医学教育合作交流的深入发展①。

5. 中国－东盟医疗健康教育研讨会举办

为积极响应"一带一路"倡议，加强沿线国家医学教育科研医疗卫生领域的深度合作，在中国－东盟中心的支持下，北京大学医学部拟牵头成立"中国－东盟医疗健康教育联盟"，旨在推动中国医学院校和医疗卫生机构与东盟国家在医学教育、医学研究和医疗卫生等领域的深入交流和合作，服务于全球医疗健康事业的发展。2019 年 7 月 26 日，中国－东盟医疗教育研讨会暨联盟成立预备会在贵阳顺利召开，会议中来自中国和东盟的高校代表就草案中联盟的组织框架和运行机制进行了深入讨论，就中国－东盟医疗健康教育联盟达成共识，并商定于 2019 年秋季在北京正式成立联盟②。

五、发展趋势及展望

全球卫生学科发展与国家积极促进"一带一路"国际合作、构建人类命运共同体的战略实施息息相关。同时，国际社会对全球卫生多部门、多学科和伙伴关系重视度日益提高，WHO 将气候、环境以及社会决定因素等视作重大全球卫生问题，私营部门参与全球卫生也成为重要发展趋势。在国内和国际全球卫生实践的基础上，中国全球卫生学科发展可以在全球卫生治理、卫生合作机制、医疗产业合作机制等多方面进行创新与完善。

（一）全球卫生治理策略研究

全球卫生学科是一门问题导向的应用研究的学科。目前参与卫生相关国际组织治理，参与国际卫生救援活动，开展与 WHO、世界银行等的三方合作是我国积极参与全球卫生治理的实践趋势。因此全球卫生研究需围绕这些目标进行包括战略方向、参与策略、制度和规则制定在内的多方面的策略研究，并对国际组织和三方合作相关国家的基本国情与卫生相关战略和政策进行研究，提高全球卫生治理的参与度和有效性。全球卫生研究也不应局限于卫生领域的研究，从环境、社会等多个领域进行理论和政策研究也是完善全球卫生治理策略的重要环节。

---

① https://www.shsmu.edu.cn/news/info/1002/16847.htm?from=groupmessage & isappinstalled=0。

② http://oic.bjmu.edu.cn/xwdt/206202.htm?from=groupmessage & isappinstalled=0。

（二）卫生合作机制创新

充分利用现有的卫生合作基础，在"一带一路"卫生合作论坛、中非部长级卫生合作会议、中国－东盟卫生合作论坛、中国－中东欧卫生合作论坛和中阿卫生合作论坛的基础上，实现卫生合作机制创新和发展。

（三）医疗产业合作研究

学科发展离不开医疗企业与学术科研机构之间的交流合作。在国家支持中国企业开展研发和创新的政策推动下，中医药成为我国卫生外交的一个重要载体，与中医药企业的合作研究是将中医药推广到世界各国的重要步骤。

（四）全球卫生人才培养

中国当前在全球卫生领域存在一些问题，参加国际会议多，但发言切中要害少，缺少独创引领，缺乏全球卫生议程设定能力，对全球卫生问题研究不透彻，对别国卫生状况、国情不了解，没有真正参与国外的国际合作项目的经验。这些问题的解决离不开人才的培养。因此，掌握政治学、经济学、国际关系等多种理论的复合型人才培养至关重要，在全球卫生学科培养中，需要注重跨学科、跨领域、有深度、有广度的知识传授，并在传授知识的同时加入实践内容，参与国际活动与会议交流等，理论与实践并重。完善教学与科研机构的组织管理机制，增加资金支持也对人才培养有重要意义。

参考文献

［1］ World Health Organization. WHO Result Report：Programme Budget 2018–2019 Mid–Term Review ［R］. Geneva WHO，2018.

［2］ World Health Organization. Promote Health，Keep the World Safe，Serve the Vulnerable：Thirteenth General Programme of Work 2019–2023 ［R］. Geneva WHO，2018.

［3］ United Nations. Transforming Our World：The 2030 Agenda for Sustainable Development ［R］. New York UN，2015.

［4］ United Nations. Global Health Crises Task Force：Final Report ［R］. New York UN，2017.

［5］ United Nations. Report of the Secretary–General on the Work of the Organization 2018 ［R］. United Nations，2018.

［6］ World Health Summit. World Health Summit 10 Years Anniversary Information ［R］. Berlin World Health Summit，2018.

［7］ World Health Summit. World Health Summit Program 2019 Overview ［R］. Berlin World Health Summit，2019.

［8］ The Prince Mahidol Award Conference. PMAC 2019 Conference Program：The Political economy of NCDs：A Whole of Society Approach ［R］. Bangkok PMAC，2019.

［9］ Consortium of Universities for Global Health. CUGH 10th Annual Global Health Conference：Translation and Implementation for Impact in Global Health ［R］. Washington DC CUGH，2019.

［10］中国对乌干达卫生发展援助的有效性　GHSP 实践与政策简报第 34 号［EB/OL］. http://cps.nhfpc.gov.cn/ghsp/xmcc/201711/77b3ed43ed7d4c1fbfa5718d910349c4.shtml.

［11］国际援助透明度倡议对提高卫生发展援助有效性的启示　GHSP 实践与政策简报第 35 号［EB/OL］. http://cps.nhfpc.gov.cn/ghsp/xmcc/201712/2a3eeaf548ce436287c66522a127d681.shtml.

［12］以传染病防控为重点深化中 – 柬卫生合作　GHSP 实践与政策简报第 43 号［EB/OL］. http://cps.nhfpc.gov.cn/ghsp/xmcc/201808/b7f6ca007aea4412b63d9294941d28ca.shtml.

［13］王丹，刘继同. 中国参与湄公河地区全球卫生合作的基本类型及特点［J］. 太平洋学报，2019，27（4）：78-90.

［14］祝雯珺，朱思，钱稳吉，等. 老挝卫生系统现况及其对中老卫生合作的启示［J］. 医学与社会，2019，32（6）：13-16，29.

［15］丁玮，黄璐璐，马雪娇，等. 中国疾病预防控制中心寄生虫病预防控制所在全球卫生合作中的 SWOT 策略分析［J］. 中国寄生虫学与寄生虫病杂志，2019，37（3）：336-341，345.

［16］高良敏，程峰. "阿迦汗发展网络"：东非百年全球卫生治理经验与借鉴［J］. 太平洋学报，2019（7）：93-104.

［17］促进中国 – 菲律宾中医药贸易交流合作：挑战、机遇和对策　GHSP 实践与政策简报第 42 号［EB/OL］. http://cps.nhfpc.gov.cn/ghsp/xmcc/201808/4396651199584e34a4c34fda53de6f4d.shtml.

［18］中医药在尼泊尔的推广：如何破局？　GHSP 实践与政策简报第 45 号［EB/OL］. http://cps.nhfpc.gov.cn/ghsp/xmcc/201809/d03a4442a66f4f09b87f9bd47d4108ef.shtml.

［19］中国应更加主动地参与抗生素耐药性全球治理　GHSP 实践与政策简报第 38 号［EB/OL］. http://cps.nhfpc.gov.cn/ghsp/xmcc/201807/5f5767ad472749e58f841302d276b214.shtml.

［20］姚璐，孙强，阴佳，等. 民间社会组织参与全球抗生素耐药性治理及对中国启示［J］. 中国公共卫生，2020，36（4）：643-645.

撰稿人：尹慧　涂舒　刘培龙　郑志杰

生殖健康学科发展报告

一、引言

生殖健康（reproductive health）是指生殖系统及其功能和过程中所涉一切事宜上身体、精神和社会等方面的健康状态，而不仅仅指没有疾病或不虚弱，研究内容涉及生命所有阶段的生殖过程和功能，包括有权获得安全、有效和负担得起的生育调节方法以及适当的保健服务等。生殖健康是维护生命健康起源、决定全生命周期健康发展的关键，与预防医学、临床医学和基础医学密切相关，涉及妇幼保健学、流行病学、卫生事业管理、妇产科学、内分泌学、胚胎学、遗传学、免疫学、分子生物学、人口学、伦理学等多个学科内容。《国家中长期科学和技术发展规划纲要（2006—2020）》将"人口与健康"列为重点领域及优先主题之一，关系着全面建设小康社会目标的实现和社会主义现代化建设的成功。生殖健康在人类自身的繁衍、生命的延续、优生优育等方面均体现出重要的意义，其研究发展对维持育龄人口生育力、提高出生人口素质意义重大，是决定着"人口与健康"的关键因素。鉴于此，本报告总结了近年来国内外生殖健康研究进展，并提出了未来发展的趋势和展望。

二、我国生殖健康发展现状及挑战

（一）重大生殖健康问题的流行趋势及防控进展

1. 不孕症及辅助生殖技术

根据 WHO 的定义，一对夫妇若 1 年内未采取任何避孕措施，性生活规律而没有成功妊娠，则可被诊断为不孕症。随着环境、社会、经济、生活方式和生育年龄推迟、生育政策放宽等诸多因素的发展变化，不孕症已成为影响育龄夫妇健康和家庭和谐的重要因素之一。根据最新发表的一项覆盖全国 8 省市的大规模流行病学调查结果显示，在未避孕的育龄夫妇中，不孕症的患病率高达 15.5%；另外，本研究还揭示我国不孕症的首要病因已从主要由解剖结构异常或各类感染导致的输卵管因素转变为主要由内分泌系统紊乱导致的排卵障碍。近年来，国内学者也对妇科内分泌系统常见疾病——多囊卵巢综合征（PCOS）的人群特点、临床特征、致病机制和诊疗策略开展了一系列研究。比如：开展大规模流行病学调查，得出我国育龄女性人群 PCOS 发病率为 5.61%，并提出符合我国人群特点的诊断标准；首次通过全基因组关联分析发现该疾病的易感基因，为其风险预测、早期防治、新型高效药物的筛选等提供了理论依据和生物靶标。另外，最新发表的一项研究还首次揭示了肠道菌群紊乱作为重要危险因素促发 PCOS 的新机制，为防治 PCOS 提供了新视角。

另外，自 1988 年中国大陆第一例试管婴儿诞生以来，辅助生殖技术（ART）作为治疗不孕症的有效方法，已帮助众多不孕夫妇成功获得后代。辅助生殖技术是指对配子、胚胎或遗传物质进行体外系统操作而获得新生命的技术，通常包括宫腔内人工授精（IUI）、体外受精胚胎移植（IVF）以及卵细胞浆内单精子注射技术（ICSI）、冻融胚胎移植（FET）、植入前遗传学诊断（PGD）等衍生技术。我国目前获批的辅助生殖机构已逾 500 家，辅助生殖新鲜取卵近 40 万 / 年。但是，辅助生殖技术的治疗费用相对高昂，每年辅助生殖助孕治疗耗资约百亿元，平均获得 1 例活产婴儿的成本约 10 万元，而且由于该项技术尚未被纳入医疗保险报销范畴，导致很多不孕夫妇的生育需求无法得到满足。此外，目前我国已建立了以机构报表数据为基础的国家辅助生殖技术管理信息系统，该系统已于 2018 年正式上线运行，能够及时掌握我国辅助生殖机构及开展各类辅助生殖技术的基础性数据。但是，目前我国尚未建立以个案为基础的辅助生殖技术质控监测系统，该系统一旦建立将能够为辅助生殖技术的质控管理和政策法规提供更为有效的循证证据支持。辅助生殖技术作为一项新兴技术，还涉及许多法律、道德和伦理问题，例如治疗年龄上限、胚胎冷冻保存的存储时间限制、女性自身卵母细胞保存、卵母细胞捐赠及代孕合法化等争议性问题。

近年来，我国开展了针对低生育力人群的一系列高质量队列研究和随机对照研究，为辅助生殖技术干预策略的修订完善提供了高质量的循证医学证据。国内学者发现在排卵正常的患者中，与鲜胚移植比较，全胚冷冻 – 冻胚移植的活产率及孕产期并发症无明显差异，为全胚冷冻策略应用的安全性、可靠性提供了科学依据。并且发现冷冻单胚移植可以显著提高胚胎的着床率，为不孕症的临床诊疗实践及个体化诊疗提供了进一步的循证依据。在多囊卵巢综合征患者体外受精过程中，移植冷冻胚胎通常要优于移植新鲜胚胎，在接受辅助生殖治疗的多囊卵巢综合征不孕患者中，针灸治疗不提高活产率，这些结果都进一步修订诊疗策略。此外，我国学者还发现在甲状腺功能正常但存在甲状腺自身免疫状态的接受常规 IVF 治疗患者中，服用左旋甲状腺素不提高活产率，这是迄今为止国际上报道的甲状腺自身免疫状态与辅助生殖妊娠结局相关临床研究中证据效力最强的随机对照研究，为制定相关临床指南提供了高质量的循证医学依据。

我国在配子胚胎发育机制的相关重要前沿领域也取得了重大突破，为进一步明确生殖相关疾病的发病机理和制定个性化防治策略具有重大指导意义。我国科学家绘制出人类生殖细胞、植入前早期胚胎及一系列重要组织器官发育过程中的全基因组图谱、表达图谱及染色质动态调控图谱，揭示胚胎染色体非整倍体的机制；绘制出从配子、胚胎到胎儿原始生殖细胞整个发育过程的 DNA 甲基化图谱，阐明了生殖过程甲基化重编程规律；发现一批调控卵泡发育、卵母细胞成熟的关键分子；发现导致人类卵子减数分裂阻滞的基因（TUBB8），及透明带缺失病例基因（ZP1），并探明其发病机理；从精子 RNA 的角度揭示了获得性性状的跨代遗传新机制；实现了小鼠胚胎干细胞（ESC）向功能配子的体外分化、突破了哺乳动物的同性生殖障碍；实现了靶向基因编辑技术在非人灵长类模式动物中的成功运用，为研究人类生殖障碍疾病提供了重要的动物模型；阐明人类胚胎着床过程（受精后第 5~14 天）基因表达调控网络和 DNA 甲基化动态变化规律，解析了围着床期胚胎发育的分子调控机制，对于认识人类早期胚胎发育及着床机制、探索着床失败的原因具有重要价值，为临床上早期流产等疑难病的防控提供了新的理论依据。

2. 出生缺陷及植入前遗传学诊断

我国出生缺陷的发病率（胎儿期~出生后 5 岁）约为 5.6%，每年约有 1.68 万新生儿死于出生缺陷，已成为继早产、产时并发症之后的第三顺位新生儿死因。出生缺陷不仅影响孕产妇身心健康、增加新生儿的死亡风险，同时也是致残的重要原因，其不仅影响子代全生命周期的健康发展，而且还为整个家庭和社会都带来了沉重的疾病负担。因此，在《健康儿童行动计划（2018—2020）》中，已将"出生缺陷综合防治行动"列为八个重点行动之一。针对出生缺陷的一级和二级预防，我国学者及科研团队近几年在致病基因和关联基因方面取得了一系列重大突破；自主研发的遗传性耳聋芯片已批准上市；发现非遗传性新发变异导致人类神经管畸形；新发拷贝数变异（CNV）能够导致脊柱侧凸等多种先天性出生缺陷，新发变异研究为尽快明确"病因不明"出生缺陷的发生提供了重要方向，也为后续的转化应用奠定了扎实的基础。在出生缺陷防控体系方面，制定并实施了系列技术标准和规范，加强覆盖城乡居民，涵盖婚前、孕前、孕期、新生儿各阶段的出生缺陷防治网络体系建设；实施一系列免费国家重大出生缺陷防控项目，开展增补叶酸预防神经管缺陷项目、国家免费孕前优生健康检查项目、贫困地区新生儿疾病筛查项目、地中海贫血防控试点项目，提高出生缺陷患儿医疗保障水平；将先天性心脏病、血友病、唇腭裂、苯丙酮尿症、尿道下裂 5 种有成熟治疗技术的出生缺陷疾病纳入新农合大病保障，切实减轻患儿家庭就医负担，保障患儿及时得到治疗，避免残疾。

植入前遗传学诊断（PGD）是出生缺陷一级预防的有效技术。通过配子或植入前胚胎的遗传学分析，选择无遗传病的胚胎进行移植，可以有效防止遗传病患儿的妊娠及出生。近几年，我国在该领域也取得了举世瞩目的成就。2014 年，我国诞生了世界首例通过 MALBAC 基因组扩增技术进行胚胎植入前单基因遗传病筛查的试管婴儿，此后还建立了可同时精确诊断单基因疾病和染色体疾病的诊断方法（MARSALA），通过将高通量测序技术与 PGD 相结合，有效地阻断遗传病的传递、避免新生儿出生缺陷。目前我国 PGD 的检测病种、成功数量均已走到国际前列。另外，在遗传性线粒体疾病治疗研究方面，我国学者发现由第一极体置换产生的子一代小鼠及其衍生的子二代小鼠体内异质性线粒体含量不足 1%，由此可通过极体移植最大程度上避免母源线粒体 DNA 遗传疾病，有望实现主动和有效地预防母源线粒体 DNA 遗传疾病的发生。以上研究成果对于人类认识自身生殖发育过程中的调控机制、辅助生殖技术的安全性评估与改善、临床疑难病例的诊治、出生缺陷的防控均具有极其重要的意义，同时极大地增强了我国生殖健康研究的国际影响力和竞争力，也为下一步成果进行转化应用奠定了坚实的基础。

3. 生殖系统癌症

宫颈癌、宫体癌和卵巢癌是常见的女性生殖系统癌症。根据国家癌症中心最新发布的 501 个全国恶性肿瘤登记监测数据显示，在女性发病率排名前十位的癌症中，宫颈癌和宫体癌分别排名第 6 位和第 8 位，年龄标化发病率分别是 10.86/10 万和 6.66/10 万；在女性死亡率排名前十位的癌症中，宫颈癌和卵巢癌分别排名第 8 位和第 10 位，年龄标化发病率分别是 3.15/10 万和 2.35/10 万。另外，前列腺癌是常见的男性生殖系统癌症，在男性发病率和患病率排名前十位的癌症中，前列腺癌的发病率和死亡率分别是 6.47/10 万（第 6 位）和 2.65/10 万（第 10 位）。

提高人群筛查覆盖率是防控生殖系统癌症的最重要措施之一。以宫颈癌为例，作为威胁女性健康的第一位生殖系统癌症，美国妇产科医师学会（ACOG）在《宫颈癌的筛查和预防指南》中，推荐对 21 岁及以上的女性（无论初次性生活的年龄）开始进行筛查，21~29 岁女性推荐每 3 年进行一次单独细胞学检查，30~65 岁女性推荐每 5 年进行一次细胞学和人乳头瘤病毒（HPV）联合筛查，或每 3 年进行一次单独细胞学检查，才能更好地达到降低宫颈癌发病率和死亡率的目的。然而大规模流行病学调查结果显示，中国 21 岁及以上女性宫颈癌筛查率仅为 21.4%，35~64 岁女性宫颈癌筛查率仅为 26.7%。

防控宫颈癌的另一个重要措施是免疫接种。人乳头瘤病毒感染是全世界 90% 以上的宫颈癌的病因，且育龄妇女感染此病毒的比例超过 50%，因此，HPV 疫苗接种被认为是预防宫颈癌最安全有效的方法。HPV 疫苗在中国的上市时间相对滞后，二价、四价和九价 HPV 疫苗分别于 2016 年 7 月、2017 年 5 月和 2018 年 4 月被批准在中国上市，但由于价格昂贵、大众对 HPV 疫苗的认知度和接受度还处于较低水平、市场供货不足等原因，HPV 疫苗的接种率较低。随着部分城市或省份已逐步将 HPV 疫苗纳入医保报销范围以及国产 HPV 疫苗即将上市、普及 HPV 疫苗接种的健康知识等因素，HPV 疫苗的接种率有望进一步提高。

4. 妊娠合并症及高危妊娠

近年来随着生活方式、饮食模式的改变以及生育政策的调整等原因，高龄产妇、瘢痕子宫再妊娠、辅助生殖技术治疗后妊娠等现象愈加凸显，使得产科特征越来越复杂多样，妊娠期合并糖尿病、高血压等慢性病以及肺动脉高压、产科出血、复杂性双胎妊娠（如双胎输血综合征、双胎之一死胎/畸形、选择性生长受限、宫内妊娠合并瘢痕妊娠等）等凶险型妊娠合并症发病率增加趋势明显。根据全国最新监测数据分析结果显示，在全面两孩政策实施以后（基线期 2015 年 10 月—2016 年 9 月，政策生效期 2016 年 7 月至 2017 年 12 月），经产妇占全部产妇的比例从 46.4% 上升至 55.5%，35 岁及以上产妇的比例从 8.5% 上升至 14.3%，其中经产妇的剖宫产率从 39.7% 上升至 40.9%，这些产科特征都会增加上述妊娠合并症的发病风险。在此背景之下，国家卫生健康委员会分别于 2017 年和 2018 年颁布了《孕产妇妊娠风险评估与管理工作规范》和《危重孕产妇救治中心建设与管理指南》，并在《母婴安全行动计划（2018—2020）》中进一步推动建立母婴安全五项制度，包括：①妊娠风险筛查与评估；②高危孕产妇专案管理；③危急重症救治；④孕产妇死亡个案报告；⑤约谈通报制度。2019 年 7 月，国家卫生健康委员会在展开的"母婴安全行动计划实施情况专题调研"结果发现：相关医疗机构严格落实《孕产妇妊娠风险评估与管理工作规范》要求，扎实开展孕产妇妊娠风险筛查和评估，对孕产妇进行分级评估和分类管理；对妊娠风险分级为"橙色""红色""紫色"的孕产妇实行高危孕产妇专案管理；设立了产科安全管理办公室，协调建立救治、会诊、转诊机制，建立了多学科危重孕产妇和新生儿急救小组；并普遍开展了产科专业技能培训和快速反应团队急救演练，提升快速反应和处置能力；另外，还积极营造温馨、舒适的产房环境，努力提供以产妇为中心的人性化服务，三级妇幼保健机构的药物镇痛分娩比例普遍在 40% 以上；另外，根据评估结果评选出 98 个国家级母婴安全优质服务单位，总结提炼出一批行之有效的工作方法和模式以进行经验宣传和推广，全面提升危重孕产妇救治服务能力，促进服务质量持续改进，全力保障母婴安全。

5. 生殖道感染及性传播疾病

生殖道感染和性传播疾病是全球性的重大社会及公共卫生问题，给家庭及社会造成沉重负担。生殖道感染是指因多种致病微生物的侵入，引起生殖道感染或经生殖道感染（如艾滋病）一大类疾病的总称，按照解剖位置可分为上生殖道感染（子宫、输卵管、卵巢、盆腔等）和下生殖道感染（外阴、阴道和宫颈），按病原菌可分为病毒、需氧菌、厌氧菌、念珠菌、滴虫、淋球菌、支原体、衣原体等。2017 年调查研究显示，育龄女性下生殖道感染率为 39.9%，其中革兰阳性菌、革兰阴性菌、真菌、解脲脲原体、沙眼衣原体、滴虫分别占 28.8%、24.5%、10.1%、28.5%、5.7% 和 2.4%，文化程度和避孕方式是育龄女性下生殖道感染的独立危险因素（$OR=3.689/6.597$，$P<0.05$）；另外，约 90% 的上生殖道感染是由下生殖道感染上行所致，盆腔炎后可影响女性的生育力，导致不孕、宫外孕的发生风险上升。

我国对梅毒、淋病、艾滋病等法定传染病进行常规监测，根据最新发布的《中国卫生健康统计年鉴（2018）》数据显示，目前中国的梅毒发病率约为 32.0/10 万，在 28 种法定传染病发病率排序中高居第 3 位，且其发病率呈逐渐上升趋势；另外，淋病发病率约为 8.4/10 万，艾滋病发病率约为 4.0/10 万，HIV 感染率约为 6.4/10 万，均处于"控制状态"（发病率或感染率低于 10/10 万）。然而，每年报告的青年学生感染 HIV 例数逐年增多，全国新报告青年学生 HIV 感染者从 2013 年的 1223 例增加到 2017 年的 3023 例，其中同性传播所占比例从 78.0% 上升至 82.1%，20.6% 的青年学生 HIV 感染者近 3 个月发生性行为时未使用安全套，18.2% 的人有 3 个及以上性伴侣。因此，应进一步加强学校的艾滋病防治相关知识普及，积极开展规范化的性教育，从儿童青少年期就形成正确的性价值观、观察分辨能力和行为模式，减少高危性行为的发生，同时，还应提供更加便捷的 HIV 检测方式，鼓励有高危性行为者及早进行 HIV 检测，及早发现并接受抗病毒治疗。

（二）促进生殖健康的国家战略规划及重大项目

近期发布的《"健康中国 2030"规划纲要》《"十三五"卫生与健康规划》《国家人口发展规划（2016—2030）》等国家战略规划中，均将促进生殖健康作为核心内容之一。相关部门陆续颁布了《母子健康手册推广使用工作方案》《孕产期保健工作管理办法》《早产儿保健工作规范》《孕产妇妊娠风险评估与管理工作规范》《全国出生缺陷综合防治方案》《危重孕产妇救治中心建设与管理指南》《危重新生儿救治中心建设与管理指南》《人工流产后避孕服务规范》《母婴安全行动计划（2018—2020）》《健康儿童行动计划（2018—2020）》等管理办法及指南规范以促进生殖健康，生殖健康及母婴保健也被纳入国家基本公共卫生服务项目清单。

针对农村、贫困等重点地区或人群，政府还开展了一系列生殖健康相关的国家重大公共卫生服务项目，包括"预防艾滋病、梅毒和乙肝母婴传播项目""增补叶酸预防神经管缺陷项目""农村地区妇女两癌（宫颈癌和乳腺癌）筛查项目""国家免费孕前优生健康检查项目""贫困地区孕产妇及婴幼儿营养包项目""地中海贫血预防控制项目""贫困地区新生儿疾病筛查项目"等。2018 年印发的《健康扶贫三年攻坚行动实施方案》中，提出要聚焦深度贫困地区和卫生健康服务薄弱环节，加大政策供给和投入支持力度，保障贫困人口享有基本医疗卫生服务，防止因病致贫、因病返贫；将儿童先天性心脏病、妇女两癌（宫颈癌、乳腺癌）纳入专项救治范围；在艾滋病高发的重点地区实施艾滋病防治攻坚行动，全面落实艾滋病免费筛查、治疗、母婴阻断等措施；针对贫困家庭出生缺陷患者实施出生缺陷救助项目，加强出生缺陷综合防治宣传教育。

此外，在 2016 年启动的"十三五"国家重点研发计划中，首次启动了"生殖健康及重大出生缺陷防控研究"重点专项，该专项旨在聚焦我国生殖健康领域的突出问题，重点监控生殖健康相关的疾病、出生缺陷和辅助生殖技术，开展以揭示影响人类生殖、生命早期发育、妊娠结局主要因素为目的的科学研究，实现遗传缺陷性疾病筛查、阻断等一批重点技术突破，建立我国重大出生缺陷疾病防治的全链条研发体系，建立适宜中国人群且经济有效的生殖健康相关疾病预警、早期筛查、诊断、治疗的综合防治平台。截至 2019 年，"生殖健康及重大出生缺陷防控研究"重点专项已启动五批共计 52 个项目立项，涉及"建立和完善中国人群育龄人口队列和出生人口队列，开展生殖健康相关疾病临床防治研究""生殖健康与出生缺陷相关疾病发病机制研究""出生缺陷、不孕不育和避孕节育防治技术及产品研发""建立生殖疾病和出生缺陷防治的全链条研发体系"和"开展降低出生缺陷的应用示范和评价研究"5 个重点任务，已部署中央财政经费 11.6 亿元，从整体上提升我国生殖疾病和出生缺陷防控科技水平。

三、国际生殖健康研究进展

1. 辅助生殖技术的监管与循证研究

辅助生殖技术作为不孕症二级预防的有效方法，已帮助众多不孕夫妇成功获得后代，但由于辅助生殖过程与 DNA 重编程、配子 / 胚胎减数分裂、有丝分裂关键时期重叠，具有非生理生殖及逃脱优胜劣汰自然选择的特性，以及辅助生殖人群生殖障碍相关疾病背景，越来越多的研究提示，这一技术给接受治疗的女性带来了孕期并发症、生殖系统肿瘤、卵巢功能异常等发病风险，并增加了子代发育异常、出生缺陷及远期健康风险。因此，明确辅助生殖技术造成的疾病风险，并在此基础上优化相关技术将是未来辅助生殖领域的研究热点。

首先，监督管理是确保辅助生殖技术良性发展的重要支持因素。欧美等发达国家已经拥有一系列成熟的监管条例和注册平台。在英国，人类授精与胚胎学管理局（HFEA）于 1991 年成立，是全世界最早的辅助生殖技术监管机构，自成立起就开始收集全英国的辅助生殖技术数据，基于以个案为基础的数据上报系统，每 2 ~ 3 年发布一次生育治疗报告，内容涉及体外受精、捐精、植入前胚胎遗传学诊断、冻卵、捐卵、代孕、人工授精、妊娠及分娩结局等情况，此外，还发布了一系列关于辅助生殖机构基本情况、负性事件和患者就医体验等方面的监测或调查报告。在美国，美国 CDC 于 1995 年开始启用国家辅助生殖技术监测系统（NASS），NASS 是基于网络的个案数据上报系统，可以得到整个国家 98% 辅助生殖周期的数据，包括患者流行病学特征、患者医学及产科病史、夫妇不孕诊断、接受 ART 治疗的方案及相关信息、妊娠结局等资料，还可与其他健康监管系统（如出生及死亡登记、孕产妇危重症、出生缺陷、肿瘤、入院病例等登记系统）进行数据库之间的匹配链接。在欧洲，由欧洲人类生殖与胚胎学协会（ESHRE）负责监管欧洲辅助生殖技术的开展情况，覆盖国家从最初的 18 个上升至 39 个，由每个国家统一或单独的辅助生殖机构上报汇总性数据，每年发布一次欧洲辅助生殖技术监测报告。

此外，辅助生殖技术对女性及其子代健康安全的长期影响备受关注，但国内目前尚处于前期布局阶段，缺乏高质量大规模队列研究报道。国际上开展了一系列大型人群队列研究，为这一问题提供了高质量的循证医学证据，陆续发表在 *Lancet*、NEJM、JAMA、BMJ 等高水平的国际期刊上。一项覆盖超过 25 万英国女性的大规模队列研究发现，接受过辅助生殖治疗的女性在未来罹患原位乳腺癌和侵入性或边缘性卵巢肿瘤的概率增加，但这种影响可能归因于患者的个体特征（如子宫内膜异位症患者、无分娩史等），而非来自该技术本身的影响；一项在荷兰开展的针对近 2.6 万名接受不孕治疗女性的前瞻性队列研究发现，与非 IVF 不孕治疗技术相比，IVF 治疗不会增加女性罹患乳腺癌的风险；一项覆盖芬兰 20% 家庭（包含超过 6.5 万名 0~14 岁儿童）的大规模队列研究发现，与自然受孕出生人群相比，接受辅助生殖治疗后受孕出生人群发生早产的概率相对较高，出生体重相对较低，但研究者进一步开展同胞配对分析时发现，是否通过 ART 受孕对早产和出生体重并无显著关联，因此，这些负性出生结局可能来自其他因素而非 ART 技术本身。因此，目前尚未有明确证据表明 ART 对女性及其子代健康安全性有长期影响。

2. 生育力的保护保存技术

生育力保护保存是指用手术、药物或辅助生殖技术等对存在不孕或不育风险的成人或儿童提供帮助，保护其生殖内分泌功能并获得遗传学后代。国内虽然掌握了适宜技术，但是由于法律法规限制和群众意识缺乏，发展较为缓慢。目前国际上生育力保护保存发展较快，针对：①需要进行性腺放化疗或骨髓移植的恶性疾病，如白血病、霍奇金淋巴瘤、非霍奇金淋巴瘤等血液系统疾病，乳腺癌，间叶肉瘤，其他盆腔部位癌症等；②非恶性疾病，如需要放化疗或骨髓移植的系统性疾病、双侧良性卵巢肿瘤、严重且反复发作的卵巢子宫内膜异位症、卵巢扭转等卵巢疾病，卵巢功能低下等；③生育年龄推迟等个人因素可进行干预保存。

此外，随着辅助生殖技术的发展、卵母细胞冻存技术的成熟及生育年龄推迟等因素的影响，女性自身卵母细胞冻存问题（以下简称"冻卵"）日益受到社会的广泛关注。目前在我国开展"冻卵"仅限于未婚的恶性肿瘤患者保存生育力、未婚的卵巢低储备患者、特殊的辅助生殖周期（例如：在取卵日取精失败或睾丸穿刺无可用精子时，可行应急卵子冷冻）等符合严格医学指征的患者，尚不允许非医疗目的的"冻卵"，即"社会性冻卵"；在美国、英国、日本、西班牙等国家则允许为暂时不想生育的女性提供"社会性冻卵"服务。

3. 生殖健康防控相关的基础前沿进展

近年来，结合新一代组学技术、大数据分析和系统生物学研究方法，国内外研究团队从配子质量、胚胎发育、子宫机能、胎盘功能等方面深入解析生育力建立和维持的分子基础，获得生育力建立关键生理环节的精细特征，构建生育力保持调节相关的分子标记图谱，建立研究配子发育成熟、胚胎发育、胚胎植入和妊娠维持、隔代/跨代遗传等过程的基因操作或人源化动物（大鼠、小鼠和非人灵长类等）模型，构建生育力衰减的动物模型平台，揭示高龄、环境等因素造成生育力衰减的调控网络及其决定子代命运和健康状况的机制。

另外，在人类生殖细胞体外重构研究领域也取得很大的突破性进展。目前国内外已有数个研究团队掌握了小鼠及人体干细胞分化为生殖细胞及配子的初步技术，小鼠的人工配子已通过功能验证，能繁殖下一代。预期在未来能够结合单细胞测序、多组学分析、生物工程材料、高通量筛选等手段与技术，使人类的干细胞在体外分化为有功能、有安全性的配子，突破数量及取样的限制，为深入全面研究配子形成提供一个新的系统平台，体外分化的配子在未来也可能用于辅助生育，为不孕不育症的治疗与科学研究提供最佳的样本。同时也在不断探索开发新型的配子胚胎体外操作及培养的耗材与试剂。

此外，人类生殖健康受遗传背景、环境暴露两方面因素共同影响。经典的"发育起源学说"认为：人的生命早期暴露与远期健康结局关系密切。胎儿和生命早期暴露于不良环境因素在成人期疾病发生发展起到重要作用。近年来，国内外学者开展了大量有关孕期不良环境与成年慢性疾病之间的系列研究，表明母体身体状况（如母体疾病、营养状况和子宫功能等）和所暴露的外源环境因素（如环境毒物、药物、不良饮食等）皆是宫内发育不良及出生后慢性疾病易感的诱因。目前一些国内外研究团队已应用基因组学、蛋白组学、表观遗传组学等高通量分子技术联合生物信息分析，以暴露－疾病为导向，研究出不同暴露状态下各个发育阶段特异的基因、蛋白和表观遗传改变，筛选出与子代胎源性疾病发生相关的重要候选基因、相应表观遗传学改变及生物预警标志物，阐明宫内编程和疾病易感的主要机制，在人群中进行生物标志物验证，用于胎源性疾病的预警和早期干预。

4. 部分发达国家在生殖健康领域的重大规划和科研投入

美国国立卫生研究院（NIH）自 2015 年起设立了"人类胎盘研究计划"（Human Placenta Project，HPP），旨在阐明人类胎盘在妊娠全过程中的功能及其结构变化，并以此为基础开发出安全有效的方法来实时监测胎盘发育。针对出生队列建设，2016 年 NIH 专门发起了一项"环境对儿童健康结局影响"的研究计划（ECHO），该计划整合了全美 20 余家儿科、环境与健康以及流行病学研究机构已有的出生队列资源，未来对于国际出生队列研究领域一定会产生重要影响。另外，NIH 下属的国家儿童健康和人类发展研究所（NICHD）在最新的 2020 年度财政预算中，投入最多的两项是生殖健康、妊娠及围产学和儿童健康，年度预算分别为 3 亿美元左右。加拿大卫生院（CIHR）下属的人类发展和青少年健康研究所（IHDCYH）在最新发布的《2018—2020 战略规划》中，与生殖医学相关的重点资助领域包括出生缺陷的病因及预防、胎儿生长及早产、理化环境对生殖及胎儿的影响、母体健康及生活方式、母胎健康检测及评估孕期医疗措施、辅助生殖技术致子代畸形风险的研究、环境污染物对胚胎和子代健康的影响、卵细胞和胚胎的甲基化研究等。另外，近年来欧洲国家对于生殖医学领域的研究投入也有逐渐回暖趋势，以应对越来越严重的各类生殖健康问题。

四、发展趋势及展望

1. 高危妊娠与胎源性疾病研究

近年来，在我国由于剖宫产率居高不下和两孩政策的逐渐放开，高危妊娠的发生率逐渐攀高，使凶险性分娩和产后大出血等临床问题愈发凸显。虽然已有较多针对妊娠疾病的研究，但由于缺乏基于大数据的各类临床亚型的深入分析，相关疾病的异质性和复杂性严重局限了对疾病预警、预测、发病机制及干预策略的认识。此外，胎儿和生命早期暴露于不良环境因素在成人期疾病发生发展中的重要性已得到了越来越多的证据支持，而母体健康、药物、行为、营养、外环境等因素均与子代健康息息相关，亟须在胎源疾病机制和防控上实现突破。因此，应建立重大妊娠疾病预警系统，制定适合国情的不同妊娠疾病针对性预防、诊疗、管理方案；阐明宫内编程和疾病易感的主要机制，厘清危险因素，确定胎源性疾病的"开关"，在胎源性疾病的防控上实现突破。

2. 基于大样本的生殖健康出生队列研究

大样本、区域代表性的出生队列建设和长期随访研究，能够动态提供人口和子代宏观流行病学特征。因此，建成国际化、智能化、开放共享的大型出生队列，累积海量的多节点、多类型人群样本库资源库，整合多学科前沿技术产生多组学数据资源，多维度系统阐明环境、父、母源因素对孕妇妊娠期、围产期并发症及出生子代发育、行为和远期健康状况的影响和调控机制，必将成为"大健康"时代不可或缺的研究体系，能够为我国乃至世界生殖健康研究提供强有力的支撑，为相关疾病的个体化精准防治提供科学依据，最终促进人类生殖健康的持久保持、实现人口素质的持续改善。

3. 基于大数据的生育力评估及妊娠期人工智能设备研发与应用

医疗大数据泛指所有与医疗和生命相关的数字化的极大量数据，利用大数据、开发人工智能设备，评估生育力、预测辅助生殖治疗及妊娠期疾病结局，必将成为今后的发展趋势。在我国，两孩政策放开后，高龄不孕、高龄孕产妇比例增高，发生孕产期合并症、并发症的风险增加。因此，通过对生殖内分泌疾病相关诊治数据及辅助生殖治疗实验室数据，产科相关疾病诊断、治疗和手术相关数据进行规范、标准和结构化录入，建立国家级数据采集与共享平台，达到数据的串联和共享，通过整合全国的生殖医学、产科大数据，结合临床特征数据，对数据进行深度挖掘，建立的数学模型实现更准确地预测生育力、配子胚胎的质量，预测孕产妇患病风险和预后，据此对不孕不育患者进行个体化的诊疗，对高风险患者有针对性地实施有效而低成本的预防和治疗措施，从而明显降低母儿损伤和死亡率。逐步建立产科临床信息与多层次组学信息整合的大型精准医学数据库，从而精确寻找疾病产生的原因和治疗靶点，并对同一疾病的不同状态和过程进行精确亚分类，最终实现对生殖内分泌疾病、产科特定疾病和特定患者进行个体化精确治疗的目的，提高疾病预防及诊治的效益。

4. 出生缺陷预防、干预技术突破及推广应用

建立孕期、产前无创染色体筛查和单基因病的诊断体系，是预防先天出生缺陷的重要途径。无创胚胎质量筛查是临床迫切需求，而胚胎质量相关大数据的收集、人工智能算法的优化、基因组、转录组、蛋白组、单细胞基因组测序技术的分析等是实现此目的关键技术。建立新的单细胞测序方法、实施无创性检测技术，实现基于人工智能的胚胎筛查与遗传诊断技术，进一步推动我国生殖领域的迅速发展，为我国未来开展无创性高质量胚胎筛查提供坚实的技术基础。另外，随着超声影像学技术及分子生物学技术的发展，越来越多的胎儿疾病在产前被筛查和诊断出来，如何实现胎儿疾病的宫内诊断与治疗是目前产科儿科面临的重要问题。综合应用血液学数据、影像诊断等技术，鉴定具有早期预测作用的多种临床指标和生物标志物，利用大数据分析构建基因变异分子模块及互作网络，预测致畸危险因素，实现孕产期常见重大出生缺陷完成宫内诊断与纠正，并推广应用。

5. 相关的政策措施保障

生殖医学学科的发展，离不开相关政策措施的支持与保障。第一，应成立国家级的生殖医学伦理专家委员会，加强生殖医学领域的伦理监督审核；第二，应多部门联动，加强从儿童青少年到育龄人群的生殖健康宣传教育，推行鼓励生育政策，激励育龄人群生育意愿；第三，应加强生殖疾病诊疗规范和辅助生殖技术质控管理体系，建立生育力低下人群筛查、监测系统，提出预防生殖障碍、不良妊娠结局的公共卫生政策，进一步建立我国人类辅助生殖技术质量控制和管理规范平台，完善相关的行业技术标准；第四，加强落实出生缺陷综合防治措施，构建出生缺陷防治三级网络，加强孕前－围孕期的宣教、管理和干预，提高基层妇幼保健人员的工作积极性和技能水平；第五，针对高危孕产妇制定适合的并发症诊治和管理规范，制定适宜推广的孕前筛查、孕期管理、评估模式及干预措施；第六，加强针对新技术新产品研发的相关政策保障措施，改革临床试验管理、加快上市审评审批、促进药品创新、加强药品、试剂、医疗器械全生命周期管理、加快科研成果转化、加强组织实施新技术新产品示范推广应用。

参考文献

［1］联合国文件 A/CONF.171/13：国际人口与发展会议的报告［R］. 1994.

［2］Starrs AM, Ezeh AC, Barker G, et al. Accelerate progress-sexual and reproductive health and rights for all: report of the Guttmacher-Lancet Commission［J］. Lancet, 2018, 391（10140）: 2642-2692.

［3］Zegers-Hochschild F, Adamson GD, de Mouzon J, et al. International Committee for Monitoring Assisted Reproductive Technology（ICMART）and the World Health Organization（WHO）revised glossary of ART terminology, 2009 [J]. Fertil Steril, 2009, 92 (5): 1520-1524.

[4] Zhou Z, Zheng D, Wu H, et al. Epidemiology of infertility in China: A population-based study [J]. BJOG, 2018, 125 (4): 432-441.

[5] Li R, Zhang Q, Yang D, et al. Prevalence of polycystic ovary syndrome in women in China: A large community-based study [J]. Human Reproduction, 2013, 28 (9): 2562-2569.

[6] Chen ZJ, Zhao H, He L, et al. Genome-wide association study identifies susceptibility loci for polycystic ovary syndrome on chromosome 2p16.3, 2p21 and 9q33.3 [J]. Nature genetics, 2011, 43 (1): 55-59.

[7] Shi Y, Zhao H, Shi Y, et al. Genome-wide association study identifies eight new risk loci for polycystic ovary syndrome [J]. Nature genetics, 2012, 44 (9): 1020-1025.

[8] Qi X, Yun C, Sun L, et al. Gut microbiota-bile acid-interleukin-22 axis orchestrates polycystic ovary syndrome [J]. Nature Medicine, 2019, 25 (8): 1225.

[9] Shi Y, Sun Y, Hao C, et al. Transfer of fresh versus frozen embryos in ovulatory women [J]. N Engl J Med, 2018, 378 (2): 126-136.

[10] Wei D, Liu JY, Sun Y, et al. Frozen versus fresh single blastocyst transfer in ovulatory women: A multicentre, randomised controlled trial [J]. Lancet, 2019, 393 (10178): 1310-1318.

[11] Chen ZJ, Shi Y, Sun Y, et al. Fresh versus frozen embryos for infertility in the polycystic ovary syndrome [J]. N Engl J Med, 2016, 375 (6): 523-533.

[12] Wu XK, Stener-Victorin E, Kuang HY, et al. Effect of acupuncture and clomiphene in Chinese women with polycystic ovary syndrome: A randomized clinical trial [J]. JAMA, 2017, 317 (24): 2502-2514.

[13] Wang H, Gao H, Chi H, et al. Effect of levothyroxine on miscarriage among women with normal thyroid function and thyroid autoimmunity undergoing in vitro fertilization and embryo transfer: A randomized clinical trial [J]. JAMA, 2017, 318 (22): 2190-2198.

[14] Yan L, Yang M, Guo H, et al. Single-cell RNA-Seq profiling of human preimplantation embryos and embryonic stem cells [J]. Nat Struct Mol Biol, 2013, 20 (9): 1131-1139.

[15] Hou Y, Fan W, Yan L, et al. Genome analyses of single human oocytes [J]. Cell, 2013, 155 (7): 1492-1506.

[16] Lu S, Zong C, Fan W, et al. Probing meiotic recombination and aneuploidy of single sperm cells by whole-genome sequencing [J]. Science, 2012, 338 (6114): 1627-1630.

[17] Guo F, Yan L, Guo H, et al. The transcriptome and DNA methylome landscapes of human primordial cerm cells [J]. Cell, 2015, 161 (6): 1437-1452.

[18] Dang Y, Yan L, Hu B, et al. Tracing the expression of circular RNAs in human pre-implantation embryos [J]. Genome Biol, 2016, 17 (1): 130.

[19] Wang S, Hassold T, Hunt P, et al. Inefficient crossover maturation underlies elevated aneuploidy in human female meiosis [J]. Cell, 2017, 168 (6): 977-989.

[20] Guo H, Zhu P, Yan L, et al. The DNA methylation landscape of human early embryos [J]. Nature, 2014, 511 (7511): 606-610.

[21] Zhu P, Guo H, Ren Y, et al. Single-cell DNA methylome sequencing of human preimplantation embryos [J]. Nat Genet, 2018, 50 (1) 12-19.

[22] Zhang Y, Yan Z, Qin Q, et al. Transcriptome landscape of human folliculogenesis reveals oocyte and granulosa cell interactions [J]. Mol Cell, 2018, 72 (6): 1-14.

[23] Feng R, Sang Q, Kuang Y, et al. Mutations in TUBB8 and human oocyte meiotic arrest [J]. N Engl J Med, 2016, 374 (3): 223-232.

[24] Gapp K, Jawaid A, Sarkies P, et al. Implication of sperm RNAs in transgenerational inheritance of the effects of

early trauma in mice［J］. Nat Neurosci, 2014, 17（5）: 667–669.

［25］ Li ZK, Wang LY, Wang LB, et al. Generation of bimaternal and bipaternal mice from hypomethylated haploid ESCs with imprinting region deletions［J］. Cell Stem Cell, 2018, 23（5）: 665.

［26］ Niu Y, Shen B, Cui Y, et al. Generation of gene–modified cynomolgus monkey via Cas9/RNA–mediated gene targeting in one–cell embryos［J］. Cell, 2014, 156（4）: 836–843.

［27］ Zhou F, Wang R, Yuan P, et al. Reconstituting the transcriptome and DNA methylome landscapes of human implantation［J］. Nature, 2019, 572: 660–664.

［28］ Yan L, Huang L, Xu L, et al. Live births after simultaneous avoidance of monogenic diseases and chromosome abnormality by next–generation sequencing with linkage analyses. Proc Natl Acad Sci U S A, 2015, 112（52）: 15964–15969.

［29］ Ren Y, Zhi X, Zhu X, et al. Clinical applications of MARSALA for preimplantation genetic diagnosis of spinal muscular atrophy［J］. J Genet Genomics, 2016, 43（9）: 541–547.

［30］ Wang T, Sha H, Ji D, et al. Polar body genome transfer for preventing the transmission of inherited mitochondrial diseases［J］. Cell, 2014, 157（7）: 1591–1604.

［31］ Sun K, Zheng R, Zhang S, et al. Report of cancer incidence and mortality in different areas of China, 2015［J］. Bulletin of Chinese Cancer, 2019, 28（1）: 1–11.

［32］ Committee on Practice B. Practice Bulletin No.168: Cervical Cancer Screening and Prevention［J］. Obstetrics and Gynecology, 2016, 128（4）: e111–30.

［33］ Bao H, Zhang L, Wang L, et al. Significant variations in the cervical cancer screening rate in China by individual–level and geographical measures of socioeconomic status: A multilevel model analysis of a nationally representative survey dataset［J］. Cancer Med, 2018, 7（5）: 2089–2100.

［34］ Bao HL, Wang LH, Wang LM, et al. Study on the coverage of cervical and breast cancer screening among women aged 35–69 years and related impact of socioeconomic factors in China, 2013（in Chinese）［J］. Chinese Journal of Epidemiology, 2018, 39（2）: 5.

［35］ Kim HJ, Kim HJ. Current status and future prospects for human papillomavirus vaccines［J］. Archives of Pharmacal Research, 2017, 40（9）: 1050–1063.

［36］ Malik H, Khan FH, Ahsan H. Human papillomavirus: Current status and issues of vaccination［J］. Archives of Virology, 2014, 159（2）: 199–205.

［37］ Markowitz LE, Dunne EF, Saraiya M, et al. Human papillomavirus vaccination: Recommendations of the Advisory Committee on Immunization Practices（ACIP）［J］. MMWR Recomm Rep, 2014, 63（RR–05）: 1–30.

［38］ Li HT, Xue M, Hellerstein S, et al. Association of China's universal two child policy with changes in births and birth related health factors: National, descriptive comparative study［J］. BMJ（Clinical research ed）, 2019, 366: l4680.

［39］ 国家卫生健康委办公厅关于 2018 年度母婴安全行动计划实施情况的函［国卫办妇幼函〔2019〕624 号］. 2019. http://www.nhc.gov.cn/fys/s3581/201907/22280b931e8b4a24ae1360339501d18e.shtml.

［40］ 周一, 王睿, 董熙, 等. 育龄女性下生殖道感染病原体的分布、危险因素及健康教育需求分析［J］. 中华医院感染学杂志, 2017, 27（2）: 404–407.

［41］ 韩晶, 毛宇, 汤后, 等. 2013—2017 年中国新报告青年学生 HIV 感染者首次随访及 CD4+ T 淋巴细胞检测情况分析［J］. 中华预防医学杂志, 2018, 52（12）: 1254–1258.

［42］ Williams CL, Jones ME, Swerdlow AJ, et al. Risks of ovarian, breast, and corpus uteri cancer in women treated with assisted reproductive technology in Great Britain, 1991–2010: Data linkage study including 2.2 million person years of observation［J］. BMJ, 2018, 362: k2644.

［43］ Van Den Belt–Dusebout AW, Spaan M, Lambalk CB, et al. Ovarian stimulation for in vitro fertilization and long–

term risk of breast cancer［J］. JAMA, 2016, 316（3）: 300-312.

［44］ Goisis A, Remes H, Martikainen P, et al. Medically assisted reproduction and birth outcomes: A within-family analysis using finnish population registers［J］. Lancet, 2019, 393（10177）: 1225-1232.

［45］ Donnez J, Dolmans MM. Fertility Preservation in Women［J］. New England Journal of Medicine, 2017, 377（17）: 1657-1665.

撰稿人: 乔　杰　王媛媛　赵　越　郑丹妮　李　钦

循证医学学科发展报告

一、引言

循证医学（evidence-based medicine，EBM）是 20 世纪末医学实践领域发生的一场深刻、持久的变革，强烈呼吁医学实践应基于证据，本质上讲就是要求医学决策尊重事实、实事求是。虽然实事求是一个无可辩驳、不可替代的做事准则，但反对意见却一直没有间断，2014 年曾有学者表示担忧，认为循证医学已经崩溃，正身处危机。有人认为，循证医学否定了直觉、经验和假设，把随机对照试验（randomized control trial，RCT）和 Meta 分析（meta-analysis，MA）或临床研究等同于循证医学，把统计学意义等同于临床意义，过于信任统计学 P 值，用证据迫使医生做难以拒绝的决策，这些认识和批评多是源于对循证医学的误解。也有人认为，循证医学中人文关怀不足，RCT 和指南被商业利益利用，进而引起过度诊断和过度治疗，例如有些靶向抗癌药物效果很小、费用很高，却很畅销，这些问题多是循证医学被误用的结果。对循证医学的误解和误用不是循证医学本身的问题，而是使用者的问题。近几年，更多的讨论和反思主要集中在证据的产生（即事实）、证据的力度、证据的整合形式、证据和决策关系以及循证医学分支学科发展的话题上。本文主要围绕这几方面介绍循证医学近几年的进展。

二、证据生产开始重视真实世界证据

（一）随机对照试验的局限性

循证医学认为最可靠的证据来自科学研究而不是经验。循证医学强调任何诊疗决策的制定都应该全面考虑最佳证据、临床经验和患者选择，证据是影响现代医学实践的关键要素之一。医疗监管机构对一种新药的批准需要理论疗效（efficacy，效力）和安全性的证据作为基础，确保获益大于危害，RCT 是提交给监管机构的最有力的证据来源；但实际医疗决策制定时，不能仅依靠 RCT 的证据，当新药投放至市场后，RCT 的研究结果（即使 3 期试验）实际应用推广常常受限，即外部有效性较差，人们对其在临床常规处方和药物使用下的影响（effectiveness，效果）知之甚少。RCT 结果和真实医疗环境下药物效果之间的这种潜在差异被称为效力 – 效果差距，已是制药研发、监管、卫生技术评估（HTA）和报销机构等共同关注的问题。RCT 结果仍需要真实世界证据（real-world evidence，RWE）的进一步验证、拓展及补充其有效性、安全性和经济性，并适时对决策进行调整。

（二）基于真实世界证据的研究优势

近几年，促进真实世界数据（real-world data，RWD）产生真实世界证据的政策文件陆续出台，为形成药械产品全生命周期的证据链服务，以更好地促进各相关利益方沟通合作。随着医疗保健记录数字化的迅猛发展、基于各类可穿戴设备等其他生物传感器收集和存储大量与健康相关数据潮流的兴起、各种统计分析方法的快速进展以及数据库挖掘、链接和应用等观念的提出，通过收集和分析患者健康状况和 / 或对患者提供医疗保健的相关数据，开展所谓的真实世界证据研究也在医学界如火如荼地进行。真实世界证据已在全球范围内提上日程，各方积极探索如何弥合效力 – 效果的差距。

医疗大数据分析和应用对药械上市和上市后阶段已愈发显得重要。这类研究有其独特的优势，如人群覆盖面广、研究对象代表性强、成本较低、耗时较少、可操作性强、应用途径多样化等，吸引着广大研究者、政策制定者思考：是否可以基于真实世界数据的分析，生成真实世界证据，回答医疗产品的安全性、有效性问题，从而加速药物审批、扩大药物适应证，在特定情况下为监管决策提供依据。

（三）国际真实世界证据方案框架

2018 年 12 月，在各方推动下，美国食品和药品管理局重磅宣布了《真实世界证据方案框架》，用于评估真实世界数据、提供基于真实世界数据开展的相关研究的行业指导，以加速基于真实世界证据研究的新药审批流程及扩充药物上市后适应证范围，鼓励企业和研究者使用真实世界数据生成真实世界证据，为实现真实世界证据支持药品审批决策的目标提供了一个相对清晰的路线图，但框架也强调如果要将真实世界数据和真实世界证据更加有效地应用于公共卫生领域，临床医生、患者、医疗保健系统、制药公司和监管机构之间的相互学习与合作缺一不可。同年，基于这个特定的时代背景，围绕真实世界证据能否替代随机对照试验这一核心问题，以推动真实世界证据在临床决策中的实际应用为宗旨的 RCT DUPLICATE 项目应运而生，该项目组提出了真实世界数据研究结构化的流程框架，以辅助监管审查，重点讨论开展真实世界数据研究过程中存在的主要偏倚及其控制策略以及研究者在设计、实施和评估这类研究时需要关注的关键问题。

（四）真实世界研究与 RCT 的根本区别

由于 RCT 是在理想的条件下开展严格受控的试验，获得的效果可以反映干预措施所能达到的最大效果，即理论疗效或效力。然而，很大部分临床 RCT 可能并未达到研究者的预期效力或效果，限制了其在特定场景的适用性。有学者指出，RCT 中的患者不能代表所有患者，研究显示的平均结果不能精准到每个患者，RCT 和 Meta 分析有自身的问题，研究中还可能存在偏倚、误导的结果，实际上这些问题反映的是整个现代医学和医学研究的局限性，但目前尚没有比循证医学指出的更好的解决方案。

由于对样本量的过于关注、对因果关系的漠视，以及对人群研究科学原理的认识不足，有人提出基于大数据的真实世界观察性研究来评估疗效，并认为以此就可以取代 RCT 成为对疗效的最终确认。然而，这样的真实世界研究（无论是否基于大数据）与 RCT 的根本区别不是样本量，也不在于对 PICOS（population，intervention，comparator，outcome，setting，即人群、干预、对照干预、结局、干预环境）等因素的限制程度。如果真的需要，RCT 也完全可以拥有很大的样本量，也可以在切合实际的 PICOS 组合下进行。二者的本质区别在于对偏倚和混杂的控制，这是观察和实验的区别，也是科学性高低的区别。换言之，RCT 结论的可信性远远高于真实世界研究。因此，从疗效的重要性和研究结果的可信性上看，真实世界的观察性研究终究不能取代实验性的 RCT 在确认疗效中的根本作用。

三、证据分级与质量

在流行病学研究的范式里，针对同一研究问题，有多种研究设计可以选用，不同研究设计提供的证据可信度高低有别，只有一种是最优的切实可行的研究类型。例如，欲研究吸烟与脑卒中的关系，可选择的研究设计包括病例系列研究、横断面研究、生态学研究、病例对照研究、队列研究。队列研究是研究病因切实可行的可信度最高的研究。而在研究药物严重、罕见的慢性不良反应时，最可信、切实可行的研究往往是病例对照研究。

大型 RCT 只是评估中、小疗效的金标准，不是评估所有干预措施的金标准。大型 RCT 也可能用来比较两个疗效差别不大的治疗，证明疗效不存在，或是证明药物间中、小交互作用的存在。但无论是哪种情况，需要大型 RCT 证明的作用或差别都是比较小的，因此它们的实践意义也是值得拷问的。

除研究设计严谨性和临床意义之外，也要注意大型前瞻性队列研究与大型 RCT 之间的重要区别。区别一，RCT 一般只能用来回答一个简单的研究问题，即在干预和结局方面都必须做严格的限定，如某药与安慰剂比较是否可以在某特定病例中改变某重要临床结局，队列研究则不然。因此，通常一个 RCT 一般只产生一个核心研究报告，而大型队列研究可以产生多个重要性相当的研究报告。区别二，队列研究可产生新的发现，大型 RCT

是终结性研究，即完成以后不再需要新的验证，一般也不会引发出新的科学问题；队列研究则主要用于发现病因，因此队列研究是控制一个疾病的开端，而不是结束。例如，发现细菌是传染病的病因，这个发现导致了后来抗生素和疫苗的发明。

此外，还要辨析证据质量、方法学质量、报告质量和偏倚风险的关系。在系统综述中，证据质量是指效应估计值能够正确反映真实情况的把握程度。根据证据推荐分级的评估、制定与评价（Grading of Recommendations Assessment, Development and Evaluation, GRADE）分级系统，证据质量可分为高、中、低、极低4个等级。评价的是某个特定结局的整个证据体，而不是针对单个研究（也可能在证据体中仅有一个研究，那是特例）。证据质量涉及5个降级因素和3个升级因素，偏倚风险只是影响证据质量分级的重要因素之一。方法学质量是经常跟偏倚风险互换使用的表述，方法学质量高往往意味着偏倚风险低。但两者实质仍然存在一定差别，前者是指研究的某重要环节是否达到所预期的最高标准。报告质量是与偏倚风险非常相关但明显不同的概念。由于偏倚风险的评估很大程度上是基于研究发表的信息来判断的，因此报告质量可影响偏倚风险评价的结果，但跟偏倚风险实质的高低并无直接关系。报告质量的评估基本都有专门的工具，如RCT、诊断试验、观察性研究、系统综述其各自的报告规范为CONSORT、STARD、STROBE和PRISMA。

临床研究是医学实践的基石，对医学进步做出了巨大贡献，这一点毋庸置疑。在临床证据数量剧增的同时，把关证据质量的工作也要同步进行，其中最有效的策略是对临床研究的全程质控，尤其强调临床试验预注册，同时申明原始数据共享计划等行动。截至2020年2月17日，美国临床试验注册中心（ClinicalTrial.gov）共接受了209个国家330113个临床试验注册申请，中国临床试验注册中心完成了29368个临床试验注册。

近几年，越来越强调循证临床实践指南的作用。针对当前医学领域普遍存在的过度诊断和过度治疗的现实情况，国内外专家在循证临床实践过程当中不断地产生对高质量、可信的证据的需求，摒弃那些已经被证明无效甚至有害的证据，促进有效医疗干预措施的推广应用，在此过程中促进了针对临床问题的高质量证据的产生。但循证指南的开发仍需要加强，以心血管指南为例，通过检索国际指南联盟（Guideline International Network, GIN），截至2020年2月18日，心血管方面的指南有66部，其中循证指南仅为10部，指南的质量有待进一步提升。

四、证据整合

除开展原始研究以外，循证医学更强调对证据的综合，该领域的证据范围不断扩大，从医疗干预措施（包括预防、治疗、康复措施）的效果评价，扩大到疾病筛查与诊断、疾病病因与危险因素、疾病预后、疾病遗传相关性、疾病分布如患病率和发病率的评价。因此，其研究综合的方法也逐渐发展丰富，除经典意义上的系统综述及Meta分析、卫生技术评估、临床实践指南、计算机医疗决策支持系统之外，还包括单个病例资料的Meta 分析（meta-analysis based on individual patient data）、网状 Meta 分析（network meta-analysis），以及定量与定性相结合的系统综述。出于对医疗决策的需求增加，疗效评价从既往效力评估逐步向效果评价转变，更加强调实效性研究。

随着临床研究数目增长，对证据综合的需求也不断扩大。为了获得高级别的循证医学证据，规范临床研究、提高质量已经提到前所未有的高度，包括临床研究的选题和设计、方案注册、规范报告、临床实践指南制定，以及卫生决策领域的决策依据。因此，在循证医学研究的方法学领域出现了新的拓展，比如基础医学领域的证据合并、引入社会学研究方法的生态学研究、患者报告结局研究、比较效果研究（comparative effectiveness research，CER）、注册登记研究、数据库挖掘、人工智能辅助决策等方法。

系统综述和 Meta 分析始终是循证医学倡导的总结研究证据最常见的、客观的、系统的方法。但是，人们对系统综述也颇有意见、批评不断。诚然，系统综述有其方法学本身的局限性，但是我们目前没有更好的方法；系统综述也有人为的问题，但是换一种方法同样存在人为的问题。系统综述会漏掉个别研究，但是漏掉重要研究的机会很小，因为它们很显眼、很容易被发现。如果综合了所有研究的系统综述是不可靠的，那么我们更没有理由相信拿出其中一个或几个研究说事就可以公正、无偏。

至今，系统综述和 Meta 分析（SR/MA）已被广泛应用于临床医学、公共卫生和卫生决策之中，发表文献的数量逐年增加，累计已过 10 万篇。系统综述和 Meta 分析的范围逐渐扩展，涉及病因、诊断、筛查、治疗、预后和经济学等，方法也在日臻完善。以 SR 和 MA 作为主题词检索 EMBASE 数据库，截至 2020 年 2 月 18 日，总量可达到 435509 篇；检索考科蓝图书馆，总量为 29754 篇；四大医学期刊 BMJ、JAMA、*Lancet* 和 NEJM 中，已发表的系统综述和 Meta 分析的总量分别为 892、547、427 和 42 篇。随着对系统综述和 Meta 分析理念的认同和恰当地应用，正确解读系统综述和 Meta 分析结果，必将为决策提供可靠的证据。

五、证据报告

目前医学文献数量急剧增长，PubMed 每个月增加 6 万余条记录，但文献质量仍存在很多问题：研究结果发表不充分与重复发表并存；研究结果与研究方案不一致；选择性报道研究结果；可能扭曲甚至更改和捏造数据；研究中的患者与真实环境中的患者不同；研究方法本身的科学局限性；对研究结果的解读夸张和误用；报告中遗漏重要的关键信息如研究方法和干预措施；统计学方法学描述不完整或错误；未报告伦理审查；可能受厂商资助存在利益冲突；负性事件报告不充分等。此外，论文发表过程亦尚需进一步科学化，如同行评审方法不明确、不规范、无有效机制预防剽窃、重复发表等学术不端现象发生，研究数据报道不完整，研究方法描述不明确，不同单位的研究结果报告无统一标准，导致证据合成无法进行，严重浪费研究资源。这些问题的确困扰着临床研究，并会进一步导致指南的不可靠、监管的失败和有害药物退市的延迟，最终造成医疗费用的增加、过度医疗和不必要的医疗伤害。

近年医学期刊文献质量虽然已有很大提高，但研究方案和研究结果的报告在完整性、科学性和透明性等方面仍可进一步提高。毋庸置疑，制作任何报告规范都是为了提高研究的透明度和文献报告的质量。医学报告规范将推动医学研究的报告由混乱逐渐走向规范。截至 2020 年 2 月 18 日，提高卫生研究质量和透明度（enhancing the quality and transparency of health research，EQUATOR）协作网已收录报告规范 442 个，其中 RCT 收录 153 个，观察性研究收录 125 个，系统综述和 Meta 分析 37 个，研究方案 11 个，诊断试验 19 个，个案报道 27 个，临床实践指南 8 个，定性研究 23 个，动物实验 15 个，质量改进研究 7 个，经济学评价 17 个。这些报告规范的作用将不仅局限于提高医学研究报告的质量，有效地促进学术思想的传播和交流，也将有助于改善未来研究的实施，节约研究者的时间，帮助决策者制定和优化具体政策的过程。

为帮助医护人员随时掌握权威的临床决策知识，及时找到诊疗答案，循证医学专题综述知识系统已经成为国外提供医学知识服务的重要形式之一，出现了诸如 UpToDate、DynaMed、BMJ Clinical Evidence、MDConsult 等一批高质量的医学知识系统。而且，BMJ Clinical Evidence 已发展成为 "BMJ 最佳临床实践"（BMJ Best Practice，BP），包括完整的护理摘要、计算器、患者教育材料、过程视频、药物参考和一个移动应用程序（需要个人账户）。在证据基础之上增加诊疗需要的其他信息和知识，能更有效地支持临床实践。从提供证据到辅助决策，这是证据贴近医生和患者的一次飞跃，正在对医学实践产生巨大的影响。BP 中文版是 BMJ 与中华医学会联合打造的循证医学临床决策支持工具。旨在为医务工作者在临床诊疗和学习过程中提供精准、可靠且及时更新的循证医学证据支持，辅助医生结合专家意见做出精确诊断，优化治疗方案，改善患者预后。

六、循证决策

循证医学仍是当今最好的医学实践模式。需要注意的是，证据本身不等于决策。事实上，医生对循证医学很多担心和误解源于临床指南的问题。与临床参考书一样，临床指南只是实施循证医学的途径之一，但是很多指南把证据翻译成了直接的临床行动，让所有的医生和患者都不折不扣地遵守，这恰恰违背了循证医学的初衷。循证医学一开始就明确指出，证据本身不是决策，决策还须考虑患者的具体情况、资源的多寡和价值取向，做出明智的符合患者需要的诊治决定。

循证实践最重要的环节是如何使用证据。将研究产生的证据、当前可获得全球最佳证据、用户价值观和当地实际条件相结合，作为指南与卫生决策的依据。

循证实践决策依据的证据主要来自临床实践指南的证据，证据分级与确定推荐强度是循证临床指南制定过程中的关键环节。但是在文献质量评价基础上形成的证据并不都能成为指南中的推荐意见，还须运用证据分级的标准从真实性、可靠性、临床价值及适用性几方面进行证据的质量评价，并确定推荐强度。GRADE 是目前使用最为广泛的证据评价体系，常常用于卫生保健领域。

政府医疗决策，包括国家基本药物目录、医保目录、临床实践指南、临床路径、药物经济学评价、上市后再评价、药物安全性监测等，越来越重视引入循证决策的机制和方法。循证决策的方法包括政策调研、横断面调查、证据检索、专家咨询及利益各方介入等。

临床实践指南是循证临床实践的重要组成部分，帮助临床工作者将高质量临床证据转化为临床实践的指导意见。随着循证医学的发展，指南也由最初基于专家意见汇总过渡到循证指南或证据驱动的指南。2011 年美国医学科学院将临床实践指南的定义更新为"基于系统综述的证据和平衡了不同干预措施的利弊，在此基础上形成的能够为患者提供最佳医疗服务的推荐意见"。目前，全球每年发表的实践指南正在快速增长。1996—2016 年，MEDLINE 共收录指南 20023 篇，中国医学期刊共发表指南 664 篇。截至 2018 年 11 月底，全球最有影响力的 2 个指南数据库 GIN（Guideline International Network）和美国国立指南库（National Guideline Clearing，NGC）分别收录指南 6300 余部和 1700 余部。但中国指南的质量与发达国家相比仍存差异，尤其在对循证证据的引用转化上。有研究指出，中国 172 部指南共引用 71 篇 Cochrane 系统综述（每部指南均 0.41 篇），而英国国家卫生与临床优化研究所（the National Institute for Health and Care Excellence，NICE）的 106 部指南共引用 731 篇 Cochrane 系统综述（均 6.9 篇）。

但根据指南进行实践与根据医生的临床决策进行实践，二者是矛盾的：诊疗标准只能为处于平均状态的"一般患者"提供最佳指导，而临床决策是个体化的，它旨在为特定时间的特定患者提供最有利的决策；诊疗标准旨在改善结局指标，临床决策旨在改善患者的健康状况。二者目标明显不同。

七、循证医学在其他学科领域的广泛应用

（一）护理学的应用

循证医学对护理学科的影响较早，1996 年总部设在澳大利亚的阿德莱德大学的"Joanna Briggs 循证护理中心"成立，并于 2003 年扩展为"Joanna Briggs 循证卫生保健中心"。2017 年，该中心已发展成拥有 78 个协作中心和附属中心及 11 个方法学组的全球循证保健（evidence-based healthcare，EBHC）协作网。1999 年，加拿大安大略省成立的注

册护士协会（Registered Nurses' Association of Ontario，RNAO）是全球生产循证护理指南的研究机构，其网站上已推出了近50篇基于证据的临床护理实践指南，且每3～5年更新，在全球护理领域得到了广泛传播和应用。

（二）中医药学的应用

2002年，WHO制定传统医学发展策略，提倡以证据为基础评价传统医学即循证的传统医学，为提高中医药研究的安全性、有效性及质量控制提供了新的思路与方法。截至2017年底，中医药干预性研究系统综述已发表500余篇，年发表量也从2002年不足20篇，增长到2017年160篇。为改善中医临床实践混乱现象，除专家共识外，还制定了一批基于证据的循证中医药临床实践指南。

（三）药学的应用

2006年，WHO和国际药学联合会（International Pharmaceutical Federation，IPF）共同编写《开展药学实践：患者为中心》药师手册，明确提出应在药学实践中运用循证医学的理念和方法。基于循证方法学对药学专业学生科研和实践的重要性，美国普渡大学、克瑞顿大学药学院、英国阿斯顿大学及澳大利亚格里菲斯大学药学院等专门开设了循证药学在校教育课程或要求药学专业学生掌握循证药学实践技能。

（四）临床营养学的应用

循证医学引入临床营养学较晚。1989年国内发表了第一篇临床营养的RCT；2004年在武汉建立全国首个循证临床营养学组并在北京召开"首届全国循证临床营养学术研讨会"；2009年国际营养科学联合会将循证营养学设立为8个特别工作组之一。目前循证医学的方法已用于营养学理论研究和实践的多个领域，如制定营养素摄入标准、编写居民膳食指南、制定饮食指导、实施临床营养治疗等。

（五）循证社会工作的应用

1999年Gambrill最早提出在社会工作中引入循证概念。2004年中国学者何雪松和陈树强教授提出："循证实践是推动社会工作在中国发展并获得社会认同的一个可能策略。"2015年开始在全国各地举办了循证社会工作研究方法高级研修班。2017年开始发表系列文章介绍中国社会工作引入循证理念和方法的必要性和研究现状，并开展了系列的社会工作相关研究。目前国内已有8个课题组开始循证社会工作相关研究以推动中国循证社会工作研究与国际接轨。

综上，目前循证医学已常规性地纳入本科及长学制医学生的教学、住院医师规范化培训、继续医学教育、研究生教育；循证医学的知识已扩展到公共卫生、药学、护理等医疗卫生相关领域。然而，循证医学在文献阅读方法和批判性思维的培养尚显不足，导致证据及时纳入临床、提高疗效的进程受到一定程度滞后。因此，循证医学的倡导者还需要一种制衡指南的力量，以保证医学的全面、健康、有活力的发展。这个力量就是：每一个医生拥有检索和解读证据并利用证据进行决策的能力，而且有渠道帮助医生能够快速获取现有最好的证据，这个能力也是医生团体能够制定和利用好指南的前提。

参考文献

［1］Greenhalgh T，Howick J，Maskrey N. Evidence based medicine：A movement in crisis［J］. BMJ，2014，348：g3725.

［2］唐金陵，李立明. 关于循证医学、精准医学和大数据研究的几点看法［J］. 中华流行病学杂志，2018，39（1）：1-7.

［3］Kim C，Prasad V. Cancer drugs approved on the basis of a surrogate end point and subsequent overall survival：An analysis of 5 years of US Food and Drug Administration approvals［J］. JAMA internal medicine，2015，175（12）：1992-1994.

［4］Rupp T，Zuckerman D. Quality of life，overall survival，and costs of cancer drugs approved based on surrogate endpoints［J］. JAMA internal medicine，2017，177（2）：276-277.

［5］Franklin JM，Schneeweiss S. When and how can real world data analyses substitute for randomized controlled trials?［J］. Clin Pharmacol Ther，2017，102（6）：924-933.

［6］Eichler HG，Abadie E，Breckenridge A，et al. Bridging the efficacy-effectiveness gap：A regulator's perspective on addressing variability of drug response［J］. Nature Reviews Drug Discovery，2011，10（7）：495-506.

［7］Bothwell LE，Podolsky SH. The Emergence of the Randomized，Controlled Trial［J］. N Engl J Med，2016，375（6）：501-504.

［8］Nordon C，Karcher H，Groenwold RHH，et al. The "Efficacy-Effectiveness Gap"：Historical background and current conceptualization［J］. Value in Health，2016，19（1）：75-81.

［9］Corrigan-Curay J，Sacks L，Woodcock J. Real-world evidence and real-world data for evaluating drug safety and effectiveness［J］. JAMA，2018，320（9）：867-868.

［10］Prescription Drug User Fee Act（PDUFA）Ⅵ：Fiscal Years 2018-2022［Z］. US Food and Drug Administration，2017.

［11］孙鑫，谭婧，王雯，等. 建立真实世界数据与研究技术规范，促进中国真实世界证据的生产与使用［J］. 中国循证医学杂志，2019，19（7）：755-762.

［12］US Food and Drug Administration use of real-world evidence to support regulatory decision-making for Medical devices［Z］. 2017.

［13］Framework for FDA's real-world evidence program［Z］. US Food and Drug Administration，2018.

［14］Sherman RE，Anderson SA，Dal Pan GJ，et al. Real-world evidence—What is it and what can it tell us?［J］. New Engl J Med，2016，375（23）：2293-2297.

［15］王玲. 试论医疗大数据给药品安全性监测与评价带来的机遇和挑战［J］. 中国药物警戒，2015，11：660-664.

［16］石舒原，周庆欣，孙凤，等. 真实世界证据与随机对照试验：RCT DUPLICATE 项目成果［J］. 药物流行

病学杂志，2019，28（11）：757-762.

［17］姚晓莹，张靖雪，詹思延. 真实世界证据与随机对照试验：RCT DUPLICATE 项目概述［J］. 药物流行病学杂志，2019，28（8）：495-497，517.

［18］石舒原，赵厚宇，周庆欣，等. 真实世界证据与随机对照试验：RCT DUPLICATE 项目方法学介绍［J］. 药物流行病学杂志，2020，29（3）：198-205.

［19］Zwarenstein M，Treweek S，Loudon K. PRECIS-2 helps researchers design more applicable RCTs while CONSORT Extension for Pragmatic Trials helps knowledge users decide whether to apply them［J］. Journal of Clinical Epidemiology，2017，84：27-29.

［20］Ioannidis JP. Evidence-based medicine has been hijacked：A report to David Sackett［J］. J Clin Epidemiol，2016，73：82-86.

［21］Ware JH，Hamel MB. Pragmatic trials—guides to better patient care［J］. New England Journal of Medicine，2011，364（18）：1685-1687.

［22］Ford I，Norrie J. Pragmatic trials［J］. New England Journal of Medicine，2016，375（5）：454-463.

［23］杨智荣，孙凤，詹思延. 偏倚风险评估系列：（一）概述［J］. 中华流行病学杂志，2017，38（7）：983-987.

［24］喻佳洁，李琰，陈雯雯，等. 从循证医学到循证科学的必然趋势［J］. 中国循证医学杂志，2019，19（1）：119-124.

［25］Kelly MP，Heath I，Howick J，et al. The importance of values in evidence-based medicine［J］. BMC Med Ethics，2015，16（1）：1-8.

［26］陈耀龙，胡嘉元，李承羽，等. 中国临床实践指南的发展与变革［J］. 中国循证医学杂志，2018，18（8）：787-792.

［27］Graham R，Mancher M Miller D，et al. Clinical practice guidelines we can trust［M］. Washington，DC：National Academies Press，2011.

［28］Chen YL，Wang C，Shang HC，et al. Clinical practice guidelines in China［J］. BMJ，2018，360：j5158.

［29］Thompson DS. Evidence-based nursing：A guide to clinical practice［J］. The Canadian Journal of nursing research，2005，37（4）：173-176.

［30］Kitson AL，Rycroft-Malone J，Harvey G，et al. Evaluating the successful implementation of evidence into practice using the PARiHS framework：Theoretical and practical challenges［J］. Implementation Science，2008，3（1）：1.

［31］党海霞，张俊华，刘保延，等. 中医药传承创新健康服务体系的战略研究［J］. 中国工程科学，2017，19（2）：84-87.

［32］李幼平. 实用循证医学［M］. 北京：人民卫生出版社，2018.

［33］拜争刚，齐铱，杨克虎，等. 循证社会科学的起源，现状及展望［J］. 中国循证医学杂志，2018，10：1118-1121.

撰稿人：孙　凤　詹思延

生物信息学学科发展报告

一、引言

生物信息学（Bioinformatics）是生命科学领域内重要的交叉学科，其概念发端于 20 世纪 70 年代。生物信息学的产生源于生命科学和计算机科学的发展，以计算机为工具，利用各种数学和统计学模型，对大量生物数据进行存储、管理、检索、分析和挖掘，揭示数据所蕴含的生物学意义，实现认识生命的起源、遗传、发育以及健康与疾病的本质和规律的目的，进而找到新的生物学的现象、规律和法则以及疾病防治的新技术、新方法和新策略。

生物信息学的发展历程大致经历了三个阶段：前基因组时代、基因组时代和后基因组时代。前基因组阶段为 20 世纪 90 年代以前，该阶段主要集中于构建生物信息学数据库、开发检索工具、建立序列比对算法、新基因的发现和鉴定、基因序列和蛋白质序列的分析等。基因组阶段为 20 世纪 90 年代到 2001 年，该阶段主要集中于研究结构基因组学、建立生物信息学网络数据库、大规模基因测序、开发交互界面工具、蛋白质结构和功能的预测以及分子进化。后基因组阶段为 2001 年至今，随着当代科学技术的迅速发展，生物信息学的研究内容逐渐转向基因组学和多种组学数据的分析，如高通量测序数据处理与分析、多组学数据整合和基于测序的遗传学分析、基因网络分析、表观遗传生物信息学、合成生物学以及中医药系统生物学和网络药理学。

特别值得指出的是，人类基因组计划（Human Genome Project，HGP）、国际人类基因组单体型图计划（HapMap Project）、全基因组关联分析（Genome Wide Association Study，GWAS）、DNA 元件百科全书（Encyclopedia of DNA Elements，ENCODE）、表观基因组学路线图计划（Roadmap Epigenomics）等大型组学计划的顺利完成，带动了生命科学领域的重大变革，也大大推动了生物信息学的发展。包括基因组学、转录组学、蛋白质组学、代谢组学等在内的大量的生物信息学数据库对促进数据比对交流提供了重要的信息参考；不断更新开发的算法、分析软件等为找到疾病关联的生物标识和从全新的视角认识疾病的发生提供了重要的工具；生物信息学与数学、统计学、信息学、流行病学等学科融合发展，催生了系统生物学、系统医学等新兴学科的发展。由于生物信息学的外延非常广泛，本报告主要从公共卫生与预防医学角度对其近年发展情况予以简述。

二、国际生物信息学重要领域研究进展

（一）生物信息中心和数据库的建设

美国国立卫生研究院和国家科学基金会（National Science Foundation，NSF）大力支持生物信息学和计算生物学的教育和科研，极大地促进了生物信息学和计算生物学高层次人才的培养。

截至 2019 年 10 月，在 Web of Science 上以"Bioinfomatics"为主题词进行检索，对所得 114490 篇检索结果进行分析，显示来源出版物排名前 5 位分别为：*Bioninformatics Oxford England*（5.476%），*Bioinformatics*（5.036%），*Bioinformatics Oxford*（4.878%），*BMC Bioinformatics*（3.025%）和 PLoS ONE（1.808%）；来源国家前 5 位分别为中国（32.834%）、美国（27.708%）、英国（9.873%）、德国（5.845%）和印度（3.914%）；来源机构排名前 5 位为美国加州大学（2.571%）、中国科学院（1.487%）、法国国家科学研究中心（Centre National de la Recherche Scientifique，CNRS，1.377%）、哈佛大学（1.327%）和美国 NIH（1.218%）。除此之外影响力较大的机构还有蛋白质数据库和分析中心（ExPASy）、国际遗传工程和生物技术研究所、德国生物工程研究所、英国基因组资源中心、英国基因组研究中心、荷兰生物信息中心、澳大利亚基因组信息中心和新加坡信息中心等。

生物信息数据库是大数据时代生物医学研究产生的海量数据信息存储和交换共享必不可少的支撑平台。根据数据对象的类型，可以将数据库分为核酸序列数据库、蛋白质数据库和疾病相关基因数据库等。目前国际上的综合性生物信息数据库几乎完全由国外研究机构建立并维护，如三大核酸序列数据库（美国的 GenBank、欧洲的 EMBL 和日本的 DDBJ）、美国的 GEO 基因表达数据库、欧美协作的 UniProt 蛋白序列数据库、英国的 Pfam 蛋白家族数据库、美国的 PDB 结构数据库、日本的 KEGG 代谢通路数据库、英国的 UK Biobank 生物样本数据库和美国的 PubMed 文献数据库等。这些关键数据库汇聚了当前生物医学研究的主要成果，是进一步开展相关研究的重要数据基础。由于发表研究论文之前，相关数据必须汇交到上述数据库，因此生物信息数据库也是世界各国科技软实力的重要体现之一。

（二）生物信息学相关技术的发展

组学（omics）技术的发展是生物信息学发展的重要驱动力量，其产生与发展得益于

人类基因组计划的实施。组学应用高通量技术研究一个生物学样本中基因组、转录组、蛋白组、表观组和代谢组等多方面的变化，使人类对生命和疾病的认识在广度上、深度上和精细程度上都达到前所未有的水平。基因组研究主要涉及 DNA 序列及其变异，主要技术有外显子组测序、全基因组测序和目标基因组区域测序等；转录组研究涉及基因表达谱以及 mRNA 的组成和丰富的变化评估，研究方法包括转录组测序、数字基因表达谱测序和小 RNA 测序等；蛋白组研究蛋白质组成和丰度的变化，主要技术有质谱技术、蛋白质芯片技术、双向电泳、表面等离子体共振技术、蛋白质复合物纯化技术等；表观组研究DNA 的表观修饰，分析技术有亚硫酸盐测序、染色质免疫沉淀测序（ChIP-Seq）、开放染色质测定和基因组 3D 构象捕获等；代谢组研究代谢物的组成和丰度的变化，分析技术有质谱、磁共振成像等。

其中，高通量测序技术（high-throughput sequencing，HTS）的快速发展和普及推动了生命科学研究的重大突破，大大加速了人类对基因组学的破译。短短 10 余年时间，高通量测序技术从最初的 Roche 454、SOLiD 到 Illumina 测序仪，测序技术逐渐向高通量、短读长、低成本方向发展。新的测序技术通过将数以百万的 DNA 片段放置到单个芯片上并行处理，极大地提高了测序的吞吐量，降低了测序成本。人类全基因组测序的成本从 2000年的 9500 万美元，下降到 2010 年初的 5 万美元，到 2019 年仅略高于 1300 美元。短读长测序（short read sequencing，SRS）技术的发展，使得科学家能够解码更多生命体的基因组，加速了探索自然界的进程。目前 HTS 不仅应用于传统的基因组和宏基因组领域，也应用于新兴的转录组、宏转录组、表观组和基因组变异研究等领域。

基于 HTS，单细胞测序技术（single-cell sequencing）方兴未艾，可对单个细胞的基因组、转录组或表观组等进行测序，以获取多组学信息，揭示细胞群体异质性、细胞发育及进化关系。传统测序方法只能得到多个细胞的平均水平值，忽略了细胞之间的异质性，而单细胞测序技术实现单个细胞水平的分子机制研究，可更深入地解析生理过程和病理机制，寻找新的疾病相关生物标志物。单细胞 RNA 测序（scRNA-seq）是一种目前使用最为广泛的单细胞测序方法，伴随着单细胞基因组、表观组和蛋白组技术的发展，新出现了一系列学科分支，包括 DNA 甲基化、细胞膜蛋白、小 RNA、组蛋白修饰和染色质构象等。单细胞测序技术已经广泛应用于肿瘤学、神经生物学、生殖发育和免疫学等领域，对生命科学与医学基础研究以及疾病防治等产生革命性影响。

（三）表型与疾病基因组研究

人类基因型（genotypes）和表型（phenotypes）之间的关联研究一直是研究热点，通过全基因组关联研究（GWAS）分析发现了大量单核苷酸多态性（SNP）与疾病的关联，大大推动了遗传变异与疾病表型之间的关系研究。但是 GWAS 无法确定特定表型的具体调控基因，通过开展外显子测序、全基因组测序等研究，可以深入阐明基因型变异和表型之间的关系，帮助进行表型预测，进而实现疾病预测。此外，干细胞生物学领域取得巨大进展，使得生成 2D 结构可控的多种细胞类型和复杂的 3D 结构的组织成为可能；以 CRISPR–Cas9 为代表的基因组编辑（genome editing）技术实现了基因的定向编辑。借助于干细胞生物学和基因编辑技术，基因型和表型的关联研究可实现表型的个性化定制，有望控制和改变疾病的结局。

在人类基因组计划及相关后续计划的基础上，各国纷纷开展以组学为基础、以个性化治疗为目的的跨疾病精准医疗计划。例如，来自 16 个国家的科学家共同参与的肿瘤基因组图谱计划（The Cancer Genome Atlas，TCGA）收入上万例患者样本，涵盖 42 种肿瘤类型的基因组信息，已发现近 1000 万个与癌症相关的基因突变，数据量超过 5 PB。美国 100 万人基因组研究的精准医疗计划（Precision Medicine Initiative）正在全面展开；英国"10 万人基因组计划"也已经进行到了关键时刻。

新的测序技术为疾病基因组研究提供了新的维度，如单细胞 DNA/RNA 测序（例如 SMART–Seq，STRT–Seq）和基因组互作预测（例如 ATAC–Seq，CHIP–Seq）。疾病基因组学的深入研究高度依赖于数据整合分析平台的建设，是基础医学、转化医学、临床医学研究发展的重要趋势。数据集标准化和规范化对于数据分析平台的建设非常重要，可以有效统筹已有的海量数据，并增强运算能力。数据归档存储和标准化方面的合作已成为实现数据规范化和标准化的一个范例。高效的数据档案将对基因组数据集进行收集、维护和分发，以确保对非专业用户的友好性，包括输入信息（生物样本、实验设置、机器配置）、输出机器数据（序列跟踪、读取和质量控制）和疾病相关的数据分析结果解读（程序集、映射、功能注释）等多个方面。生物信息学分析平台的功能是根据研究者对各类疾病组学数据的需求，输入如基因名称、转录本号、疾病名称等字段，在泛疾病数据库进行信息检索，并对检索的结果进行参数筛选，实现对泛疾病基因突变图谱、基因表达图谱和单细胞图谱的全面刻画；结合多种可视化工具和网页交互技术，进行基因组、转录组等多个疾病组学数据的可视化，相关技术和算法包括差异基因筛选、功能与信号通路分析、基因间相互作用关系网络分析、加权基因共表达网络分析（WGCNA）和生存分析等。

总之，疾病基因组研究的未来发展深受生物信息学分析方法和技术的影响，而大型、多维、具有临床转归参考效能的测序数据集亟须高效的数据挖掘。疾病基因组学进入了数据爆炸时代，研究重点也从高效数据生成转向数据分析。应用前沿分析技术，提升数据共享规模，促进高性能平台的建设，将对疾病基因组学的发展至关重要。

（四）病原体溯源与进化研究

病原体的变异或者新病毒的出现往往导致重大疫情的产生，研究病原体的起源和进化对于发现病原体的变异规律以及预防由病原体感染引起的疾病具有非常重要的意义。

系统发生学（phylogenetics）是研究生物进化规律及物种间亲缘关系的学科。病原体系统发生学可以用来识别新的病原体感染的来源，为病原体的检测、监测和治疗提供依据。但是将系统发生学的方法应用于大规模的研究项目需要开发新的、高效的进化分析方法，对样本大小和模型的计算能力要求较高，基于长时间、多地域、大样本的分析结论更为可信。

进化动力学（evolutionary dynamics）可以解析病原体的复制、突变、选择、随机漂变和空间运动等过程。进化动力学理论主要的分析方法包括突变矩阵、随机漂移、博弈论、囚徒困境模型、进化图论以及空间混沌等。通过进化动力学分析可以推算病原体的起源时间、进化速率、地理传播路线、基因演化过程与趋势等，成为传染病研究的重要工具。大规模病原体基因组学数据为提高进化动力学和系统发生学研究的精确性提供了重要支撑，可以为传染病防控决策提供重要信息。例如，最近有关适应性免疫系统动力学模型的研究表明，降低 $CD4^+$ T 细胞的水平决定了 HIV 病毒的感染速度，进而决定疾病的进展速度。另外有研究表明，流感疫苗影响宿主 B 细胞的突变。通过比较与宿主反应和毒性有关的RNA 的结构和折叠动力学，发现特定的基因突变导致 RNA 结构改变和选择压力的补偿性突变。

在相关领域利用动态、高维数据的核心技术，构建基于模型的数据同化方法及相关精准预测方法，已成为智能决策和智能化判读领域的热点之一。如在传染病建模与精准预测方面，加拿大和德国的科研团队利用多尺度、多模态数据驱动，基于机理模型对包括严重急性呼吸综合征（severe acute respiratory syndrome，SARS）、寨卡热（Zika Pever）等新发传染病的传播源、传播路径以及传播动力学演化的相关研究成为传染病精准智能化预测的范式。加拿大还根据国家健康发展战略成立了全国性的传染病仿真中心，可为加拿大乃至北美地区的疾病预防与卫生规划提供非常重要的定量化科学依据。

（五）人体微生物组研究

微生物组（microbiome）包括微生物群及其栖息的宿主环境。微生物对维持人体生理功能和稳态发挥着重要的作用，通过微生物组的研究可以揭示微生物组组成或其变化与疾病和健康之间的关系，进而指导健康维护和疾病防治。美国于 2007 年启动了人体微生物组项目（Human Microbiome Project，HMP），2012 年启动了第二期项目。2016 年美国 NIH启动了国家微生物组计划（NMI），其主要目标一方面是阐明人体各器官微生物组组成群落结构及影响微生物构成分布和进化的因素，更好地理解人类遗传及生理多样性；另一方面是阐明微生物群的功能，即对微生物组或整个群落的个体成员的编码潜能进行分类，揭示其与人类健康和疾病的关系。研究发现，宿主突发表型受微生物群落调控的影响。微生物群落可以影响宿主的生理机能和免疫功能，调节代谢，影响宿主复杂的健康、行为和神经表型。宿主－微生物群落的交互作用对于维持机体体内平衡、促进机体健康非常重要。宿主与其微生物群落之间是共生伙伴关系，二者共同进化来维持体内的平衡。其他研究表明，微生物群在机体能量摄取、物质转化、黏膜屏障和免疫成熟发育等多种重要生理功能中起重要作用。这些新发现对于从微生物组的角度来预防和控制疾病具有重要的参考意义。目前已经发现微生物组与肿瘤、心血管疾病、自身免疫病、肥胖和代谢性疾病、呼吸疾病、精神疾病以及传染病等密切相关，阐明微生物组与健康和疾病的因果关系（功能微生物组）是今后一个时期的努力方向。未来微生物群可能会作为治疗靶点纳入精准医疗模式中，通过恢复有益的微生物群落结构或者功能来达到治疗某种疾病的目的，但是这种新疗法还需要进一步研究。宏基因组测序与分析技术的发展大大推动了微生物组的研究，适应精细解析生理和病理条件下微生物组成（从种属到株的水平）、微生物组及其与宿主相互作用的复杂调控关系、微生物组重要活性成分和代谢、免疫等调控机制等研究需要，但是需要进一步完善相关算法，同时建立完善人体各器官系统微生物组基础参比数据库。同时需要降低对计算资源的要求和改进计算速度，这对于宏基因组学用于病原体检测鉴定尤为重要。

（六）系统生物学与精准医学

呈指数级增长的组学数据催生了"系统生物学"（systems biology）学科的形成。系统生物学旨在通过整合大量基因、蛋白质、代谢物和微生物组成成分之间的相互作用信息，构建细胞内相互作用网络，从系统层面上理解细胞中复杂的生物系统和复杂的生物过程。系统生物学不再从单个基因或者单个蛋白质分辨率来研究生命和疾病过程，而是从整体上来研究系统内所有元素之间的行为和关系，包括基因表达、代谢、信号转导和蛋白质–蛋白质相互作用等复杂调控网络等。系统生物学研究的深入发展离不开多组学数据的整合、分析与阐释。基于多组学的系统生物学研究在剖析泛疾病的病因及发病机制，优化筛查、诊断和治疗手段，改善患者预后等方面具有不可或缺的指导作用与价值，这也成为精准医学的重要基础。精准医学的本质是通过生物组学和其他医学前沿技术，针对大样本人群与特定疾病类型，进行从基因型到表型各个方面的数据的整合分析与标准化处理，建立起不同数据之间的关联性和差异性，对病理发生发展的过程建立定量模型，从而寻找到特定人群甚至个体疾病的精准病因和治疗靶点，最终实现个体化精准预防和治疗的目的。随着多组学分析技术的进步以及数据标准工作的进行，实现以患者个人为中心的精准医疗模式将指日可待。在这个过程中，生物信息学将成为临床精准医疗、基础生物医学研究及预防医学的强大推动力量。

（七）大数据与数据标准

伴随着组学大数据的增长，以医疗健康数据等形式出现的信息也呈现爆发式增长态势。例如，以当前可穿戴健康监测设备的数据产生能力计算，每天每人将产生 10 M 数据，一个 100 万人口的行政区域每年将产生区域医疗健康数据达 3.6 EB。这些组学数据、医疗数据、健康数据共同构成了生物大数据，其出现使生命科学成为真正的大数据科学。同时，生物大数据的出现也对生命科学的发展形成了巨大的挑战，包括对不同生物语义海量数据的标准化、大量数据集成融合以及信息数据的场景转化和应用等。美国等发达国家还建立了一系列生物大数据专业研究机构，如依托斯坦福大学建立的生物结构模拟中心（Physics-based Simulation of Biological Structures）和生物医学本体中心（National Center for Biomedical Ontology），以及面向医疗的数据支持中心。

数据标准（data standards）是数据管理和数据分析的基础，其中最重要的是术语标准。医学术语（medical terminology）是医学领域中用于表达医学概念所用的词语指称，广泛分布在医疗记录、医学文献等信息资源中，具有数据量大、构词复杂等特点。医学术语存在大量的一词多义、多词一义、含义不清（歧义）等语义异构现象，严重阻碍了医学数据的共享和互操作，亟须通过制定医学术语标准，使在一定范围内的医学用语得到统一。医学术语标准主要包括医学术语及其定义的指导性规范、医学术语使用规范、医学术语分类术语集等。国际上欧美等国家医学信息标准发展较早，始于20世纪50年代，20世纪90年代逐渐走向成熟，建立了包括医学术语标准在内的标准体系，包括《医学术语系统命名－临床术语》（*Systematized Nomenclature of Medicine—Clinical Terms*，SNOMED CT）、《医学主题词表》（*Medical Subject Headings*，MeSH）、《观测指标标识符逻辑命名与编码系统》（*Logical Observation Identifiers Names and Codes*，LOINC）、《国际疾病分类与代码》（*International Classification of Diseases*，ICD）等，并且部分术语集完成了交叉映射和集成融合。这些术语体系在促进医学文献标引、检索、聚类与分析以及医学知识发现、描述、组织与整合等方面发挥着重要作用。

三、我国生物信息学研究进展

我国生物信息学研究起步较晚，但近年来发展较快，相继成立了北京大学生物信息中心、华大基因信息学研究中心、中国科学院上海生命科学院生物信息中心等。部分高校已经开设了生物信息学专业，加快培养生物信息学人才。哈尔滨工业大学生物信息学专业在2002年获得教育部批准成立，成为我国第一个生物信息学专业，华中科技大学、同济大学、华中农业大学、哈尔滨医科大学等也相继开设了生物信息学本科专业，截至2019年，在学信网上登记开设生物信息学本科专业的高校有31所。此外，各种生物信息学学术会议及相关论坛在国内召开，促进了生物信息学学科的发展。

（一）生物信息相关数据库的建设

我国生物信息数据库建设起步较晚，在综合性数据库方面一直缺乏话语权。2010年，国家科技部成立了国家人口与健康科学数据共享平台（2019年更名为国家人口健康科学数据中心），其目标是为政府决策、人口健康、医疗卫生、人才培养、科技创新和产业发展提供权威、开放、便捷的数据共享和信息服务。人口健康平台承担起国家科技重大专项、科技计划、重大公益专项等人口健康领域科学数据汇交、数据加工、数据存储、数据挖掘和数据共享服务的任务。平台下设基础医学数据中心、临床医学数据中心、公共卫生数据中心、中医药学数据中心、药学数据中心和人口与生殖健康数据中心六个数据中心，共同负责平台的运行与维护。中国科学院北京基因组研究所于 2016 年成立生命与健康大数据中心，目前已批转建设国家生物信息中心，整合并管理有关多物种基因组数据集，包括表观组关联分析知识库 EWAS Atlas、犬类数据库 iDog、RNA 编辑与疾病相关知识库 EDK、植物 RNA 编辑数据库 PED、人类长非编码 RNA 数据库 LncBook、多物种全基因组核小体定位图谱数据库 NucMap。中科院基因组所还建立了以存储二代测序原始数据为核心的 BIGD 综合性数据中心。我国科研人员根据不同研究领域的发展需求，建立并维护了一批专业性二级数据库，如中科院生物物理所和计算所的 NONCODE 非编码 RNA 数据库及 NPinter 非编码 RNA 与蛋白质相互作用数据库，中国医学科学院病原生物学研究所的 VFDB 病原菌毒力因子数据库、蝙蝠和啮齿类动物携带病毒数据库，北京大学的 PlantTFDB 植物转录因子数据库等。这些专业性二级数据库都已持续维护超过 10 年，在相关研究领域得到国际同行广泛认可，具有一定的影响力。当前，生物信息数据库正逐步向精细化、全面化、规范性和功能性等方面发展，但是普遍存在着"重建设、轻维护"的问题，且与 GenBank 等国际著名数据库相比起影响力还不足，急需建立稳定支持，促进持续发展。

（二）生物信息学相关技术的发展

组学技术在国内已经形成了一套成熟的体系，包括基因组、转录组、蛋白组、表观组和代谢组等，特别是国内基因测序技术发展迅速，目前已经有国产的二代和三代测序仪。测序技术的逐步成熟、测序仪器的不断完善以及测序成本的不断下降，极大地促进了国内基因产业和相关健康服务业的发展。与国际组学相比，国内发展了独有的中药组学。中药制剂成分复杂，具有多靶点调节的作用，整合基因组、蛋白组、转录组、表观遗传组等多组学的生物大数据，基于系统、网络层次的分析，表征中药制剂多成分、多靶点、多途径的作用机制，有助于中药制剂的药理机制的研究，帮助发现更好的药物靶标，将成为未来中药制剂现代研究的新模式。

单细胞研究是当前生命科学研究的重要方向之一，中国学者相继在单细胞测序领域取得新进展，如开发了一种用于单细胞测序的全基因组扩增新技术 – 乳液全基因组扩增，简称"eWGA"，该方法通过使用微流控技术，将一个细胞的基因组片段分散在包含有几十万个皮升量级的微型反应液滴的乳液中，使每个分隔的液滴体内进行独立的扩增反应，大幅提高了扩增的均匀性和准确性，可以同时检测出单细胞中的小片段拷贝数变异

（CNV）和高精度的单核苷酸变异（SNV），该方法同时具有基因组的高覆盖率并且能降低外源污染。开发了单细胞多组学测序技术 scCOOL-seq，并且利用此技术绘制了人类植入前胚胎 DNA 甲基化和染色质可及性的全基因组图谱，在单细胞、单碱基分辨率水平系统地描绘了人类植入前胚胎发育过程以及各个发育阶段表观基因组多个层面的动态变化。通过将 MALBAC 技术应用于临床，确立了基于单细胞基因组高通量测序的植入前基因诊断新方法，首次实现了人类胚胎在植入女性子宫前的遗传诊断，该技术有望大幅提高试管婴儿的成功率。国内学者还建立了完全国产化、低成本的 Microwell-seq 高通量单细胞测序平台，对来自小鼠近 50 种器官组织的 40 余万个细胞进行了系统性的单细胞转录组分析，绘制了世界上第一张哺乳动物细胞图谱。目前单细胞测序技术在国内已经广泛应用于产前诊断、肿瘤研究、造血系统发育研究、神经科学等领域。我国学者在单细胞研究方面发表了一系列具有国际影响力的成果。如利用单细胞技术构建了健康人和结直肠癌患者的单细胞精细图谱，鉴定出结直肠癌组织特殊的细胞类型，以及基质细胞、免疫细胞等在肿瘤组织中的特殊构成。首次发布肝癌跨组织单细胞免疫图谱，建立了腹水中免疫细胞与其他组织中细胞的联系，为利用肝癌病人的腹水代替外周血或活检组织进行肿瘤免疫状态的检测提供了新的思路。

（三）疾病基因组研究

人类常见疾病的易感性是受多种因素影响的，包括遗传因素、环境因素和随机因素等。在过去的十年中，大规模的 GWAS 研究发现了成千上万的与疾病特征相关的 SNP，这些研究结果促进了疾病治疗靶点的发现和药物的研发。中国学者开展了大量 GWAS 研究，并且在肿瘤、心血管疾病、自身免疫病等方面发表了大量的研究成果，深入揭示了 SNP 与疾病的关联，为阐释遗传背景与疾病易感性的关系提供了线索，而且为阐明遗传位点影响生物学的机制、发现新的药物靶点和药物使用风险奠定了基础，为疾病诊断、个体化治疗和预后判断等提供了新的视角。

我国"十三五"期间启动实施了"精准医学"重点专项，2016 年和 2017 年专项共批复 97 个项目，从组学技术、人群队列到信息平台实施全链条设计。2017 年，我国启动了"中国十万人基因组计划"，这是我国在人类基因组研究领域实施的首个重大国家计划，也是目前世界最大规模的人类基因组计划。该计划最终将绘制完成 10 万人规模的中国人基因组图谱和中国人健康地图，研究者们希望通过绘制中国人精细基因组图谱，来研究疾病健康和基因遗传的关系。2016 年，"中国人类表型组计划"在复旦大学生命科学学院及遗传与发育协同创新中心的倡导下建立。表型组学是对生物体的物理、化学和生物特征从宏观到微观的系统测量和表征，是联系生物体基因型和表型的桥梁。该计划拟通过归因研究，理清疾病发生发展机理，为疾病预防与干预提供关键线索与指引，其目标是绘制第一张"中国人全表型组图谱"，为研究健康人群与疾病人群提供表型特征与形成机制，促进表型组学研究技术的国际化和标准化。

中国医学科学院、北京大学、牛津大学等联合在中国实施了 CKB 研究，该研究建立了超大规模自然人群队列，覆盖了 51 万人口，是全球三项规模达 50 万且建立有生物样本库的人群前瞻性队列之一。项目主要通过建立队列并长期随访，调查慢性病及相关危险因素，探讨遗传与环境及其交互作用对复杂慢病及症状的发生发展影响。研究内容包括环境、个体生活方式、体格和生化指标、遗传等众多因素对复杂慢性病发生、发展的影响。目前该研究逐渐转向与疾病相关的多组学研究。我国在疾病多组学研究方面发表了多项具有国际影响力的成果。如通过综合分析乙型肝炎病毒（hepatitis B virus，HBV）相关的肝癌患者的蛋白质组和基因组的相关特征，揭示了多组学之间的一致性和差异性，发现了与 HBV 相关的肝癌患者的关键信号通路和肝脏特异性代谢重编程；早期肝细胞癌蛋白质组研究发现了 110 个与 HBV 感染相关的临床早期肝细胞癌的成对肿瘤和非肿瘤组织，首次描绘了早期肝细胞癌的蛋白质组表达谱和磷酸化蛋白质组图谱，为肝癌的个性化治疗提供了线索。

（四）病原体进化研究

国内对于病毒的进化研究工作进展迅速，发表了一系列重要的研究成果。例如基于塞拉利昂等样本，对埃博拉病毒（Ebola virus，EBOV）的遗传多样性和进化动力学研究揭示了 EBOV 的演化规律，为预测 EBOV 的暴发提供了理论指导。对 H7N9 流感病毒的进化分析揭示了人感染 H7N9 是通过人畜共患病途径传播的，活禽市场是感染的重要来源，证明 H7N9 流感病毒通过多种病毒重配而来。对于塞卡病毒的研究，证明由于病毒位点发生突变，导致亚洲系塞卡病毒感染埃及伊蚊的能力增强，为解释近年来塞卡病毒暴发流行提供了重要的科学依据。我国学者从爬行动物、两栖动物、鱼类等 186 种脊椎动物标本中发现了 214 种全新的 RNA 病毒，新发现的病毒覆盖了现已知的能感染脊椎动物的所有 RNA 病毒科，包括流感病毒、沙粒病毒科、丝状病毒科、汉坦病毒科等。研究还发现 RNA 病毒与脊椎动物宿主之间有亿万年的共进化历史，其中部分或代表了病毒进化历史的祖先型。该项研究对解析病毒的多样性与遗传进化有着广泛意义，为生命的起源进化研究提供有力基础。2019 年 12 月，武汉出现不明原因的病毒性肺炎疫情后，国家卫生健康委指定中国疾病预防控制中心、中国医学科学院、军事科学院军事医学科学院、湖北省疾控中心、中国科学院武汉病毒研究所等作为平行检测单位，利用宏基因组学技术和生物信息分析，仅用不到一周时间就共同确定造成本次疫情的病原是新型冠状病毒，获得多株病毒基因组序列。2020 年 1 月 8 日宣布初步病原鉴定结果，并向全世界主动分享病毒全基因组序列。通过病毒基因组分析，提示病毒可能起源于蝙蝠，并实时监控病毒变异，为疫情防控提供了重要保障。

（五）人体微生物组研究

中国作为 HMP 计划的参与者之一，一直积极推动微生物组项目的研究工作。国内学者进行了微生物组与人体多种疾病的关联研究，包括肥胖、糖尿病、肿瘤、代谢疾病、心血管疾病、自身免疫病等，并且取得了一系列成果。例如，我国首次将微生态学理论和方法引入肝病临床研究中，初步揭示了肠道微生物结构失衡在肝脏疾病重型化、肝移植术后感染和内源性感染等疾病发生、发展中的作用机理。发现了高膳食纤维在 2 型糖尿病患者肠道中富集了一组特定的短链脂肪酸产生菌，并且证明了该种菌的丰度和多样性越高，受试者糖化血红蛋白改善得也越好，此项研究为 2 型糖尿病的干预和治疗提供了新的方法。首次鉴定出一种蚊虫肠道共生菌黏质沙雷氏菌（*Serratia marcescens*）可通过分泌增效因子蛋白决定蚊虫对病毒的易感性，最终调控蚊虫传播病毒的能力，为蚊媒病毒的防控提供了新的科学依据。通过培养组学方法，从健康人粪便样本中获得 1520 个单菌基因组草图，对现有的人肠道细菌参考基因组有很大补充，并通过功能注释和泛基因组分析，加深了对肠道细菌功能和特点的了解，这些成果将助力人肠道宏基因组学分析和相关应用转化研究。

（六）健康大数据

我国高度重视健康医疗大数据的创新发展，国家卫生健康委于 2018 年发布了《国家健康医疗大数据标准、安全和服务管理办法（试行）》。国内对于数据标准方面的研究主要集中于本体工作领域。本体是在标准化术语体系基础上，建立术语间的逻辑关系，使用人和计算机都可以理解的方式表示，并支持逻辑关系的推理。在本体的支持下，知识搜索、积累、共享和人工智能医学决策的效率将大大提高，因此，本体越来越成为一种占主导地位的科学信息组织策略。国家人口健康科学数据中心于 2018 年成立了本体中国合作组（OntoChina），共同发展中国的本体事业；中国医学科学院基础医学研究所建立了面向精准医学的本体存储和资源平台 MedPortal，为国内的精准医学项目提供术语资源平台和服务。MedPortal 平台开发和集成了一系列本体术语应用工具，包括 Ontofox、OntoBee 等，大大提高了本体的使用效率；此外，OnChina 还对精准医学相关的本体进行中文化，以满足中文数据标准化的需求。中国医学科学院信息所发起了中文临床医学术语体系的构建工作，主要服务于临床医学领域数据标准化。

国内另一个重要的数据标准工作是中文知识图谱（Knowledge Graph）的构建。知识图谱是语义网、自然语言处理和机器学习等技术的交叉体现。北京大学计算语言学研究所与郑州大学自然语言处理实验室联合发布了中文医学知识图谱 CMeKG1.0 版，里面包括 6310 种疾病、19853 种药物（西药、中成药、中草药）、1237 种诊疗技术及设备的结构化知识描述，涵盖疾病的临床症状、发病部位、药物治疗、手术治疗、鉴别诊断、影像学检查以及药物使用等 30 多种常见关系类型，关联到的医学术语达 20 余万。当前知识图谱的应用包括语义搜索、问答系统与聊天、大数据语义分析以及智能知识服务等，在智慧医疗、商业智能等真实场景体现出广泛的应用价值，而更多知识图谱的创新应用还有待开发。

四、总结与展望

当代科学的迅速发展越来越依赖于不同学科之间的交叉与融合。学科交叉是科学发展的必然趋势，是增强科技创新的重要途径。生物信息学是一个以数、理、化知识为基础，将计算机和信息科学方法运用到生命科学的学科。在过去的 20 年中，通用或专用生物信息数据库得到了快速构建和扩建。同时，在序列的搜索和比对、基因组图谱构建、进化和系统发生等方面取得了很大进展。但是随着人类基因组计划的不断深入，人类基因组 DNA 序列草图已经提前完成，人们现在开始利用人类基因组计划中所发现的已知基因对其功能进行研究，即进入功能基因组时代。目前的方法学和技术还不能完全解释和破译人类基因组信息，这就要求数学、物理、化学、分子生物学、统计学、计算机科学和信息科学等学科密切合作。加强软件的开发、数据库存的集成和扩增以及生物数据的监控，使生物信息学在揭示生命本质的过程中更加成熟和完善。生物信息学既是一个快速发展的技术领域，又是一个任重道远的基础学科，很多重大问题需要长期艰苦的研究。科研人员需要保持冷静的头脑，以对生物信息学本质的探索为目标，长期、持续、深入地努力，争取在对生命这一复杂信息系统的认识上不断取得突破，推动生物信息学学科本身的发展和完善。

总体而言，我国生物信息学发展比较迅速，但与国际先进水平相比，仍然存在差距。一是生物信息学人才缺乏，全国正式设置生物信息学专业的高校仍然比较少，对生物信息学人才的培养不足，严重阻碍了我国生物信息学专业的发展。二是国内对于生物信息学学科建设的投入不足，缺少必要的机构和组织，具有国际影响力的数据库、算法和技术等仍然不足。三是国内交叉学科建设不足，难以支撑生物信息学的发展，生物信息学是一个综合性很强的学科，对数学模型、计算机编程以及生物学知识要求都很高，国内应加大交叉学科建设的力度。

（一）未来发展方向

生物信息学包含的内容几乎都与医学学科的发展重点相关。生物信息学对于疾病机制的阐明、疾病防治策略制定、疫苗和药物研发等均有着日益重要的作用。21 世纪数据将成为重要的战略资源，生物信息学将成为重要的基础性学科。

（1）加强前沿理论与基础学科、数据分析与实验研究的交叉融合。组学大数据和健康大数据的增长及与医疗临床实践的结合，为从分子、亚细胞和细胞水平上认识并掌握疾病规律，实现个性化医疗与服务大健康奠定了基础。通过大数据集成，将使生理、病理、病原学、计算生物、数学、公共卫生和临床医学有机融合在一起，从多个层面和维度阐明疾病发病机制并制定有针对性的干预方案。

（2）大力加强算法的开发和平台的构建。适应大数据的发展需求，特别是多种数据的整合分析，开展一系列新型智能算法，包括高维关联分析、复杂因果分析、社团结构检测、时间序列分析、动态网络分析、函数型数据分析等，应用于包括多尺度、多模态的健康疾病、人口、病原体等相关数据在内的各类大数据问题的机制研究和解析。特别是要研究在数据产生的系统模型部分或完全缺失、观测模型缺失的智能算法，基于复杂系统非参数建模，进一步推进现有特征提取、参数识别和短时预测等非监督智能算法体系的丰富与完备。基于以上开发新型智能算法，构建面向问题驱动的应用开发的软硬件平台，在智能决策相关的多个具体领域实现典型应用。

（3）强化生物数据的应用和转化。加强大数据的标准建设，推动数据的互联互通。通过研究生物医学数据库、生物医学本体知识库、临床与基础研究信息集成、生物大数据分析、生物大数据临床转化、生物大数据可视化等技术，来支持生物大数据的集成、管理、共享和分析，形成大量的生物信息学数据库与软件产品。

（二）建议

（1）推动生物信息学在医学研究领域与其他学科的不断交叉融合，推进医学数据等信息的融合交叉和整合。生物信息学的发展涉及分子生物学、病原生物学、免疫学、数学等多学科知识的融合，具有明显的交叉学科特点，是各领域发展都需要的重要功能学科。建议整合力量，强化生物信息在医学领域开发利用，服务于科研和国家安全战略需要，推动健康服务、基因咨询等新业态发展。

（2）加强生物信息学人才培养。在高校特别是医学院校开设生物信息学专业，满足日益增长的生物信息学人才需要。将生物信息学作为本科生和研究生的必修课，提高大数据意识和利用数据的能力。加强生物信息相关学术团体建设，促进学术交流和理论、技术普及。

（3）加强生物信息数据库和平台建设。当前，我国产生的生物数据已占世界三分之一以上，且比例还在快速上升，但我国尚缺乏具有自主知识产权的、具有国际影响的数据库，应加强生物信息相关数据库建设，建设医学卫生健康科学中心，加强数据资源的统筹和开发利用。

（4）加强生物数据相关标准建设。生物大数据来源于生物学与医学的众多具体应用领域，其数据种类繁多，而且具有不同的生物语义。生物大数据还缺乏标准，大量数据集合中还含有数据缺失和不一致性。这对生物大数据的集成、融合与标准化提出了挑战。如何规范管理、如何建立缺失数据的模糊分析技术、如何实现大数据的标准化是目前推进生物信息大数据实际应用的主要问题。我国应该通过国内的数据平台或者相应组织促进相关管理和技术标准的制定，逐渐形成医疗数据信息的标准化注释和管理体系，为数据有效应用提供平台基础。

（5）加强生物信息领域的国际交流。生物信息的应用极大程度上依赖于新的个性化算法的开发，这方面我国尚处于跟跑阶段，通过加强与国际、其他国家有关学术研究机构的定期交流和合作，增加与国外机构的联系渠道，拓宽合作的途径和可能性，逐渐提升我国对生物大数据的计算和解读能力，实现软实力的提升。

参考文献

［1］ Angermueller C，Pärnamaa T，Parts L，et al. Deep learning for computational biology［J］. Mol Syst Biol，2016，12（7）：878.

［2］ Azuaje F. Computational models for predicting drug responses in cancer research［J］. Brief Bioinform，2017，18（5）：820–829.

［3］ Snyder M，Cai L，Shendure J，et al. The human body at cellular resolution：The NIH Human Biomolecular Atlas Program［J］. Nature，2019，574.

［4］ Capriotti E，Nehrt NL，Kann MG，et al. Bioinformatics for personal genome interpretation［J］. Brief Bioinform，2012，13（4）：495–512.

［5］ Chen HJ，Yu T，Chen JY. Semantic Web meets Integrative Biology：A survey［J］. Brief Bioinform，2013，14（1）：109–125.

［6］ Chen X，Yan CC，Zhang X et al. Long non–coding RNAs and complex diseases：From experimental results to computational models［J］. Brief Bioinform，2017，18（4）：558–576.

［7］ Chicco D. Ten quick tips for machine learning in computational biology［J］. BioData Min，2017，10：35.

［8］ Zeggini E，Gloyn A，Barton A，et al. Translational genomics and precision medicine：Moving from the lab to the clinic［J］. Science，2019，365：1409–1413.

［9］ Eraslan G，Avsec Ž，Gagneur J，et al. Deep learning：New computational modelling techniques for genomics［J］. Nature Reviews Genetics，2019，20（7）：389–403.

［10］ Cheng M，Cao L，Ning K，et al. Microbiome big–data mining and applications using single–cell technologies and metagenomics approaches toward precision medicine［J］. Frontiers in Genetics，2019，101：972.

［11］ Greene AC，Giffin KA，Greene CS，et al. Adapting bioinformatics curricula for big data［J］. Brief Bioinform，2016，17（1）：43–50.

［12］ Greene CS，et al. Big Data Bioinformatics［J］. Journal of Cellular Physiology，2014，229（12）：1896–1900.

［13］ Tang XN，Huang YM，Lei JL，et al. The single–cell sequencing：New developments and medical applications［J］. Cell and Bioscience，2019，9（1）：53.

［14］ Horner DS，Pavesi G，Castrignanò T，et al. Bioinformatics approaches for genomics and post genomics applications of next–generation sequencing［J］. Briefings in Bioinformatics，2009，11（2）：181–197.

［15］ Hwang BJ，Lee JH，Bang DH. Single–cell RNA sequencing technologies and bioinformatics pipelines［J］. Exp Mol Med，2018，50（8）：1–14.

［16］ Fu YS，Li CM，Lu SJ，et al. Uniform and accurate single–cell sequencing based on emulsion whole–genome amplification［J］. Proceedings of the National Academy of Sciences of the United States of America，2015.

［17］ Sun Z, Chen L, Xin HY, et al. A Bayesian mixture model for clustering droplet-based single-cell transcriptomic data from population studies［J］. Nat Communications, 2019, 10: 1649.

［18］ Merelli I, pérez-Sánchez H, Gesìng S, et al. Managing, analysing, and integrating big data in medical bioinformatics: Open problems and future perspectives［J］. Biomed Res Int, 2014, 2014: 134023.

［19］ Min SW, Lee BH, Yoon SR, et al. Deep learning in bioinformatics［J］. Brief Bioinform, 2017, 18（5）: 851-869.

［20］ Wu Y, Byrne EM, Zheng ZL, et al. Genome-wide association study of medication-use and associated disease in the UK Biobank［J］. Nat Communications, 2019, 10: 1891.

［21］ Woskie LR, Fallah MP. Overcoming distrust to deliver universal health coverage: Lessons from Ebola［J］. BMJ, 2019, 366: I5482.

［22］ Liu Y, Liu JY, Du SY, et al. Evolutionary enhancement of Zika virus infectivity in Aedes aegypti mosquitoes ［J］. Nature, 2017, 545（7655）: 482-486.

［23］ Nobile MS, et al. Graphics processing units in bioinformatics, computational biology and systems biology［J］. Brief Bioinform, 2017, 18（5）: 870-885.

［24］ Ouzounis CA, Valencia A. Early bioinformatics: The birth of a discipline—a personal view［J］. Bioinformatics, 2003, 19（17）: 2176-2190.

［25］ Zhou P, Fan H, Lan T, et al. Fatal swine acute diarrhoea syndrome caused by an HKU2-related coronavirus of bat origin［J］. Nature, 2018, 556: 255-258.

［26］ Ram PT, et al. Bioinformatics and systems biology［J］. Molecular Oncology, 2012, 6（2）: 147-154.

［27］ Lu HF, Ren ZG, Li A, et al. Tongue coating microbiome data distinguish patients with pancreatic head cancer from healthy controls［J］. Journal of Oral Microbiology, 2019, 11（1）: 1563409.

［28］ Shi M, Lin XD, Chen X, et al. The evolutionary history of vertebrate RNA viruses［J］. Nature, 2018, 556（7700）: 197-202.

［29］ Schneider MV, et al. Bioinformatics training: A review of challenges, actions and support requirements［J］. Brief Bioinform, 2010, 11（6）: 544-551.

［30］ Shulaev V. Metabolomics technology and bioinformatics［J］. Briefings in Bioinformatics, 2006, 7（2）: 128-139.

［31］ Stuart T, Satija R. Integrative single-cell analysis［J］. Nature Reviews Genetics, 2019, 20（5）: 257-272.

［32］ Treangen TJ, Salzberg SL. Repetitive DNA and next-generation sequencing: Computational challenges and solutions［J］. Nat Rev Genet, 2011, 13（1）: 36-46.

［33］ Vamathevan J, et al. Applications of machine learning in drug discovery and development［J］. Nature Reviews Drug Discovery, 2019, 18（6）: 463-477.

［34］ Yohe S, Thyagarajan B. Review of clinical next-generation sequencing［J］. Archives of Pathology & Laboratory Medicine, 2017, 141（11）: 1544-1557.

［35］ Zhang Z, Zhao W, Xiao J, et al. Database Resources of the BIG Data Center in 2019［J］. Nucleic Acids Res, 2019, 47（D1）: D8-D14.

［36］ Auffray C, Balling R, Barroso I, et al. Making sense of big data in health research: Towards an EU action plan［J］. Genome Med, 2016, 8（1）: 1-13.

［37］ Wu Q, Lu L, Du J, et al. Comparative analysis of rodent and small mammal viromes to better understand the wildlife origin of emerging infectious diseases［J］. Microbiome, 2018, 6（1）: 178.

［38］ Boeckhout M, Zielhuis GA, Bredenoord AL. The FAIR guiding principles for data stewardship: Fair enough?［J］. Eur J Hum Genet, 2018, 26（7）: 931-936.

［39］ Holub P, Kohlmayer F, Prasser F, et al. Enhancing reuse of data and biological material in medical research:

From FAIR to FAIR-Health [J]. Biopreserv Biobank, 2018, 16 (2): 97–105.

[40] Kodama Y, Shumway M, Leinonen R. The sequence read archive: Explosive growth of sequencing data [J]. Nucleic Acids Res, 2012, 40 (D1): 2011–2013.

[41] Bycroft C, Freeman C, Petkova D, et al. The UK Biobank resource with deep phenotyping and genomic data [J]. Nature, 2018, 562 (7726): 203–209.

[42] Wilkinson MD, Dumontier M, Aalbersberg IJ, et al. Comment: The FAIR Guiding Principles for scientific data management and stewardship [J]. Sci Data, 2016, 3: 1–9.

[43] Navarro FCP, Mohsen H, Yan C, et al. Genomics and data science: An application within an umbrella [J]. Genome Biol, 2019, 20 (1): 109.

[44] Turnbull C, Scott RH, Thomas E, et al. The 100 000 Genomes Project: Bringing whole genome sequencing to the NHS [J]. BMJ, 2018, 361: 1–7.

[45] Paolicelli RC, Angiari S. Microglia immunometabolism: From metabolic disorders to single cell metabolism [J]. Semin Cell Dev Biol, 2019, 94: 129–137.

[46] Young AI, Benonisdottir S, Przeworski M, et al. Deconstructing the sources of genotype-phenotype associations in humans [J]. Science, 2019, 365: 1396–1400.

[47] Ben-Hur A, Cheng SO, Sonnenburg S, et al. Support vector machines and kernels for computational biology [J]. PLoS Comput Biol, 2008, 4 (10): e1000173.

[48] Camp JG, Platt R, Treutlein B. Mapping human cell phenotypes to genotypes with single-cell genomics [J]. Science, 2019, 365: 1401–1405.

[49] Lynch JB, Hsiao EY. Microbiomes as sources of emergent host phenotypes [J]. Science, 2019, 365: 1405–1409.

[50] Dudley JT, et al. Exploiting drug-disease relationships for computational drug repositioning [J]. Briefings in Bioinformatics, 2011, 12 (4): 303–311.

[51] Ren LL, Wang YM, Wu ZQ, et al. Identification of a novel coronavirus causing severe pneumonia in human: A descriptive study [J]. Chin Med J (Engl), 2020, 133 (9): 1015–1024.

[52] Huang CL, Wang YM, Li XW, et al. Clinical features of patients infected with 2019 novel coronavirus in Wuhan, China [J/OL]. Lancet, 2020. published online Jan 24.https://doi.org/10.1016/S0140-6736 (20) 30183-5.

[53] Zhu N, Zhang D, Wang W, et al. A Novel Coronavirus from Patients with Pneumonia in China, 2019 [J/OL]. N Engl J Med, 2020. Doi: 10.1056/NEJMoa2001017.

[54] Zhou P, Yang XL, Wang XG, et al. A pneumonia outbreak associated with a new coronavirus of probable bat origin [J/OL]. Nature, 2020, 579 (7798): 270–273. Doi: 10.1038/s41586-020-2012-7.

撰稿人：王健伟　任丽丽　张璐璐　刘　静

流感预防控制进展

一、引言

流感是由流感病毒感染引起的急性呼吸道传染病，人类同时面临季节性流感、流感大流行和动物源性流感的威胁和危害。甲型病毒具有宿主多样性，可感染禽类和多种哺乳动物。甲型流感病毒的某些亚型在禽间传播，常可造成禽只的发病和死亡，对养殖业造成巨大损失。动物源性的甲型流感病毒偶可出现跨种传播，导致人类感染、发病。十几年来，我国先后发生由 H5N1、H7N9、H5N6、H10N8、H7N4 等亚型禽流感病毒感染人类的情形。不同宿主来源的甲型流感病毒可在某些宿主体内发生共感染，进而造成病毒基因的"混合"与重配。如果这种基因重配的病毒能在人际间有效传播，即有可能引发流感大流行；其一旦发生，则在较短时间内席卷全球，对人类健康、生命和经济造成巨大损失。1918—1919 年，全球发生由 H1N1 流感病毒引起的"西班牙流感"大流行，导致上千万人死亡。2009 年，甲型 H1N1 流感病毒开始从墨西哥、美国至全球范围内广泛传播；截至 2010 年 8 月 1 日，全球超过 214 个国家和地区报告了实验室确诊病例，包括至少 18449 人死亡；而据估算，因甲型 H1N1 流感感染死亡的呼吸道和心血管死亡病例超出报告数 15 倍以上。

人类甲型（H1N1 和 H3N2 亚型）和乙型（Victoria 和 Yamagata 系）流感病毒会导致每年的季节性流行。据 WHO 估计，季节性流感每年可导致约 300 万 ~500 万重症以及 29 万 ~65 万流感相关呼吸道疾病死亡。研究估计 2010—2015 年我国平均每年流感相关超额呼吸系统疾病死亡为 8.8 万。除导致大量的呼吸系统疾病重症和死亡外，流感感染也会加重心脑血管疾病、糖尿病、肾病、肝病等慢性病患者的疾病严重程度。近年来，流感流行引起公众和媒体的高度关注，也使公众和专业人员经受了关于流感危害及其预防的教育和警示。流感作为疫苗可预防的传染性疾病，更为有效的疫苗、抗病毒药物以及诊断技术等是全球科学界亟待突破和攻关的科学难题。

二、我国流感预防控制最新进展

（一）防控政策和策略

我国政府高度重视流感预防控制工作，坚持党政主导、部门协作、动员社会、全民参与的工作机制，坚持预防为主、防治结合、中西医协同、依法科学、联防联控的策略，实施"强化监测预警、免疫重点人群、规范疫情处置、落实医疗救治、广泛宣传动员"的举措，全面开展流感防控，保护群众身体健康，推进健康中国建设。

《健康中国行动（2019—2030年）》提出的15项重大行动中，在"慢性呼吸系统疾病防治行动"中建议慢性呼吸系统疾病患者和老年人等高危人群主动接种流感疫苗和肺炎球菌疫苗，在"传染病及地方病防控行动"中，明确提出儿童、老人、慢性病患者的免疫力低、抵抗力弱，是流感的高危人群，建议每年流感流行季节前在医生指导下接种流感疫苗，并鼓励有条件地区为60岁及以上老人、托幼机构幼儿、在校中小学生和中等专业学校学生免费接种流感疫苗，同时，要求保障流感疫苗供应。该行动计划为未来推进流感疫苗预防接种提供了指导意见和工作要求。

（二）监测

监测是流感预防控制工作的基础。流感是第一个实施全球监测的传染病，WHO建立的全球流感监测与应对系统（Global Influenza Surveillance and Response System，GISRS）已有70余年历史。各成员国均非常重视流感监测工作，建立了多样化的流感监测体系。我国现有流感监测系统涵盖的内容包括：①基于哨点医院门急诊的流感样病例（influenza-like illness，ILI）和病原学监测：目前由554家哨点医院和407家网络实验室组成，覆盖我国所有地级市，可实时监测流感活动水平和流行趋势，及时发现病毒变异和新型流感病毒，监测流感病毒耐药性的变化，为全球流感疫苗株的推荐及我国抗病毒药物的使用提供依据；②住院严重急性呼吸道感染（severe acute respiratory infection，SARI）病例监测：该监测在我国25个省份的25家哨点医院开展，主要是为了监控流感严重性，识别重症和死亡的危险因素，分析重症病例中流感病毒的病原学特性；③国家法定报告传染病：流感是我国丙类法定报告传染病，临床诊断和实验室确诊流感病例需通过"传染病报告信息管理系统"进行报告；④流感暴发疫情监测：经核实确认的流感暴发疫情，根据暴发规模大小和分级标准，通过"中国流感监测信息系统"或"突发公共卫生事件管理信息系统"报告疫情事件的相关信息。

我国的流感监测网络是GISRS的重要组成部分。国家流感中心于2011年成为WHO全球流感参比和研究合作中心（WHO Collaborating Centre for Reference and Research on Influenza，WHO CC）之一，也标志着我国进入流感监测的全球领导者之列，不仅有力地保障了国内流感、禽流感的防控工作，实时监测流感活动及病毒变异，成功应对 2009 年甲型 H1N1 流感大流行，及时发现、有效防控各种人感染新亚型禽流感，而且为 WHO 提供疫苗候选株，参与全球应对工作，提高了我国的国际影响力和话语权。

（三）疫苗

流感疫苗预防接种是预防流感病毒感染及其严重并发症的最有效手段，是流感防治的第一道防线。由于流感病毒发生突变的频率高，且不同变异株所诱导的抗体对不同毒株交叉保护弱甚至无交叉保护，人体对感染流感病毒或接种流感疫苗后获得的免疫力会随时间衰减，接种一年后血清抗体水平显著降低。因此，流感疫苗需要每年接种。WHO 根据全球每年最新的监测结果，一般在 2 月和 9 月分别针对北半球和南半球下一个流感季节的疫苗候选株进行预测性推荐。

除个别地区对特定人群实施免费接种外，流感疫苗在我国属于自愿自费接种的非免疫规划疫苗。我国的流感疫苗采用 WHO 推荐的北半球流感疫苗株。目前供应的流感疫苗包括三价和四价，三价流感疫苗组分含有 A（H3N2）亚型、A（H1N1）亚型和 B 型毒株的一个系，四价流感疫苗组分含 A（H3N2）亚型、A（H1N1）亚型和 B 型 Victoria 系、Yamagata 系。目前我国批准上市的有基于鸡胚生产的三价和四价流感灭活疫苗（inactivated influenza vaccine，IIV）和三价的流感减毒活疫苗（live attenuated influenza vaccine，LAIV），其中灭活疫苗包括裂解疫苗、亚单位疫苗。原则上，6 月龄以上无禁忌证的人群均可接种流感疫苗；为降低高危人群罹患流感及感染后发生严重临床结局的风险，《中国流感疫苗预防接种技术指南》推荐 6 月龄 ~5 岁儿童、≥ 60 岁老年人、慢性病患者、医务人员、< 6 月龄婴儿的家庭成员和看护人员以及孕妇为优先接种对象。在每年冬春流感流行季来临前，各地具有疫苗接种资质的预防接种单位会提供流感疫苗接种服务。我国流感疫苗接种率相对低，近年人群接种率约 1%~3%。

（四）抗流感病毒药物

流感病毒感染高危人群容易引发重症流感，尽早抗病毒治疗，阻断流感病毒在人体内的复制和传播，可减轻症状，减少并发症，缩短病程，降低病死率。发病 48 小时内进行抗病毒治疗可减少并发症、降低病死率、缩短住院时间；发病时间超过 48 小时的重症患者依然可从抗病毒治疗中获益。

我国目前上市的抗流感病毒药物有神经氨酸酶抑制剂、血凝素抑制剂和 M2 离子通道阻滞剂三种。神经氨酸酶抑制剂对甲型、乙型流感均有效，包括奥司他韦（胶囊 / 颗粒）、扎那米韦（吸入喷雾剂）、帕拉米韦。血凝素抑制剂阿比多尔，可用于成人甲型、乙型流感的治疗，我国临床应用数据有限，需密切观察疗效和不良反应。M2 离子通道阻滞剂包括金刚烷胺和金刚乙胺，针对甲型流感病毒，但对目前流行的流感病毒株耐药，不建议使用。国家卫生健康委也推荐，在流感医疗救治中充分发挥中医药特色优势，辨证论治，科学应用中医药技术方法开展治疗，努力提高临床疗效。此外，建议对有重症流感高危因素的密切接触者（且未接种疫苗或接种疫苗后尚未获得免疫力），可使用奥司他韦、扎那米韦等进行暴露后药物预防，建议不要迟于暴露后 48 小时用药，但药物预防不能代替疫苗接种。

（五）检测

要重视流感的诊断，主要结合流行病学史、临床表现和病原学检查进行诊断。快速检测技术的发展和应用对科学规范流感的诊疗具有推动作用。当前，我国流感临床上的病原学检测不普遍，主要检测方法包括：①病毒抗原检测：病毒抗原检测可采用胶体金法和免疫荧光法。抗原检测速度快，但敏感性低于核酸检测。病毒抗原检测阳性支持诊断，但阴性不能排除流感。②病毒核酸检测：病毒核酸检测的敏感性和特异性很高，且能区分病毒类型和亚型。目前主要包括实时荧光定量 PCR 和快速多重 PCR。荧光定量 PCR 法可检测呼吸道标本中的流感病毒核酸，且可区分流感病毒亚型。③病毒培养分离：从呼吸道标本培养分离出流感病毒是流感诊断的金标准。但由于病毒培养周期较长，生物安全条件要求高，不建议应用于临床诊疗，主要用于公共卫生实验室的病原学监测。④血清学检测：IgG 抗体水平恢复期比急性期呈 4 倍或以上升高有回顾性诊断意义，不建议应用于流感的临床诊疗，可用于新型流感病毒的诊断。IgM 抗体检测敏感性较低，不建议常规使用。

（六）非药物干预措施

非药物干预措施（non-pharmaceutical intervention，NPI）是流感疫苗和抗流感病毒药物以外的其他公共卫生手段，以减缓流感大流行或季节性流感等传染病的传播。NPI 通常包括：通过个人或环境保护措施减少传播，比如勤洗手、呼吸道礼仪等；减少社区人群的传播，比如隔离和治疗患者、对密切接触者进行医学观察、停课/关闭学校、取消集会等；限制旅行以延缓国际传播，比如边境筛查、旅行限制等；公众宣传和健康教育。

鉴于在流感大流行最初几个月中无法获得针对新型大流行毒株的疫苗，并且许多地方缺乏抗流感病毒药物，因此 NPI 通常是大流行初期减轻社区感染的最容易获得的干预措施。NPI 对于缓解季节性流感的流行也发挥着重要作用，如下图所示，通过降低个人的感染风险，延缓流行高峰的到来，降低流行高峰的"高度"，避免短时间内发生大量的病例传播以减轻对社会经济和医疗机构的冲击。

我国在流感季通常建议公众采取日常防护措施也可以有效减少流感的感染和传播，比如：勤洗手；咳嗽或打喷嚏时用纸巾、毛巾等遮住口鼻；出现流感样症状后，患者应居家隔离观察；避免近距离接触流感样症状患者；尽量避免触摸眼睛、鼻或口；流感样症状患者去医院就诊时，患者及陪护人员要戴口罩，避免交叉感染等。《流感样病例暴发疫情处置指南》对学校中出现的流感暴发制定了停复课的标准，建议停课的范围应根据疫情波及的范围和发展趋势，由小到大，如由班级到年级，由年级到全校，由一个学校到多所学校等。

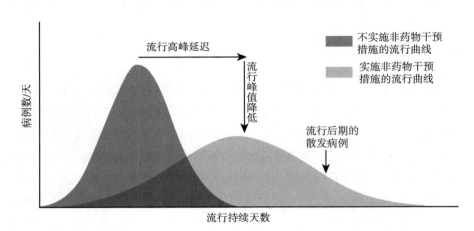

流感流行或大流行期间非药物干预措施对降低传播的效果示意图

三、国外流感预防控制发展现状

（一）全球流感战略

2019年，WHO发布了《全球流感战略（2019—2030）》。该战略提出了未来10年的愿景，即尽最大可能加强流感预防、控制和应对准备，护卫人类健康；主要任务包括：提升各国流感监测、预防和控制以及大流行准备和应对能力，开发更好的快速发现、控制和治疗流感的工具（如新型或改进的诊断方法、疫苗和抗流感病毒药物等），达到减轻季节性流感疾病负担、降低动物源性流感风险、缓解流感大流行影响的目标。战略目的和具体行动计划包括：①促进旨在解决公共卫生需求的研究和创新：对新型及改进的流感诊断方法、疫苗、治疗药物；流感预防、控制及项目实施的应用性研究；更好地理解能驱动流感影响的病毒特征、宿主因素研究。②强化全球流感监测、监控和数据利用：加强、整合并扩展流感病毒学和疾病监测；建立理解流感公共卫生影响和疾病负担的证据基础（平台）；开发针对多部门和利益相关方的有效沟通策略。③扩大季节性流感预防控制政策和项目，保护高危人群：NPI整合至防控项目；设计和实施基于证据的疫苗免疫政策和项目，减少流感传播和疾病严重性；设计和实施基于证据的治疗政策和项目，降低发病和死亡。④加强流感大流行应对准备，使世界更安全：加强国家、地区和全球能及时、有效应对流感大流行的计划。

（二）监测

流感的流行和大流行具有高度不确定性，难以预测。为了有效应对流感，必须建立一个全球协调的有效网络。全球流感监测网络由 WHO 于 1952 年建立，2011 年 5 月更名为 GISRS。截至 2018 年，GISRS 包括 114 个 WHO 成员国家的 144 个国家流感中心、5 个WHO 全球流感参比和研究合作中心、1 个 WHO 动物流感生态学研究合作中心、4 个疫苗监管核心实验室以及 13 个 H5 参比实验室。GISRS 是全球防控流感和应对流感大流行的重要技术力量和信息交流平台，主要职责是：①为每年的流感疫苗生产推荐疫苗株，为应对流感大流行推荐具有潜在大流行风险的疫苗原型株；②基于监测数据不断更新流感病毒检测和监测试剂；③通过耐药性监测为临床抗病毒药物治疗提供科学依据；④开展持续的流感流行和大流行风险评估等。WHO 通过收集和分析来自世界各地的病毒学和流行病学流感监测数据，监测全球流感流行强度、传播趋势，描述流感流行病学的关键特征（包括高危人群、传播特点和疾病负担等），并筛选流感疫苗病毒株。

（三）疫苗

（1）流感疫苗株选择和制备。自 1973 年以来，WHO 每年会根据 GISRS 提供的病毒学监测信息，预测性地推荐下一个流感季的疫苗组分。高产量候选疫苗病毒株由参与研制重配病毒株的实验室与 WHO CC 合作开发，开发成功后被送至 WHO CC，在对其抗原和基因特性进行检测后发放给相关机构或疫苗企业。随后，疫苗监管核心实验室开发对疫苗抗原含量进行标准化的试剂，疫苗企业通过申请获取。

（2）全球上市的流感疫苗。目前根据流感疫苗生产工艺可将其分为三大类，基于鸡胚生产、基于细胞生产和重组疫苗。基于鸡胚生产的流感疫苗又包括标准抗原剂量的灭活疫苗和减毒活疫苗、佐剂疫苗以及高抗原剂量灭活疫苗。

目前全球使用的流感疫苗主要是三价和四价的灭活疫苗。佐剂疫苗和高剂量疫苗适用于 65 岁及以上老年人。减毒活疫苗是由不会引起流感的减毒的活病毒通过冷适应工艺制成的，通过鼻喷途径接种，适用于 2~49 岁年龄组。减毒活疫苗可诱导黏膜免疫反应，模仿自然感染；冷适应株在体内 37℃下不能有效复制，故对人体无致病性，但其有限的复制仍可诱发机体免疫应答。重组流感疫苗（recombinant influenza vaccine，RIV）是一种利用重组技术生产的流感疫苗，通过基因改造一种感染昆虫细胞病毒产生的流感病毒蛋白，接种后诱发人体的免疫系统，从而产生保护性抗体，适用于 18 岁及以上成年人；该疫苗生产周期快，可以用于大流行期间或疫苗供应短缺时快速生产。

（3）疫苗应用情况。疫苗接种对于发生严重流感并发症的高危人群以及与其同住或照顾的人群尤其重要。因此，WHO 建议将妊娠期妇女列为最优先接种对象，需要考虑接种的其他高危人群包括：6~59 月龄儿童、老年人、慢性病患者和医务人员（排序不分先后）。

各国对流感疫苗接种政策和覆盖率有所不同。以欧盟为例，各成员国对于流感疫苗接种的推荐人群和接种费用支付机制有一定差别，针对不同的推荐人群，大部分是免费接种，其次是国家保险或商业保险覆盖，其他是自费、单位福利或多种支付方式综合使用等；各成员国间各目标人群的流感疫苗覆盖率相差较大，如 2017—2018 年流感季老年人覆盖率中位数为 47.1%（2.0%~72.8%），医务人员 30.2%（15.6%~63.2%），慢性病患者 44.9%（15.7%~57.1%），以及孕妇 25.0%（0.5%~58.6%）等。美国从 2010—2011 年流感季开始推荐 6 月龄以上人群普遍接种流感疫苗，2019—2020 年流感季全国疫苗覆盖率约 50%。

（四）抗流感病毒药物

除国内批准上市的神经氨酸酶抑制剂、血凝素抑制剂和 M2 离子通道阻滞剂以外，国际上上市了一些针对靶病毒及靶宿主的新型抗病毒药物。作用于病毒的药物有：①法匹拉韦（Favipiravir）：又称 T-705，是一种嘌呤核苷类似物的广谱抗病毒药物，对甲、乙和丙型流感病毒均具有有效抑制的广谱抗病毒药物，口服吸收后在细胞内磷酸化为 T-705RDP 和 T-705RTP，T-705RTP 为活性产物，作用于流感病毒多聚酶，直接抑制病毒 RNA 的复制。②巴洛沙韦（Baloxavir）：通过选择性地抑制甲型和乙型流感病毒的 5′帽状结构（CAP）依赖性核酸内切酶活性，从而抑制 mRNA 合成来抑制病毒复制，其针对的是流感病毒侵袭宿主细胞后增殖的环节，与神经氨酸酶抑制剂的机理有互补作用；巴洛沙韦用法为单次口服，可为临床应用带来较大便利。③匹莫地韦（Pimodivir）：靶向甲型流感病毒聚合酶复合体的 PB2 亚基，起到抑制多聚酶结合到前体 mRNA 的 5′帽状结构，也就是所谓的"抢帽"，是流感病毒转录过程中的关键环节，从而可以抑制甲型流感病毒的复制；但因为甲型和乙型流感病毒的 PB2 帽状结合口袋结构不同，因此对乙型流感病毒无效。作用于宿主的药物包括：① DAS181（Fludase）：其通过切断人类呼吸道内的唾液酸受体来阻断呼吸道病毒传染，这种阻断感染的方式使得依赖唾液酸受体的病毒很难产生耐药性。②硝唑尼特（Nitazoxanide）：噻唑类广谱抗病毒药物，通过抑制流感病毒在细胞内的 HA 蛋白从内质网转运到高尔基体，并影响 HA 蛋白末端糖基化过程，从而达到抑制流感病毒复制的作用。还有一些新型抗病毒药物正在申请临床，流感治疗领域的未来值得期待。我国也应加速这些药物的研发和引入，为流感治疗提供疗效更优、耐药率更低的更多药物选择。

（五）检测

国际目前对流感的诊断方法更强调检测的便捷性、快速性，并最好能在 30 分钟内获得较为确切的病原学结果。WHO 对流感新型诊断方法提出了 7 项基本要求，简称 ASSURED，即负担得起（Affordable）、灵敏（Sensitive）、特异（Specific）、用户友好

（User-friendly）、稳健快速（Robust and rapid）、设备简单或不需设备（Equipment-free）、在偏远地区便捷适用（Deliverable to remote areas）。快速精准的诊断方法能更快地确诊疑似病例，从而科学规范进行抗病毒药物治疗，减少抗菌药物、激素的不当治疗。国际上已批准上市的部分新型数字免疫测定法（novel digital immunoassay，DIA）、快速核酸扩增检测（rapid nucleic acid amplification test，NAAT）等快速检测方法，对甲型、乙型流感检测的灵敏度、特异度显著提升，对仪器的依赖性和价格方面逐渐降低，提高了临床使用的可行性。测序技术的发展也使检测更快速、低价，但在病毒监测和检测方面的常规应用还存在一些挑战。未来流感诊断的新趋势将逐步向智能手机检测、基因编辑技术诊断和可穿戴设备诊断等高端领域延伸，为人类抗击流感做出进一步的贡献。

（六）非药物干预措施

《全球流感战略（2019—2030）》指出，"扩大季节性流感防控政策和计划以保护弱势人群"是四大战略目标之一。其中，将 NPI 纳入预防和控制规划是需要优先发展的领域，具体涉及的措施有：将 NPI 纳入季节性流感防控和大流行应对计划的效益传播给多部门的政策制定者；向公众提供有关 NPI 的教育材料，包括流感的高危人群和容易暴发的场所；通过地方卫生部门和社区合作，制订社区水平的 NPI 计划，例如在流感季节性流行和大流行期间如何实施关闭学校、工作场所和取消群众集会的社会隔离措施等。

流感大流行来临时，在疫苗供应之前，NPI 是控制流感大流行的最佳方法之一，建议采取的 NPI 涵盖个人、社区以及环境。个人 NPI 主要包括生病时居家、咳嗽和打喷嚏时用纸巾遮盖以及使用肥皂或洗手液洗手；社区 NPI 最常用的措施是避免近距离接触，以及关闭学校、取消集会等；环境 NPI 包括常规表面清洁以消除经常接触的表面和物体上的流感病毒，例如玩具、门把手等。每年接种流感疫苗是预防季节性流感的最佳方法，而环境 NPI 是日常的简单预防措施，人们可以采取这些措施来降低与物体表面上的流感病毒接触的风险。即使在接种疫苗后，常规的表面清洁也可以起到额外的保护作用。

四、发展趋势与对策

（一）新型预防、治疗和诊断工具的发展趋势

（1）疫苗。目前其他国家已供应的产品在我国还未上市，包括高剂量疫苗、佐剂疫苗、基于细胞生产的疫苗以及重组流感疫苗。全球正在研发的新型流感疫苗包括病毒样颗粒（VLP）疫苗、细胞毒性 T 淋巴细胞（CTL）诱导疫苗、DNA 疫苗、RNA 疫苗以及通用疫苗等。此外，通用疫苗是目前全球流感疫苗领域的研发热点，与现有疫苗相比具有众多的优势：可以引起体液和细胞反应，可大量快速生产，提供长期和跨毒株交叉保护等。

（2）治疗。当前针对流感有三大类治疗手段，各种类型的抗流感病毒药物、免疫

调节剂（免疫血浆、超免疫球蛋白、单克隆抗体）以及调节宿主固有免疫反应的药物（DAS181、硝唑尼特等）。其中，应用和研发有效的抗流感病毒药物有几个挑战：一是由于就医行为导致的差异化的用药习惯，倡导标准化应用至为重要；二是耐药性，对各类抗病毒药物出现耐药毒株是普遍问题，因此需要持续做好耐药性监测；三是用药及时性，对于住院的重症、危重症病例尽早用药存在困难；四是强调随机对照临床试验作为金标准，可能会忽略大量观察性研究的结果，尤其是对于抗菌药物使用、住院、住院天数、死亡等结局，需要对 RCT 进行重新设计以评价公共卫生结局；五是关注不同作用机制的抗病毒药物的联合治疗。

（3）检测。根据 WHO 的 ASSURED 原则，要继续加强快速精准的诊断方法的研发，提高检测灵敏度、特异度，降低对仪器、实验室生物安全条件等环境的依赖性，促进快速核酸扩增、数字免疫技术等新型快速检测技术的临床应用。基因编辑技术的临床应用，体现出了低价、灵敏度高的优点，并可检测病毒分支和耐药性。此外，新一代测序技术、智能手机检测、可穿戴设备诊断对提升检测精确性、便利程度以及与其他数据的对接方面具有优势。

因此，我国一方面应持续加强新型流感疫苗、抗病毒药物和检测手段研发和创新研究方面的投入，促使新工具、新技术早日上市应用，另一方面加速国外已有新型工具的引入应用及效果评价，提升国家在流感监测、预防控制和治疗等方面的能力。

（二）我国流感防控的挑战及对策

（1）监测。我国当前的哨点监测体系无法估算流感疾病负担，也不能用于分析疾病严重性。我国传染病防治法将流感列为丙类传染病，要求对就诊病例进行常规报告。但由于该病轻症比例高，临床特征不特异，实验室诊断率低，流行高峰季节报告负荷重等因素，报告病例不能体现真正的发病水平，更无法用于评估疾病严重性。在进行法定报告传染病病种调整时，应考虑取消流感病例的常规报告。未来我国提升流感监测水平，应结合我国临床诊疗实践的变化特点，建立旨在获得流感发病、住院、死亡负担数据和用于监视、评估疾病严重性、疫苗效果的监测系统，以支持我国流感防控政策的循证决策。同时亦应考虑大流行发生时，流行病学监测和实验室诊断能力的快速扩张机制。

（2）疫苗。尽管流感疫苗的保护效果不如麻疹、脊髓灰质炎、乙肝等大多数病毒性疾病疫苗，但接种流感疫苗仍是预防流感及其并发症的最佳手段。我国流感疫苗年平均接种率仍很低，原因包括公众对流感和流感疫苗认识不足、医务人员较少推荐、接种服务可及性欠佳和缺乏公共财政补助政策等。为促进流感疫苗预防接种，我国应考虑采取综合政策措施，包括采用不同筹资方式和机制，提高医务人员和公众对流感和疫苗预防的认识，改进预防接种服务体系，加大新型流感疫苗研发支持力度，解决妊娠期妇女为接种禁忌等。此外，还应继续加强流感疫苗的流行病学和卫生经济学研究，为加快流感疫苗接种公共政策制定提供高质量数据。

（3）非药物干预措施。目前对于 NPI 在延缓流感社区传播效果的证据仍有限。部分随机对照试验显示，个人防护措施（如手部卫生、戴口罩）对于季节性流感的传播有一定的影响。对于其他 NPI 效果评估，基本上基于观察性研究或计算机模型模拟。停课可以减少传播，但实施时需要经过审慎考虑。环境 NPI 在消毒频率、剂量、时机以及目标表面、对象材料方面，不同消毒产品对病毒的预防效果仍未知。多数情况下，由于热扫描仪等筛查工具无法识别潜伏期病人和隐性感染者，与旅行相关的措施对于阻止疫情传播作用有限，并且旅行限制会对经济产生负面影响。尽管证据不足，个人 NPI（如勤洗手、戴口罩、避免近距离接触等）、社区 NPI（保持一定距离、关闭学校、取消集会等）以及环境表面常规清洁，在流感季节尤其是流感大流行来临时，仍是推荐实施的减缓流感传播的简便措施。

（三）国内外研究进展比较

相对于欧美等发达国家从感染、发病、就诊、住院到死亡完整的流感健康负担与经济负担数据，我国的流感相关研究尚不系统、不全面，对各年龄组、慢性病患者等人群的发病和住院以及经济负担缺乏持续的评价。全球范围内可获得的疫苗种类繁多，比如针对老年人的高剂量疫苗以及佐剂疫苗、不依赖于鸡胚的细胞培养疫苗以及重组疫苗。目前我国供应的均为基于鸡胚生产的灭活疫苗和减毒活疫苗，生产周期长达数月，国内对于新型疫苗的研发和生产进展也有限。另外，基于多种抗病毒机制的药物也陆续在其他国家上市使用，比如核酸内切酶抑制剂巴洛沙韦已在日本和美国投入使用，更有多种药物正在研发和开展临床试验，而我国目前仅有神经氨酸酶抑制剂可供选择，开展临床试验的药物包括流感病毒多聚酶抑制剂的法匹拉韦等。

（四）展望

以史为鉴，人类经历过黑死病、流感大流行、新冠肺炎大流行等灾难和瘟疫，我们应该懂得些什么？考虑到流感病毒的易变性、宿主多样性、人群普遍易感性、疾病表现的复杂性及负担严重等情况，我们必须提高对流感的重视，心存戒惧。改善目前中国流感防治现状，需要加强宣传，提高公众包括专业人士对疾病特点和危害的认识，对疫苗、药物及良好卫生习惯等防治措施的科学认识，切实加强临床和预防体系的融合，联防联控；关口前移，做好重点机构和场所的防控，降低疫情暴发和大规模传播风险；强化监测，及时有效处置疫情；规范诊疗，做好病例救治工作。预防为主，防治工作紧密结合及体系融合，是人间正道。

全球层面，各国均需持续提升流感监测、预防和控制以及大流行准备和应对能力，着力开发更好的快速发现、控制和治疗流感的工具并推动其应用，达到减少季节性流感发病和死亡、降低动物源性流感风险，以及缓解将来新型流感病毒以及其他呼吸道传染病全球大流行影响的目标。

参考文献

［1］ Murray CJ，Lopez AD，Chin B，et al. Estimation of potential global pandemic influenza mortality on the basis of vital registry data from the 1918–20 pandemic：A quantitative analysis［J］. Lancet，2006，368（9554）：2211–2218.

［2］ World Health Organization. Pandemic（H1N1）2009–update 112［EB/OL］.［2019–10–30］. https://www.who.int/csr/don/2010_08_06/en/.

［3］ Dawood FS，Iuliano AD，Reed C，et al. Estimated global mortality associated with the first 12 months of 2009 pandemic influenza A H1N1 virus circulation：A modelling study［J］. Lancet Infect Dis，2012，12（9）：687–695.

［4］ World Health Organization. Influenza（seasonal）［EB/OL］.［2019–10–30］. https://www.who.int/en/news–room/fact–sheets/detail/influenza–（seasonal）.

［5］ Li L，Liu YN，Wu P，et al. Influenza–associated excess respiratory mortality in China，2010–15：A population–based study［J］. Lancet Public Health，2019，4（9）：e473–e481.

［6］ 国家免疫规划技术工作组流感疫苗工作组. 中国流感疫苗预防接种技术指南（2019—2020）［J］. 中华流行病学杂志，2019，40（11）：1333–1349.

［7］ 国家卫生健康委. 流行性感冒诊疗方案（2019 年版）［EB/OL］.［2019–10–30］. http://www.nhc.gov.cn/yzygj/s7653p/201911/a577415af4e5449cb30ecc6511e369c7.shtml

［8］ World Health Organization Writing Group，Bell D，Nicoll A，et al. Non–pharmaceutical interventions for pandemic influenza，international measures［J］. Emerg Infect Dis，2006，12（1）：81–87.

［9］ 中国疾病预防控制中心. 秋冬流感季，你需要的都在这里！［EB/OL］.［2019–10–30］. http://www.chinacdc.cn/ztxm/2019qgkpr_11625/201910/t20191031_206596.html

［10］ World Health Organization. Global influenza strategy 2019–2030［M］. Geneva：World Health Organization，2019.

［11］ World Health Organization. Influenza–Global Influenza Surveillance and Response System（GISRS）［EB/OL］.［2019–10–30］. https://www.who.int/influenza/gisrs_laboratory/updates/GISRS_one_pager_2018_EN. pdf?ua=1.

［12］ World Health Organization. Vaccines against influenza WHO position paper–November 2012［J］. Wkly Epidemiol Rec，2012，87（47）：461–476.

［13］ ECDC. Seasonal influenza vaccination and antiviral use in EU/EEA Member States［EB/OL］.［2019–10–30］. https://www.ecdc.europa.eu/en/publications–data/seasonal–influenza–vaccination–antiviral–use–eu–eea–member–states.

［14］ US CDC. Seasonal Influenza Vaccine Supply for the U. S. 2019–2020 Influenza Season［EB/OL］.［2019–10–30］. https://www.cdc.gov/flu/prevent/vaxsupply.htm.

［15］ 王业明，曹彬. 抗流感病毒药物的回顾、现状和展望［J］. 中华流行病学杂志，2018，39（8）：1051–1059.

［16］ Kosack CS，Page AL，Klatser PR. A guide to aid the selection of diagnostic tests［J］. Bull World Health Organ，2017，95（9）：639–645.

［17］ Keshavarz M，Mirzaei H，Salemi M，et al. Influenza vaccine：Where are we and where do we go? ［J］. Rev Med Virol，2019，29（1）：e2014.

［18］ 彭质斌，王大燕，杨娟，等. 中国流感疫苗应用现状及促进预防接种的政策探讨［J］. 中华流行病学杂志，2018，39（8）：1045-1050.

［19］ Cowling BJ，Chan KH，Fang VJ，et al. Facemasks and hand hygiene to prevent influenza transmission in households：A cluster randomized trial［J］. Ann Intern Med，2009，151（7）：437-446.

［20］ Aiello AE，Murray GF，Perez V，et al. Mask use，hand hygiene，and seasonal influenza-like illness among young adults：A randomized intervention trial［J］. J Infect Dis，2010，201（4）：491-498.

［21］ Loustalot F，Silk BJ，Gaither A，et al. Household transmission of 2009 pandemic influenza A（H1N1）and nonpharmaceutical interventions among households of high school students in San Antonio，Texas［J］. Clin Infect Dis，2011，52（S1）：S146-153.

撰稿人：郑建东　冯录召

卫生健康标准化学科进展

一、引言

"标准"这一用语在社会上应用得极为广泛，很多不同的社会范畴都会用到。国内最广泛接受和认同的是我国国家标准 GB/T 20000.1—2002《标准化工作指南　第 1 部分：标准化和相关活动的通用词汇》中的定义，即为了在一定范围内获得最佳秩序，经协商一致制定并由公认机构批准，共同使用和重复使用的一种规范性文件。标准化学科是一门新兴学科，也是一门综合性学科。GB/T 20000.1—2014《标准化工作指南　第 1 部分：标准化和相关活动的通用术语》中将"标准化"定义为："为了在既定范围内获得最佳秩序，促进共同效益，对现实问题或潜在问题确立共同使用和重复使用的条款以及编制、发布和应用文件的活动。"而《标准化概论》一书中将"标准化活动"划分成为"标准制定、标准实施和标准监督"3 个主要过程。

卫生健康标准是指国家卫生健康委为实施国家卫生健康法律法规和政策，保护人体健康，在职责范围内对需要在全国统一规范的事项，按照标准化制度规定的程序及格式制定并编号的各类技术要求。它不仅是贯彻各项卫生法律法规的重要技术依据，也是我国卫生法律体系的重要组成部分，在保障人民身体健康，促进我国经济和社会发展等方面发挥着重要作用。卫生健康领域的标准化工作，包括编制中长期卫生健康标准规划和年度计划，卫生健康标准的研究、制修订、解释、宣贯、实施、复审和评估等，是国家标准化工作的重要组成部分，也是卫生健康法制建设的重要环节。卫生健康标准化工作的质量不仅影响着卫生健康事业的发展，也关系着我国经济和社会发展的大局，关系着广大人民群众的生命安全和健康质量。新修订的《中华人民共和国标准化法》和《"健康中国 2030"规划纲要》《关于建立健全基本公共服务标准体系的指导意见》等卫生健康法律法规和规划中明确提出了健全健康标准体系，促进健康管理标准化的要求。

近年来，我国卫生健康领域的标准化事业得到了快速发展。在国家卫生健康委员会的主导下，国家陆续发布了一批质量较高的卫生健康标准，截至 2018 年 12 月 31 日，我国现行有效卫生健康标准 1373 项，其中公共卫生领域标准 973 项，公共卫生领域标准涵盖面不断增加，法定传染病、职业病诊断标准已基本实现了全覆盖，营养等体现社会发展人民健康急需的标准也从无到有。这些公共卫生领域卫生健康标准的实施，为规范疾病预防控制工作，提高处置突发性公共卫生事件的应急能力，保障人民健康发挥了重要的作用，同时也为实现疾病预防控制工作标准化管理奠定了基础。

卫生健康标准工作的快速发展得益于卫生标准工作的组织建设和制度创新。2019 年 7 月修订实施的《卫生健康标准管理办法》《卫生健康标准起草和征求意见管理规定》《卫生健康标准审查管理规定》等管理制度，为提高卫生健康标准工作质量提供了制度保障。我国的卫生健康标准化工作更加制度化、规范化和程序化，卫生健康标准专业委员会从 1981 年成立之初的 7 个发展到 2019 年第八届国家卫生健康标准委员会成立后的 21 个，其中公共卫生领域的标准专业委员会 10 个，涉及传染病、寄生虫病、地方病、营养、放射卫生、学校卫生、环境健康、职业健康和卫生有害生物防制等领域。各标准专业委员会根据各自职责和工作需要建立了较为完善的卫生健康标准体系，并制定了卫生健康标准化工作规划和计划，初步建成了国家和省级联动的卫生健康标准化技术支撑体系和工作机制及常态化的标准化人才培养机制，明确了卫生健康标准化工作的发展方向。与此同时，地方卫生健康标准化工作也在稳步推进。近年来，各地发布卫生健康地方标准 200 余项。北京、江苏、贵州、山西等省市成立了卫生健康地方标准委员会，还有多个省份正在筹建。山西的《医疗护理员服务规范》等 3 项标准，对树立"山西医疗护工"品牌、助力老区扶贫发挥了积极作用。广西制定了地方特色的瑶医标准。京津冀共同发布实施《老年护理常见风险防控要求》，成为首批京津冀协同地方标准。在此基础上，我国卫生健康标准体系日益完善，卫生健康标准的科学性、适用性、规范性明显增强，卫生健康标准在助力健康中国建设如重大疾病防控、国家大型活动保障等方面成效显著，在保障卫生健康相关法律法规实施上作用明显。

但是，与经济社会发展水平、与健康中国建设的需求相比较，卫生健康标准化工作还存在较大差距。存在如标准管理机制待完善，部委之间、学会/协会之间职责交叉；部分卫生健康标准重复、交叉和不衔接；卫生健康标准名称表述界定不规范；卫生健康标准制修订程序有待调整完善；卫生健康标准化工作激励机制不健全等种种问题。本文从目前我国卫生健康标准化学科的最新研究进展出发，总结了当前我国卫生健康标准化的管理体制、标准体系、工作机制等，进而分析了卫生健康标准工作开展以来产生的作用及存在问题，同时对本学科国内外研究进展进行比较，并对卫生健康标准化工作的发展给出了建议和展望。

二、我国卫生健康标准化研究进展

（一）管理体制

国家卫生健康委员会作为我国的部门标准化机构，负责我国卫生健康标准化管理工作，下设国家卫生健康标准委员会，秘书处设在国家卫生健康委员会法规司。协调单位包括中国疾病预防控制中心、国家卫生健康委员会统计信息中心和国家卫生健康委员会医疗管理服务指导中心。

第八届国家卫生健康标准委员会于 2019 年 6 月 21 日正式成立，下设 21 个标准专业委员会。国家卫生健康委员会统计信息中心负责协调管理信息领域的标准专业委员会，国家卫生健康委员会医疗管理服务指导中心负责协调管理 10 个医疗卫生领域的标准专业委员会，中国疾病预防控制中心负责协调管理 10 个公共卫生领域的标准专业委员会（图 1）。

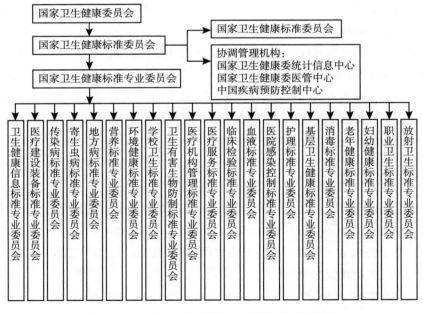

图 1　第八届国家卫生健康标准委员会组织架构

截至 2018 年 12 月 31 日，全国专业标准化技术委员会共有 1306 个，其中与卫生健康相关的专业标准化技术委员会 44 个［技术委员会（TC）20 个，分技术委员会（SC）24 个，见表 1］，占总数的 3.37%。

表 1 与卫生健康相关的专业标准化技术委员会

委员会编号	委员会名称	秘书处所在单位
TC10	医用电器	上海市医疗器械检测所
TC10/SC1	医用 X 射线设备及用具	辽宁省医疗器械检验检测院
TC10/SC2	医用超声设备	国家武汉医用超声波仪器质量监督检测中心
TC10/SC3	放射治疗、核医学和放射剂量学设备	北京市医疗器械检验所
TC10/SC4	物理治疗设备	天津市医疗器械质量监督检验中心
TC10/SC5	医用电子仪器	上海市医疗器械检测所
TC58/SC2	辐射防护	核工业标准化研究所
TC58/SC4	放射性同位素	核工业标准化研究所
TC99	口腔材料和器械设备	北京大学口腔医学院
TC99/SC1	齿科设备与器械	广东省医疗器械质量监督检验所
TC103/SC1	医用光学和仪器	浙江省医疗器械检验院
TC103/SC2	显微镜	上海理工大学
TC103/SC3	眼镜光学	东华大学
TC106	医用输液器具	山东省医疗器械产品质量检验中心
TC110	外科植入物和矫形器械	天津市医疗器械质量监督检验中心
TC110/SC1	材料及骨科植入物	天津市医疗器械质量监督检验中心
TC110/SC2	心血管植入物	天津市医疗器械质量监督检验中心
TC110/SC3	组织工程医疗器械产品	中国食品药品检定研究院
TC112	个体防护装备	国家安全生产监督管理总局国际交流合作中心
TC125/SC6	小幼教	宁波市学校装备管理与电化教育中心
TC148	残疾人康复和专用设备	中国康复辅助器具协会
TC148/SC1	轮椅车	中国康复器具协会 / 佛山市质量和标准化研究院
TC169	计划生育器械	上海市医疗器械检测所
TC207	环境管理	中国标准化研究院
TC248	医疗器械生物学评价	山东省医疗器械产品质量检验中心
TC273	环境监测方法	中国环境监测总站
TC273/SC1	水环境监测方法	中国环境监测总站
TC273/SC2	土壤环境监测方法	南京环境科学研究所
TC273/SC3	空气环境监测方法	北京市环境保护监测中心
TC275/SC2	水处理设备	深圳市海川实业股份有限公司 / 南京贝特环保通用设备制造有限公司 / 西安热工研究院有限公司 / 国家环保产品质量监督检验中心

续表

委员会编号	委员会名称	秘书处所在单位
TC311	家用卫生杀虫用品	北京市轻工产品质量监督检验一站
TC356/SC1	中药炮制机械	杭州海善制药设备股份有限公司
TC395	食品用洗涤消毒产品	中国日用化学工业研究院
TC451	城镇环境卫生	上海市环境工程设计科学研究院有限公司
TC475	针灸	中国中医科学院针灸研究所
TC476	中西医结合	中国中西医结合学会
TC477	中药	中国中药协会
TC478	中医	中华中医药学会
TC483	保健服务	北京国康健康服务研究院
TC492	口腔护理用品	江苏省产品质量监督检验研究院
TC492/SC1	牙膏	黑龙江省轻工科学研究院
TC492/SC2	牙刷	北京市轻工产品质量监督检验一站 / 倍加洁集团股份有限公司
TC492/SC3	中草药牙膏	柳州两面针股份有限公司
TC510	生殖健康用品	中国生殖健康产业协会

目前，在地方的卫生健康标准化工作开展上，江苏省、贵州省、北京市、山西省、上海市、新疆昌吉回族自治州、苏州市分别于 2016—2019 年成立了地方卫生标准化技术委员会，四川省、广东省、重庆市、陕西省、福建省等省市也正在推动地方卫生健康标准化技术委员会的成立。

（二）标准体系

我国卫生健康标准包括公共卫生领域标准、医疗卫生领域标准、卫生健康信息标准以及与卫生健康相关的团体标准。截至 2018 年 12 月 31 日，我国现行有效卫生健康标准 1373 项，其中公共卫生领域标准 973 项，卫生健康信息领域标准 224 项，医疗卫生领域标准 165 项。其他标准 11 项。

近年来我国制定和发布了一系列公共卫生领域卫生健康标准和规范。这些公共卫生领域卫生健康标准的实施，为规范疾病预防控制工作，提高处置突发性公共卫生事件的应急能力，保障人民健康发挥了重要的作用，同时也为实现疾病预防控制工作标准化管理奠定了基础。

第七届国家卫生标准委员会于 2013 年成立，下设 17 个标准专业委员会，其中中国疾病预防控制中心负责协调管理 10 个公共卫生领域的标准专业委员会。第八届国家卫生健康标准委员会于 2019 年 6 月 21 日正式成立，下设 21 个标准专业委员会，其中公共卫生领域的标准专业委员会 10 个，仍由中国疾病预防控制中心负责协调管理；传染病、寄生虫病、地方病、营养、放射卫生、学校卫生、消毒 7 个标准专业委员会保留，环境卫生、职业卫生、病媒生物控制标准专业委员会分别更名为环境健康、职业健康和卫生有害生物防制标准专业委员会（表 2）。第八届国家卫生健康标准委员会最大的特点是突出了健康元素。

表 2　第七届与第八届国家卫生健康标准委员会比较

第七届国家卫生标准委员会 （公共卫生领域）	第八届国家卫生健康标准委员会 （公共卫生领域）
传染病标准专业委员会	传染病标准专业委员会
寄生虫病标准专业委员会	寄生虫病标准专业委员会
地方病标准专业委员会	地方病标准专业委员会
营养标准专业委员会	营养标准专业委员会
放射卫生标准专业委员会	放射卫生健康标准专业委员会
学校卫生标准专业委员会	学校卫生健康标准专业委员会
消毒标准专业委员会	消毒标准专业委员会
环境卫生标准专业委员会	环境健康标准专业委员会
职业卫生标准专业委员会	职业健康标准专业委员会
病媒生物控制标准专业委员会	卫生有害生物防制标准专业委员会

（三）工作机制

我国的卫生健康标准化工作包括：编制中长期卫生健康标准规划和年度计划；卫生健康标准制定、修订；卫生健康标准解释；卫生健康标准宣贯；卫生健康标准实施；卫生健康标准复审；卫生健康标准理论研究以及相关的其他工作（图 2）。行业标准直接由国家卫生健康委员会发布实施；国家标准报送国家标准化管理委员会发布实施；国家卫生健康委员会负责标准的复审及解释。

卫生健康标准标准化管理工作由国家卫生健康委员会负责，设立国家卫生健康标准委员会，秘书处设在国家卫生健康委员会法规司。国家卫生健康标准委员会下设卫生健康标准专业委员会。相关业务司局会同各专业标准委员会负责相关专业领域卫生健康标准的制修订工作。协调管理机构承担卫生健康标准立项评审、审查卫生健康标准报批材料审查、开展基础研究、重要标准的宣传贯彻、标准实施、标准化试点、标准实施评估及效果评价等标准标准化管理具体工作。

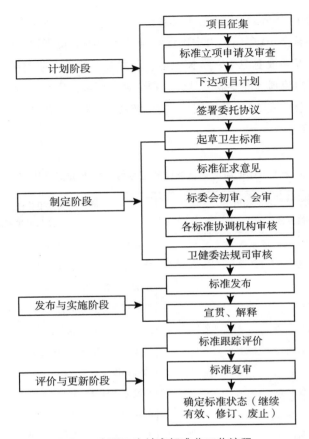

图 2　中国卫生健康标准化工作流程

（四）主要作用

1. 建立了符合卫生行业特点的标准工作体制机制

2019 年 7 月修订实施的《卫生健康标准管理办法》《卫生健康标准起草和征求意见管理规定》《卫生健康标准审查管理规定》等管理制度，使卫生健康标准工作更加制度化、规范化、程序化。近年来，医疗卫生健康标准的制定根据自身专业的特点，从标准立项、起草、审查和发布等各个环节提出了全面、详细的工作程序和要求，建立了符合行业特点的工作流程。加强标准立项和报批管理，标准立项紧密结合有关法律法规、国家卫生政策和卫生行政部门工作重点，由业务主管司局做主导，同时注重征集一线卫生工作者的意见，为提高卫生健康标准工作质量提供了制度保障。

2. 构建了较为完善的卫生健康标准体系

到 2019 年，第八届国家卫生健康标准委员会成立，该届标委会设有卫生健康信息、医疗建设装备、传染病、寄生虫病、地方病、营养、环境健康、学校卫生、卫生有害生物防制、医疗机构管理、医疗服务、临床检验、血液、医院感染控制、护理、基层卫生健康、消毒、老年健康、妇幼健康、职业卫生和放射卫生21个标准专业委员会，形成了一个以需求为导向、以专业划分为依据的卫生健康标准体系，各专业委员会根据工作范围和实际需求建立了自己本专业的卫生健康标准体系，较好地满足了广大人民群众的健康需求。

3. 制定了一批影响大、作用显著和质量高的卫生健康标准

近年来，在国家卫生健康委员会的主导下，陆续发布了一批质量较高、影响力较大和作用较为显著的标准。例如，卫生信息专业制定的系列数据集标准和数据元值域代码标准构成了信息化的基础标准，在促进医疗机构信息化建设和区域卫生信息平台建设、实现卫生信息互联互通方面发挥了极大作用。血液专业国家标准《献血者健康检查要求》，有力保障了广大群众的用血安全。

4. 积极推进了卫生健康标准基础性研究的开展

近年来，中国疾病预防控制中心、国家卫生健康委员会医管中心和国家卫生健康委员会统计信息中心开展了医疗服务、卫生信息和营养专业标准的国内外对比研究，区域卫生信息互联互通标准体系与方法研究，卫生信息标准实施状况调查研究等项目，开展了多项卫生健康标准贯彻实施情况调研和追踪评价项目，为标准的修订工作提供了有力的数据支持。科研成果转化为近百项专业卫生健康标准。

5. 初步解决了卫生健康标准老化、缺失和滞后问题

卫生健康标准管理机构组织完成1000多项标龄超过5年的卫生健康标准的复审，淘汰了老化落后标准40项。同时，为提高卫生健康标准制修订的效率，组织开展对历年累积的300余项逾期项目的清理工作。通过清理和复审，卫生健康标准老化、缺失、滞后问题得到初步解决。

6. 有力推动了地方卫生标准健康标准化事业的发展

制定了《地方卫生标准工作管理规范》，对地方卫生健康标准的制修订、宣传培训、实施评估、监督检查等工作提出了要求。目前，大多数省份和地区已经初步建立了卫生健康标准工作制度和组织框架，有力推动了地方卫生健康标准事业的发展。

（五）存在问题

近年来，我国卫生健康标准化事业得到了快速发展，卫生健康标准体系初步形成，应用范围不断扩大，水平持续提升，行业内标准化意识逐步提高，较好地满足了保障群众健康的需求。但是，与经济社会发展水平、与健康中国建设的需求相比较，卫生健康标准化工作还存在较大差距。当前的卫生健康标准化体系与新时代的需求还不能相适应。主要问题如下。

1. 对卫生健康标准化体系的定位和作用认识不足

在制定标准与规范性文件中，卫生健康标准与卫生健康规范性文件的契合度和支撑度都不够，部分领域"重复"和"空白"并存；在运用过程中，卫生健康标准强制力缺乏，约束性降低，因此，从实际来看，"规范性文件"的执行效果往往优于标准。

2. 部分卫生健康标准存在重复、交叉和不衔接

主要存在以下几个方面：一是卫生健康标准与其他行业标准交叉重复；二是同一检测物检测标准涵盖范围不一致；三是不同检测物（但指标紧密相关）的检测标准不衔接；四是同一约束对象标准涵盖范围不一致；五是同一约束对象标准指标定义不一致；六是卫生健康行业标准与协会指南有重复；七是卫生健康行业标准与地方标准有重复。卫生健康标准重复、交叉和不协调，一定程度上给"使用者"遵循和引用卫生健康标准带来困惑，也给卫生执法依据的选择带来困难，降低了标准的约束力。

3. 卫生健康卫生标准名称表述界定不规范

卫生与健康行政部门印发规范性文件和国家、行业发布标准，卫生行业学会发布指南时，对"标准、指南、规范"等表述界定不清晰，名称混用，发布形式没有界定，一些适宜以标准形式出台的文件却以规范性文件的形式发布。同时，标题的使用不规范，一些从标题上看起来是"标准"的文件，实际上又不是我们所指的"标准"，往往给使用者造成混淆。

4. 卫生健康标准制修订程序还有待调整完善

卫生健康标准的制修订周期较长。起草单位编制标准至少需要 1 年，然后经标准专业委员会审查，反复修改标准文稿，完成审查后，再经征求主管司局意见、协调管理机构审核等程序，对标准文稿修改论证，后续工作往往历时更长，导致标准滞后。公众和企业（团体）参与度低，标准制定主要依赖专家组意见，公众和企业（团体）诉求没有得到充分的表达，团体组织在卫生健康标准化工作中未能充分发挥应有的作用。

5. 卫生健康标准执行和使用化工作激励机制不健全

对制修订卫生健康标准的成果界定不清晰。新修订的《标准化法》仅作了"对在标准化工作中做出显著成绩的单位和个人，按照国家有关规定给予表彰和奖励"的表述，缺乏国家科技部门对制修订卫生健康标准的成果界定。由于界定不清晰，制修订卫生健康标准对科研人员的吸引力不足，积极性调动不充分。

6. 卫生健康标准化管理人才队伍薄弱

卫生健康标准化建设，需要一批既熟悉卫生法律、法规和卫生政策，又熟悉卫生健康标准化专业技能的人才队伍。从卫生健康领域的标准专业委员会的情况来看，当前各秘书处多挂靠于相应领域医疗机构、科研单位等，熟悉卫生专业领域，又有卫生政策法规研究背景和卫生行政管理经历的人员却严重不足。

三、卫生健康标准化国内外研究进展比较

（一）我国国际标准化工作现状

国际标准是指国际标准化组织（ISO）、国际电工委员会（IEC）和国际电信联盟（ITU）制定的标准，以及国际标准化组织确认并公布的其他国际组织制定的标准。其他国际组织通常在某一领域制定一些国际标准，一般它们在联合国控制之下，WHO 和国际原子能机构（IAEA）即属于这类机构。目前，ISO 负责绝大部分领域的标准化活动，ISO/IEC 制定了约 85% 的国际标准，剩下的 15% 由其他国际标准机构制定。ISO 和 IEC 都是非政府机构，它们制定的标准实质上是自愿性的，但因其权威性、指导性和通用性，受到各国高度重视。

代表中国参加国际标准化事务的代表机构是国家标准化管理委员会（SAC），国家标准化管理委员会承担 ISO 中国国家成员体和 IEC 中国国家委员会秘书处，负责 ISO 中国国家成员体和 IEC 中国国家委员会日常工作，以及与 ISO 和 IEC 中央秘书处的联络。中国于 1978 年加入 ISO，在 2008 年第 31 届 ISO 大会上，按 ISO 贡献率（ISO 贡献率指标主要包含各成员承担 ISO 技术委员会、分技术委员会、工作组的数量和以该成员为主起草国际标准的数量）排名第六的中国，正式成为了 ISO 的常任理事国。截至 2016 年底，ISO 共有 247 个技术委员会，508 个分技术委员会，中国担任 72 个技术委员会 / 分技术委员会秘书处，占总数的 9.5%，并在 733 个技术委员会 / 分技术委员会中作为 P 成员（即参加成员，有义务对正式提交给技术委员会或小组委员会表决的所有问题进行表决并参加会议）参与标准化活动。此外，中国共有 142 名专家担任工作组召集人。而处于领先地位的仍然是美国、德国、法国、英国和日本，这些国家无论在秘书处数量，还是召集人数量，以及主导制定标准梳理方面，都远超中国。比如，ISO 共有国际标准 2 万多项，中国主导参与制定标准不足 1%。中国于 1957 年加入 IEC，并于 2011 年在第 75 届 IEC 理事大会上当选成为 IEC 6 个常任理事国之一，其他 5 个国家分别为法国、德国、日本、英国和美国。目前，IEC 共有 203 个技术委员会和分技术委员会，中国担任了 10 个技术委员会 / 分技术委员会的秘书处工作，约占总数的 5%，并在 180 个技术委员会 / 分技术委员会中作为 P 成员参与标准化工作。而 IEC 数据显示，仅德国、日本、美国、法国、英国 5 个国家就担任了 128 个技术委员会 / 分技术委员会秘书处，占总数的 63%。

在国际标准化活动中，中国参与了绝大多数标准化技术委员会和分技术委员会活动，表现十分积极，且相比其他发展中国家，中国处于绝对的领先地位，但是在标准化工作的主导上，相比美国、德国、英国、法国和日本，仍然处于劣势。为提高我国国际标准化工作水平，建议：①提高我国对最新国际标准的采标率；②加强国内标准的国际化，以及国

际标准的国内化；③积极参与国际标准化活动；④培养国际标准化人才；⑤利用"一带一路"优势，开展区域联盟。以上问题和建议存在和适用于各个标准领域，包括卫生健康标准领域。

在与其他国家交流合作方面，中国国家标准化管理委员会与一些主要贸易国的国家代表性标准化机构建立了网络标准信息平台，包括中美、中欧、中德、中英、中澳新、中韩六个标准信息平台，相应的信息平台合作机构为美国标准化学会（ANSI）、欧洲标准学会（CEN）、德国标准学会（DIN）、英国标准学会（BSI）、澳大利亚标准学会（SA）、新西兰标准学会（NZSO）、韩国标准学会（KATS）。

（二）国际卫生标准化体系和工作机制

针对我国卫生健康标准化具体工作，国际标准相关机构以及其他发达国家的标准体系和工作机制提供了许多可供我国借鉴的经验。国际标准化组织、世界卫生组织和国际原子能机构等国际组织的经验主要包括：①利益相关者参与制定标准，比如制定方、需求方、使用方等；②标准制定过程中，加强顶层设计和基础研究，同时更加注重循证基础上的标准制定，而不是完全依赖于本国内该领域内专家的意见；③加强针对标准的宣贯，比如开发培训课程，开展能力建设活动，开展各种标准化评价实践活动、标准达标率检查，引导社会各界准确理解和执行标准，促进标准的消化吸收。

具体在卫生标准方面，美国、英国和德国等发达国家可供借鉴的经验主要包括：①标准化工作全过程的市场调节作用，包括标准化的需求驱动机制；标准化管理体制以民间组织为主导，坚持市场导向原则；标准自愿采用等。②坚持标准制定程序公开、公正、公平，重视标准化工作中利益相关方的参与。③标准化工作的多渠道资源保障，而不是单靠政府为主导的投资投入。④建立国家级的各领域标准评估管理机构。⑤健全标准传播推广机制，推动标准的成果转化。

四、发展趋势及展望

卫生健康标准化工作是国家标准化战略的重要组成部分，是卫生健康工作科学规范和提质增效的重要手段，是健康中国战略实施的重要技术支撑。今后工作目标和努力方向包括以下几个方面。

（一）进一步强化卫生健康标准化管理体制和工作机制

国家卫生健康委员会设立国家卫生健康标准委员会，负责全国卫生健康标准政策、规划、年度计划的制定管理工作。国家卫生健康标准委员会下设卫生健康标准专业委员会。国家卫生健康标准委员会秘书处设在国家卫生健康委员会法规司，归口管理卫生健康标准工作。相关业务司局（疾控局、医政医管局、规划司等）会同各标准专业委员会负责相关专业领域卫生健康标准的制定、修订工作。加强与国家专业标准化技术委员会的沟通与协调，将17个卫生健康标准专业技术委员会纳入到全国专业标准化技术委员会体系中；建立国家卫生健康委员会法规司、各协调管理机构和标准专业委员会等标准化组织机构间更加高效顺畅的运行机制。

（二）进一步完善健康中国战略下的卫生健康标准体系

根据国务院机构改革方案赋予国家卫生健康委员会新的职能定位，按照新修订的《标准化法》《深化标准化工作改革方案》《国家标准化体系建设发展规划》和《"健康中国2030"规划纲要》等要求，进一步完善既有的卫生健康标准，补充急需制定的卫生健康标准；进一步推动构建国家与省级联动的卫生健康标准化技术支撑体系；积极引导和鼓励医学会、医院协会、医师协会等社会组织和学术团体协调相关市场主体共同制定满足市场和创新需要的团体卫生健康标准。

（三）进一步推进卫生健康标准的宣贯、实施和评估

标准的生命力在于实施运用，通过科学的评估方法掌握相关卫生健康标准在实施应用过程中存在的问题，从而研究制定解决问题的措施和方法。未来将进一步加强卫生健康标准宣贯的力度，提高专业人员和公众对标准重要性的认识；建立强制性卫生健康标准实施情况统计分析报告制度，积极推进卫生健康标准在实际工作中的运用；按照卫生健康标准跟踪评价工作的要求，建立相应的监督机制和退出机制，加大卫生健康标准的追踪评价力度。

（四）进一步加强卫生健康标准化人才队伍建设

卫生健康标准人才队伍的素质直接关系到卫生健康标准的水平，不断加强卫生健康标准人才队伍建设是卫生健康标准工作不断完善的重要保证。一要强化各专业标准化技术委员会秘书处人才队伍建设，当好本专业标准的参谋和助手；二要加强卫生健康标准人员的培训力度，逐步建立一支责任心强、业务技术过硬的卫生健康标准技术队伍，不断培养新生力量，保证卫生健康标准事业可持续发展；三要积极推动对卫生健康标准人才的奖励制度落到实处。新修订的《标准化法》规定，对在标准化工作中做出显著成绩的单位和个人，按照国家有关规定给予表彰和奖励。今后要积极推动对卫生健康标准人才的奖励制度真正落实到位。如对标准制修订人员、标准工作管理人员等在晋级晋升和职称评定等方面予以优先考虑，以吸引更多优秀人才从事卫生健康标准工作。

（五）编制新时代卫生健康标准化发展规划

新时代社会的主要矛盾已经转化为人民日益增长的美好生活需要和不平衡不充分的发展之间的矛盾，健康是美好生活的前提和基础，同样在卫生健康标准领域也存在发展不平衡和不充分与人们对健康服务的需求之间的矛盾。未来将通过调查研究，科学编制新时代卫生健康标准发展规划，做好顶层设计，以标准为引领，积极探索中国特色的卫生健康标准发展路径，助推健康中国建设，提高人们的健康获得感。

（六）进一步加强卫生健康标准的国际交流与合作

结合《标准联通共建"一带一路"行动计划（2018—2020年）》等系列文件要求，顺应时代，积极借鉴国际组织和发达国家标准的先进管理经验，深化与"一带一路"沿线国家和其他国家的交流合作，加强交流互鉴，积极推动卫生健康标准走向国际，同世界各国一道，共同完善国际标准体系。

（七）进一步加大对卫生健康标准科学研究的支持力度，建立并不断完善激励机制

为更好地满足新时代卫生体制改革和社会发展的需求，建议进一步加大对卫生健康标准科学研究的支持力度。一是开展《卫生健康标准中长期发展规划（2019—2035年）》前期研究和编制工作，以进一步加强卫生健康标准工作的顶层设计，明确今后一段时期卫生健康标准的发展方向。二是开展卫生健康标准资源配置研究。合理的资源配置是有力有效开展卫生健康标准工作的前提条件之一，开展卫生健康标准资源配置调研工作可掌握我国卫生健康标准人力、物力和财力等资源要素配置状况，以便为政府相关部门制定卫生健康标准资源配置标准、优化配置结构、提高卫生健康标准资源利用效率提供参考。着力推动卫生健康标准化工作激励机制的建立和完善。

（八）进一步推进地方卫生健康标准化建设

卫生健康标准是贯彻各项卫生法律法规的重要技术依据，是我国卫生法律体系的重要组成部分，在保障人民身体健康，促进我国经济和社会发展等方面发挥着重要作用。然而各地地方卫生健康标准管理体制、工作机制、工作平台、人力资源、经费支持，地方标准体系建设情况、标准制修订的数量和质量，与国家颁布的标准指南的一致性和交叉、重复等方面存在较大差异，当前的地方卫生健康标准化体系与新时代的需求还不能适应。进一步推进地方卫生健康标准化建设将有利于加快建立健全公共卫生服务体系和医疗服务体系，提高基本医疗卫生服务的公平性、可及性和质量水平，将对我国实施标准化战略和推动健康中国建设起到积极的促进作用。

参考文献

［1］李春田. 时代呼唤新的标准化法［J］. 中国标准化，2014，（12）.

［2］柳经纬. 我国标准化法制的历史沿革［N］. 中国国门时报，2018-01-08

［3］蓝麒，刘瑾. 标准化法的变迁与演进——新制度经济学视角的观察［J］. 河南财经政法大学学报，2017，32（3）：29-36.

［4］《中华人民共和国标准化法》权威解读［J］. 机械工业标准化与质量，2018（2）：7-9.

［5］学习宣贯新标准化法［N］. 中国金属通报，2017-11-30

［6］国务院. 深化标准化工作改革方案［J］. 船舶标准化与质量，2015（2）：2-5.

［7］冯岚，宋彬，臧照芳，等. 公共卫生标准在疾病预防与控制机构实施情况与问题探讨 149

［8］中华流行病学杂志，2018，39（9）：1287-1290.

［9］国家卫生计生委关于成立第七届国家卫生标准委员会的通知［EB/OL］. http://www.nhc.gov.cn/fzs/s3581p/201401/afe7ea4b55694c358a2423ede46e66b2.shtml.

［10］国家卫生健康委关于成立第八届国家卫生健康标准委员会的通知［EB/OL］. http://www.nhc.gov.cn/fzs/s3581p/201906/8aae280d21624b5884406cb11bef67b3.shtml

［11］高建华，于建平，苏宁. 我国卫生健康相关标准现状与分析［C］. 第十六届中国标准化论坛论文集，2019.

［12］臧照芳，王建书，高涵昌，等. 健康中国战略下的卫生健康标准顶层设计［J］. 中国卫生健康标准管理，2019，10（1）：1-3.

［13］冯岚，胡佳，臧照芳，等. 全国寄生虫病标准宣贯师资培训效果评估［J］. 中国公共卫生管理，2018，188（2）：136-138.

［14］臧照芳，周菊平，孙乃玲，等. 全国营养标准宣贯师资培训效果分析与评估［J］. 中国公共卫生管理，2018，34（1）：115-117.

撰稿人：雷苏文　孙乃玲　郑艳敏　谢颖珏　田昌伟　邴鹏飞　姚砂洁

脑科学发展研究

一、引言

　　脑科学（brain science）是研究脑结构和功能的科学，是一门独立的综合性学科。其狭义概念则仅指神经科学，主要是研究神经系统分子水平、细胞水平、细胞间的变化过程，以及这些过程在中枢功能控制系统里的整合作用的科学。对脑的科学认识的发展，在20世纪五六十年代正式诞生了现代神经科学，并从20世纪90年代起发展十分迅速。总体上，现代神经科学包括3个主要分支，即细胞和分子神经科学、认知神经科学以及发育神经科学。目前医学领域对人体和疾病的研究已达到相当高的水平，然而，对于人脑的奥秘还知之甚少，脑科学研究因而成为当代科学的重大挑战。国际医学界提出，21世纪将是医学科学的"脑科学世纪"。脑科学的发展对人类的身心健康、人工智能技术发展均具有重大意义，特别是在维护大众健康生活方面至关重要。保护与维持脑的正常功能无疑是人民大众健康生活的基本保障，预防、监测及治疗脑相关疾病应当成为公共卫生及预防医学的重要一环。然而，到目前为止，我们对脑生理功能的基础研究远不够深入，对于神经细胞不同的连接形式、神经信号传导通路、不同神经元的分子生物学特性等尚缺乏完整清晰的认识；对于大脑如何在分子、细胞、神经元网络等不同层面完成情绪、思维等高级脑功能的调控，也知之甚少；许多脑疾病原因未明且缺乏有效的预防与诊疗手段。根据WHO统计及文献报道，全球脑相关疾病患者的数量庞大，约有3亿抑郁症患者，6000万癫痫患者，4400万痴呆症患者，2300万精神分裂症患者，并且这些疾病对社会造成沉重负担。在全球各类疾病造成社会负担中，脑相关疾病所占百分比约为28%，这一比例甚至超过了心血管疾病和肿瘤。根据我国疾病防控中心数据，我国抑郁症患者就超过3000万人，癫痫患者约1000万人，其中600万为活动性癫痫患者（即每年仍有癫痫发作），而没有获得规范化治疗的癫痫患者约400万。此外，神经退行性疾病随着年龄增长而发病率越高，随着我国逐步进入老龄化时代，这类疾病不容忽视。例如常见神经退行性疾病——

阿尔茨海默病（老年痴呆症），我国此病患者已超 600 万，患病人数居世界首位，而且发病率呈上升趋势。再次，类脑计算与人工智能很可能是维护正常脑功能及防治脑疾病的未来有力手段。目前类脑计算与人工智能的发展还处于初级阶段，如何模拟脑功能的实现机制进行计算机算法的创新，如何开发具有学习记忆能力的神经元芯片、具有智力与情感的脑型计算机，甚至实现高级智能机器人的开发，未来长路漫漫。

二、我国脑科学研究进展

（一）支持脑科学发展的政策与科研项目

我国《国家中长期科学和技术发展规划纲要（2006—2020）》对脑科学及认知科学发展做了战略布局，将"脑科学与认知"定为基础研究 8 个科学前沿问题之一。2012 年中科院启动了 B 类先导专项"脑功能联结图谱计划"，并且"973""863"及科技支撑计划、国家自然科学基金等都加大了对脑科学研究的资助。《中华人民共和国国民经济和社会发展第十三个五年（2016—2020 年）规划纲要》提出"科技创新 2030—重大项目"，其中就包含"脑科学与类脑研究"和"智能制造和机器人"这两个脑科学相关的重大项目，标志着中国"脑计划"开始启动。通过这些相关政策与科研项目的支持，我国已建成一批具有国际先进水平的科研技术平台，培育了一批优秀科研团队，促进了多项以神经科学为核心的多学科交叉合作。我国的脑计划侧重研究 3 个方面：①对大脑认知原理的基础研究：这部分的研究内容包括脑认知的基本功能（如感觉、知觉、学习、记忆、情绪、情感等），脑认知的高级功能（如思维、自我意识、语言等），人脑宏观神经网络，模式动物神经网络的结构与功能图谱等；②开发类脑人工智能技术：这部分包括发展类脑计算理论，构建人工神经网络计算模型，开发类神经形态的处理器和类脑计算机，发明自我学习的智能机器人，建立脑机接口和脑机融合的新模型等；③脑重大疾病的诊疗技术更新：这部分包括阐明脑相关疾病的致病机制，发现早期筛查及诊断脑相关疾病的检测指标，建立脑相关疾病的预防、诊断、治疗与康复的新手段。

（二）重量级脑科学研究机构的建立

为促进我国脑科学发展，许多重量级的脑科学研究机构相继成立。中国科学院在 2014 年 8 月成立了"脑科学卓越创新中心"，在 2015 年更名为"脑科学与智能技术卓越创新中心"。此中心为跨学科、跨院校的组织，依托中国科学院的科研实力，通过多团队协作及多学科交叉融合，促进我国脑科学的发展，解决脑科学面临的重大前沿问题。此中心的主要科研工作涵盖 5 个领域：①脑认知功能的环路基础：侧重研究启动和调节本能行为的机制、神经元震荡活动在多感觉信息处理和整合中的作用、记忆储存与提取的机制、适应性行为及认知高级功能的神经环路基础；②脑疾病的致病机制与诊疗：侧重构建脑疾病动物模型，研究脑重大疾病的遗传机制，发展基因诊断；③脑科学研究技术的革新：侧重开发鉴别神经元类型的单细胞基因分析方法，研发病毒感染示踪标记的方法，完善记录电信号和化学信号的微电极阵列技术，发明观测脑结构和功能的影像学新技术；④类脑模型与智能信息分析：侧重研发多感觉模态感知和准确辨识图像、语言的信息计算模型；⑤类脑元件与系统的研发：侧重研发与制造类神经元计算芯片、神经网络计算元件、类脑智能机器人等。

2015 年，北京大学成立了由生命科学学院、信息科学学院、工学院、心理学系、基础医学部等共同组建的"脑科学与类脑研究中心"；同期，清华大学也成立了涵盖 7 个院系的"类脑智能研究中心"。两大高校从神经科学、认知科学、智能科学、心理学、信息科学等诸多方面开展研究。

"北京脑科学与类脑研究中心"成立于 2018 年 3 月 22 日，是落实"科技创新—2030 重大项目"的战略部署。在成立大会上，北京市政府、中国科学院、军事科学院、北京大学、清华大学、北京师范大学、中国医学科学院、中国中医科学院八家单位签署了《北京脑科学与类脑研究中心建设合作框架协议》，共同声明建立资源整合与资源共享机制、人才互补与双聘双赢机制、科研成果与知识产权共享机制、联合招生与人才培养机制，共同推动北京脑科学与类脑研究中心建设，推动我国脑科学发展。此中心侧重在如下方面的研究，包括脑重大疾病、类脑计算与脑机智能、儿童青少年智力开发、脑认知原理等。

2018 年 8 月 7 日，经上海市机构编制委员会批准，正式建立"上海脑科学与类脑研究中心"，此中心集聚了复旦大学、同济大学、上海科技大学、中国科学院上海药物研究所等高校及科研机构的研究力量，从国家战略需求出发，侧重在脑重大疾病诊治、儿童青少年智力开发、类脑计算与脑机智能三大方面取得重大突破。

（三）我国脑科学发展的重要成果

近年来，在我国科学家的不懈努力下，我国在脑科学发展方面取得了如下可喜成绩。

（1）在神经发育的分子机制、基因组分析和基因操作技术、突触可塑性、胶质细胞与神经元相互作用、神经环路、情绪情感调控机制、学习与记忆机制等脑认知基础研究方面取得了一批国际水平的成果。例如，2017 年 7 月，《科学》（Science）杂志发布了浙江大学的科研成果，该研究首次发现大脑中存在"胜利者效应"的神经环路，这是一个从背侧丘脑投射到前额叶皮层的神经通路，当增加此环路突触强度时，会介导出现"胜利者效应"，即之前的胜利经历会促进之后的胜利变得更加容易。再如，2017 年 8 月，《科学》杂志发布了中国科学院神经科学研究所的关于痒觉信息传递的神经环路机制的研究，此研究证实痒觉信息传统的关键神经环路，为慢性瘙痒的治疗提供了新方向。又如，2018 年 3 月，《自然》（Nature）杂志发布了中国科学院生物物理研究所、北京大学及安贞医院团队首次针对人类前额叶皮层发育过程中前额叶形成中的细胞与分子机制进行了系统研究。人类的前额叶皮层占大脑皮层总面积的三分之一，并在功能上负责人脑的高级智力活动，主要参与记忆形成、短期储存及调取、语言与认知功能、行为决策、情绪调节等。在此项研究中，确认了神经干细胞、兴奋性神经元、抑制性神经元、星型胶质细胞、少突胶质细胞、小胶质细胞六大主要类型共计35种亚型的细胞，并追踪了这些细胞的发育轨迹，应用拟时间等算法重构了这些细胞类型之间的发育谱系关系，揭示了在人类大脑前额叶皮层发育过程中兴奋性神经元的生成、迁移和成熟的三个关键阶段。这一研究标志着我国在"细胞图谱绘制"方面到达世界顶尖水平。

（2）在脑疾病（如癫痫、阿尔茨海默病、抑郁症、帕金森病等）的致病机制、相关致病/易感基因、药物靶点、预防、早期诊断与治疗技术等诸多研究方面已具备了初步研究条件。例如，已建立了中国脑胶质瘤基因组图谱计划数据库，此数据库已发布了2000例中国脑胶质瘤样本的功能基因组学数据。除了通过数据库可查询到患者性别、年龄、放疗和化疗情况、随访情况等，还能通过在线分析工具，进行脑胶质瘤突变图谱绘制、基因表达及DNA甲基化的分布模式展示、相关性分析等。此数据库有助于了解中国脑胶质瘤的基因组及分子遗传学特征，揭示脑胶质瘤的致病机制，完善脑胶质瘤的分子分型，以及有利于药物靶点的筛选。再如，2017年《自然·方法》杂志上公布了北京大学多学科交叉研发团队应用微集成、微光学、超快光纤激光和半导体电学等技术，成功研制出微型化佩戴式双光子荧光显微镜，此显微镜可在自然行为条件下获取小鼠大脑神经元及神经突触的高速高分辨率图像。这项研究意味着在动物自然行为条件下，我们能可视化研究癫痫、阿尔茨海默病等脑重大疾病的神经生物学机制。又如，2019年2月南京大学医学院研究团队在《美国科学院院报》发布了揭示脑卒中关键机制的研究成果，此项研究发现，应用FASL阻断性单抗治疗脑卒中小鼠，显著促进了"保护型"小胶质细胞的形成，可改善缺血性脑损伤，这为临床治疗脑卒中提供了新思路。

（3）类脑计算与人工智能方面已有初步发展，如计算机视觉、语音识别、机器翻译等领域已达到世界先进水平，同期我国在深度学习芯片体系架构及类脑智能机器人方面也进行了布局。例如，2019年8月，《自然》杂志刊登了清华大学研究团队研发的名为"天机"的全新芯片架构。此项研究展示了一辆由新型人工智能芯片驱动的自动驾驶自行车，此自行车可以识别语言指令并自动控制平衡，可以对前方行人进行探测和跟踪，自动避开障碍物。此项目的研究人员开发出一种跨范式（cross-paradigm）计算芯片，同时支持计算机科学模型和神经网络模型，即芯片可以适用于计算机科学导向和神经科学导向的神经网络。这项研究标志着我国在芯片体系构架方面处于世界先进水平。

三、国内外脑科学研究的比较

近年来，美国、欧盟、日本、澳大利亚等国家及地区对脑科学研究均十分重视，纷纷制定了相应的脑研究计划，取得了许多科学研究成果。我国的"脑计划"起步相对较晚，但进展十分迅猛。

（一）美国"BRAIN 计划"

2013 年 4 月，美国开始启动"推进创新神经技术脑研究"（Brain Research through Advancing Innovative Neurotechnologies，BRAIN），简称"BRAIN 计划"。"BRAIN 计划"为期 10 年，前 5 年侧重于技术开发，后 5 年侧重于技术整合。此计划的主要研究方向为：描绘大脑活动的动态图像，研究大脑功能和行为之间的关联，认识大脑如何进行信息记录、处理、应用、储存及检索；找寻治疗脑疾病的新方法。2014 年 6 月，美国发布了具体实施"BRAIN 计划"的文件《BRAIN 2025：科学愿景》，该文件指出，其主要任务为发现多样性、多层面的脑图谱及脑活动，证实因果关系，分析基本原理，推动神经科学向前发展。美国"BRAIN 计划"涉及多方合作，有美国联邦政府部门的参与（如美国国立卫生研究院、国家科学基金会、国防高级研究计划局、美国食品和药品管理局、情报高级研究计划署等），也有各大高校、研究院等研究机构的参与。同年，美国国立卫生研究院拿出 4600 万美元用于脑网络的研究。2017 年美国"BRAIN 计划"发布重点关注三个研究领域，即通过基因表达、形态和连通性进行脑细胞分类，发展人脑成像技术，应用生理和解剖技术确定神经环路对行为的影响。

自美国"BRAIN 计划"实施以来，目前已取得了许多重要进展：①在细胞分型方面发展迅速，以视网膜为例，对内层细胞的分型和功能研究取得了突破性进展；②在神经环路方面，基于果蝇、斑马鱼等动物模型研究脑功能环路，成果颇丰；③在神经活动记录方面，已实现在体小鼠细胞类型特异性的神经元膜电位记录，并且植入式内窥镜钙成像技术逐步优化及普及；④在理论和数据分析方面，对单细胞基因和转录组数据的分析敏感度更加精确；⑤在癫痫等脑重大疾病的诊疗技术方面取得了新突破。

（二）欧盟"人脑计划"

欧盟"人脑计划"（Human Brain Project，HPB），预计历时 10 年。此计划由欧盟委员会及参与国集资近 12 亿欧元用于脑研究。欧盟"人脑计划"有四个重要研究方向：①绘制人脑图谱，构建人脑模型；②构建全新医学信息平台，促进新药及新治疗手段的开发；③通过脑环路研究，促进人工智能发展；④研究脑科学发展存在的伦理及社会问题。目前，欧盟"人脑计划"已完成了六大平台的构建，这些平台包括：①神经信息学平台，用于录入、搜索和分析神经科学相关数据；②大脑仿真平台，用于研究大脑重构与模拟；③高性能计算平台，通过计算与储存设备运行大型复杂的模拟及分析数据；④医学信息平台，用于搜索病例数据，比较脑疾病之间的相似性与差异性；⑤神经拟态平台，应用计算机系统模拟大脑微电路和学习运行模式；⑥神经机器人平台，应用虚拟大脑模型连接机器人，促进人工智能的开发。2017 年 10 月 24 日，欧盟"人脑计划"将上述六大平台整合在一起，构建了 HBP 联合平台（HBP-JP），进一步促进了资源整合和合理利用。

到目前为止，欧盟"人脑计划"取得了一些新成果，如首次应用计算机模拟了含有 207 种亚型的大鼠神经网络。然而，欧盟"人脑计划"也存在许多缺陷。首先，欧盟"人脑计划"的研究目标不明确，许多在"人脑计划"框架下的研究与最初的设想不符。其次，研究思路缺乏逻辑性。"人脑计划"更倾向于为完全探索式的研究，缺乏科学假说，花费大量资金却很少解决实际问题。再次，管理结构不合理。"人脑计划"的科研项目审批缺乏严格的审查制度和独立的监督体系，许多科学家对专家评估委员会的评审工作存在质疑。

（三）日本"Brain/MINDS 计划"

2014 年 6 月，日本开始启动了 Brain/MINDS 计划（Brain Mapping by Integrated Neurotechnologies for Disease Studies）。该计划也将持续 10 年，由日本文部科学省及医疗研究机构共同集资 400 亿日元（折合 3.7 亿美元）。"Brain/MINDS 计划"涉及日本 47 家研究单位，同时还有国家间的合作项目。

该计划的核心研究方向是狨猴大脑的研究，旨在通过研究狨猴大脑，更好地从宏观及微观角度认识人类大脑的结构及功能。

目前，"Brain/MINDS 计划"已取得不少进展，已开发出：①针对灵长类动物的全脑高速高分辨率成像技术；②狨猴大脑三维成像技术；③快速且长期记录神经元活动的三维成像技术；④狨猴胚胎基因调控技术；⑤相关疾病病理模型。

（四）澳大利亚"脑计划"

澳大利亚十分重视脑科学研究。早在 2003 年 10 月，澳大利亚就建立了昆士兰脑科学研究所（Queensland Brain Institute），是目前世界上权威的神经科学研究中心之一。此研究所在如下领域的研究处于世界先进水平：①神经细胞的新生：以成年人脑干细胞为研究模型，发现了人脑新生神经细胞。②认知行为神经科学：通过对果蝇基因等研究，发现了果蝇神经细胞的工作原理。③神经突触可塑性及神经轴突生长：通过细胞膜离子通道研究，初步揭示了神经元的工作机理；通过生物和数学模型的方法，探索了神经中断后神经重新生长的问题。

2016 年 2 月，澳大利亚组建了"脑联盟"，澳大利亚神经科学学会、心理学会等的研究团队参与其中。澳大利亚的"脑计划"主要关注三大方面：①脑健康：注重神经精神疾病的发病机制的研究，从而发现新的治疗手段；②促进认知功能提升：通过针对神经环路和脑网络的研究，找到提升认知功能的方法；③新药物及医疗设备研发：通过多学科合作，研发治疗脑疾病的新药物、新医疗设备。

（五）我国的"脑计划"

我国的"脑计划"起步相对较晚，基础相对薄弱，面临许多困难。2013 年，美国、欧盟等国家及地区纷纷启动"脑计划"之时，中国科学界曾提出过"脑计划"这一理念，然而，直到 2015 年中国科学界对脑科学及类脑研究才达成了初步共识，即"一体两翼"共识。其中"一体"是指研究脑认知功能的神经基础，绘制脑的结构图谱及神经联络图谱。"两翼"是指针对脑疾病的诊断与治疗研究，以及针对类脑计算、类脑人工智能、脑机接口等新兴人工智能相关技术的研究。2016 年"脑科学与类脑研究"被列入国家"十三五"规划。虽然中国"脑计划"的启动较美国等国家及地区较晚，但是我国"脑计划"的研究发展很快。我国在神经发育的分子机制、遗传学机制、各类神经细胞的特性与作用分析、情绪情感调控机制、学习与记忆机制等脑认知基础研究方面取得了许多先进成果；在癫痫、阿尔茨海默病、抑郁症、帕金森病等脑重大疾病的致病机制、遗传学机制、药物靶点筛选、预防、诊断与治疗技术等诸多研究方面也取得了可喜进展；在类脑计算、神经芯片、智能机器人领域也取得了初步发展。但我国与发达国家相比，在类脑智能研究领域的原创性和研发能力方面存在较大差距。

四、脑科学研究与脑疾病防控的关系

脑科学研究的主要目的之一就是维护脑健康，预防及治疗脑疾病。脑科学研究是我国公共卫生及预防医学事业中的重要一环。下面以癫痫这一常见脑疾病为例，论述脑科学研究与脑疾病防控的关系。癫痫是一种可由多种病因引起的，以反复癫痫发作作为共同特征的慢性脑部疾病。根据 WHO 统计及文献报道，世界上约有 6000 万癫痫患者。国内流行病学资料估计，我国癫痫的患病率约 7‰，即在中国约有 1000 万癫痫患者。随着癫痫机制研究及药物研发的进展，许多新的抗癫痫治疗手段被发现，但仍有 30% 左右的药物难治性癫痫患者癫痫发作控制欠佳，仍有不少癫痫患者由于疾病的原因，不能正常生活与工作。癫痫临床专家及科研工作者一直在探寻新的疗效佳而不良反应小的抗癫痫治疗手段。例如，通过磁共振成像（MRI）、正电子发射计算机断层显像（PET）、视频脑电图、立体定向脑电图、脑磁图等术前评估手段精确定位致痫灶，从而使癫痫手术达到最佳治疗效果。目前来看，深入揭示癫痫的发病机制，找寻致痫灶的准确定位，获得精确的药物靶点，这些都是癫痫相关研究迫在眉睫需要解决的问题。要解决这些问题，需协同临床、电生理、病理生理、影像学、信息科学、遗传代谢等各方面的研究人员，进行脑功能与脑活动机制的探索，最终解决癫痫防治的问题。为此，近年来脑科学研究在癫痫相关方面取得许多突破。

1. 癫痫治疗新思路的探讨

2015 年 3 月，《科学》杂志发表了"乳酸脱氢酶受到抑制可减少癫痫发作"的文章。此研究发现，在癫痫小鼠模型上，抑制乳酸脱氢酶可减少癫痫发作。司替戊醇，是一种临床抗癫痫药物，也是乳酸脱氢酶抑制剂。此研究通过改变司替戊醇的化学结构，开发出了一种新的乳酸脱氢酶抑制剂，并证实其能减少癫痫发作。这项研究提示乳酸脱氢酶抑制剂很可能是癫痫治疗的新方法、新思路。

2. 齿状回苔藓细胞对癫痫发作的调节机制

2018 年 2 月在《科学》杂志上发布了关于癫痫发作机制的研究成果。齿状回苔藓细胞是海马兴奋回路中的关键神经元。此研究发现，颞叶癫痫小鼠模型存在部分苔藓细胞的缺失。这提示很可能齿状回苔藓细胞与癫痫发生存在相关性。

3. 基础科学研究进展

我国设在北京宣武医院、清华大学玉泉医院、浙江大学医学院附属第二医院和北京三博脑科医院的几个综合癫痫中心的专业团队，近年来与中国科学院、清华大学、北京师范大学、浙江大学等高校及研究机构的科研团队开展密切合作，充分利用各自的临床医学和生物工程学、生理学、药学、计算机科学等学科优势，开展与癫痫相关的基础科学研究，探索人脑的秘密，取得了可喜的进展和初步成绩。

（1）北京宣武医院。开展以临床问题为驱动的合作，将神经科学的发展更好地应用到癫痫领域，进行转化医学研究，从而进一步改善癫痫的诊断和治疗；开展以科学问题为驱动的合作，利用癫痫目前诊断和治疗中需要进行颅内电生理记录的独特平台，深入研究脑功能的神经机制。具体研究课题：①与神经生物学研究者合作，研究癫痫的电生理异常这一核心问题的分子 – 细胞 – 网络机制，探索不同电现象的分子学机制。②在人类情感方面，与基础研究者合作，应用颅内电生理记录，研究杏仁核与皮质网络在情感回放的神经机制。③在记忆方面，与基础研究者合作，应用颅内电生理记录，基于表征特征研究记忆巩固的机制；运用神经调控手段，从工作记忆编码、维持和提取阶段研究改善记忆功能的刺激靶点和机制。④在语言方面，应用颅内电生理记录，研究语义的表征特征。

（2）清华大学玉泉医院。与清华大学医学院生物医学工程系合作：①进行了处理汉语语音语调的大脑处理机制研究，采用临床神经电生理监测记录脑电信号，结合磁共振等影像方法，获取清醒状态下人大脑皮层表面高时空分辨率的神经电活动，为大脑语言处理机制研究打开新的思路，也为开发语音脑机接口、神经外科手术中保护语言功能等提供了生理基础。②进行了脑岛叶不同区域在情绪感知和听觉处理中的作用研究，使用脑电图记录和电刺激技术，发现岛叶从后向前由感觉代表区向情绪代表区转化。③进行了癫痫诊断技术的开发与临床应用相关工作。如进行了多模态神经影像融合软件开发与临床应用；研究了基于立体定向脑电图（SEEG）数据的自动化致痫指数计算与三维可视化，可协助确定致痫区；研究了基于 SEEG 的发作间期高频震荡（HFO）自动化定量分析，可用于协助定位致痫区；研究了针对磁共振（MRI）阴性癫痫患者的 MRI 新型序列开发与临床应用等。

与中国科学院心理所学合作进行基于皮质 – 皮质诱发电位（CCEP）的脑网络功能联结性研究，发现与情绪相关的脑网络，以及与岛叶有关的难治性癫痫患者的双侧岛叶之间存在双向功能连接，特别是病毒性脑炎患者的双侧岛叶之间的双向连接更为广泛。

（3）浙江大学医学院附属第二医院。与浙江大学药理学实验室、神经科学所以及计算机系合作，基础结合临床，探索颞叶癫痫、癫痫共病患病以及癫痫耐药形成的机制与神经环路基础；探索癫痫新的治疗方法、优化现有的治疗方法，如神经电刺激的刺激参数和靶点的优化；推广成人生酮饮食治疗，从脑代谢的角度探索生酮饮食的作用机制；通过分析电临床症状，结合结构、功能影像的后处理结果，提高了隐匿性致痫灶的检出率；并且，探索和筛选了致痫区的"电标志物"，精确定位致痫区，提高了磁共振检查阴性的"无灶性"癫痫的手术疗效；应用功能影像、颅内脑电图分析的方法，探索记忆、执行功能以及睡眠相关网络在癫痫患者中的变化，阐明癫痫共病患病的发生基础。

与浙江大学生物医学工程研究所、求是高等研究院在脑机接口方面展开研究。目前，部分研究成果已发表在《神经病学年鉴》《神经元》《癫痫》《疾病神经生物学》及《实验神经病学》等杂志上，已经获得国内外同行的关注。

（4）北京三博脑科医院。与清华大学航天航空学院科研团队开展合作，进行了多项课题研究。"脑起搏器治疗难治性癫痫的临床试验"：通过对神经调控相关机制及方法进行研究，研发出国产迷走神经刺激器，并于 2016 年 7 月开展成果推广课题"国产迷走神经刺激器临床推广及应用示范"，该课题由北京三博脑科医院、北京儿童医院、中国人民解放军总医院、北京天坛医院、北京大学第一医院、北京宣武医院共同承担，共完成 600 例植入，总结出《迷走神经电刺激术操作规范》《迷走神经电刺激术后程控操作规范》《VNS 术前评估指导规范》，已结题。"药物难治性癫痫神经调控治疗规范化诊疗体系建设"，该课题为项目"脑植入电刺激新型诊疗技术集成解放方案研究"下的子课题。目前在研。

以上仅是我国临床癫痫学开展多学科合作进行脑科学研究的部分实例，显示出该研究方向的预期成果和美好前景。

五、发展方向与对策

目前脑科学研究已进入发展的关键时期，各国正在抢占脑科学的制高点，脑科学发展挑战与机遇并存。虽然脑科学发展势头很猛，但也面临着许多挑战：①既往对脑结构和神经元放电的宏观及微观研究较多，但缺乏连接微观与宏观的介观层面的研究，如对于各类神经元的活动是如何组合、调配、加工的，目前知之甚少。②情绪、思维、意识等脑高级功能是如何实现的，目前了解还十分有限。③许多脑相关疾病的病因未明，目前也缺乏特异性治疗，给个人及社会带来沉重负担。

1. 针对面临的脑科学发展的主要挑战，未来脑科学的发展方向

（1）脑基础研究的突破，逐步解释脑功能的生理机制。在脑认知的基本功能方面，我们是如何感知外界，形成学习与记忆；在脑认知的高级功能方面，我们是如何形成语言、自我意识，产生情感及社会行为，这些问题目前尚不明确。首先，为了解决这些问题，我们需要在工程技术的大力支持下，开发能大范围标记神经环路中各类神经元的方法以及高时空分辨率的成像技术，对大群神经元各部分的活动进行同步化的监测。其次，我们需要构建各种动物模型，在动物模型上揭示脑认知的奥秘。再次，我们还需要更为先进的大数据整合与分析平台，通过这些平台，我们可以把每一个神经元的放电数据记录下来，并通过数学工具对各类神经元活动进行精准描述。这些对于脑功能的基本认知，将有利于我们认识自身，也为人工智能的开发与研究提供理论与实验基础。

（2）脑疾病的预防与诊疗技术的提升。保持健康的脑发育和脑功能不仅是医学问题也是社会问题。首先，保持脑的正常功能，延缓脑功能减退，防治脑相关疾病，是实现健康生活的保障。中国逐步进入老龄化社会，神经退行性疾病的防治越来越成为影响我国人民健康的重大问题。例如阿尔兹海默病，随着中国平均寿命的不断增加，罹患阿尔兹海默病的老人也越来越多，而且目前尚未有较好的治疗方法。其次，脑疾病的防治对患者家庭造成严重经济负担。以癫痫为例，癫痫患者常需要长期服药、定期就诊随访与检查，部分患者还需要承担手术花费。据一份针对 874 例癫痫患者的经济负担调查研究显示，调查对象人均直接经济负担为 1019.6 元/年，其中癫痫药费 434.2 元/年，人均间接经济负担 68115.2 元，人均总疾病经济负担为 68600.5 元，经济负担严重。另外，对于许多脑重大疾病，我们缺乏有效的检测与干预手段。为解决这些困难，迫切需要脑疾病相关预防与诊疗技术的发展，迫切需要研发针对病因的治疗药物以及物理或心理干预手段。脑疾病的预防与诊疗将是建设"健康中国"的重要组成部分，也是我国一项长期艰巨的任务。

（3）类脑计算与脑机智能的发展。近年来，图形识别、语言识别、机器翻译等初级类脑智能功能逐步走进我们的生活，如目前已开发出一款神经解码器，可以将人脑关于语言的神经信号转变为我们能听到的语音，这无疑是因神经功能受损而失去语言交流的患者的福音。此外类脑芯片及类脑智能机器人等更为复杂高级的功能设备也在同步的研发中。我国提出的《中国制造 2025》计划明确将机器人产业发展作为了智能制造重点推进领域之一。随着脑科学、人工智能技术的不断发展，类脑智能机器人的技术会逐渐成熟，机器人很可能具备视觉、听觉、思考和执行等综合能力，能模拟人脑的工作方式进行运行。

2. 脑科学研究的方向是基本确定的，但具体的研究内容还需要逐渐明确

我们需结合中国自身优势及基本国情需要，明确重点，寻找突破点，占据制高点，实现我国脑科学的可持续发展。根据国内外脑科学发展现状及我国脑科学的发展方向，针对脑科学发展可能的应对策略如下。

（1）由中国政府相关部门牵头，建立中国的"脑计划"专家小组，领导并统筹我国的脑科学研究事业。此专家小组需充分认识目前国内外脑科学发展现状，对我国主要脑科学研究机构有深入了解，具备把控脑科学发展全局的能力，具有组织重大研究项目的能力，能带领各高校及研究机构在国家统筹框架下开展脑科学研究工作，确保脑科学研究规范高效开展。

（2）增进各高校、研究机构及医院间的合作。脑科学涉及的科研问题难度大，困难多，单一研究机构、研究团队很难具备完整的技术平台及资源配置。随着脑科学研究不断向前推进，需要各高校、研究机构及医院在合法、合规的前提下，鼓励资源共享、人才流动，对脑重大疾病的临床资料的收集逐步制定多中心统一标准，甚至是全国性规范，这有利于大样本资源的整合与分析。对于某些重大脑科学研究项目，应积极推进多学科、多团队联动，高效准确地完成科研任务。

（3）鼓励学科交叉，培养复合型人才。脑科学涉及的领域非常广泛，需要神经科学、临床医学、智能科学、心理学、信息科学等诸多学科的交叉互动。各高校及研究所应致力于"一专多能"的复合型人才的培养。不但需要年轻的科研工作者对自己的亚专业有较深的认知及扎实的技术本领，也需要他们对脑科学的其他领域有所了解。

（4）根据我国国情，重点发展，兼顾全局。脑科学发展尚待解决的问题很多，根据我国国情及研究基础，在脑科学某些领域，我们目前是具备优势的。在我国优势研究方向，应当加大资金、研究场地及人员的投入，抢占脑科学的制高点。例如，我国的重要优势领域之一为脑疾病的预防与诊疗研究。我国有丰富的病例资料可供研究，有利于开展大样本临床研究，有利于发现新的预防手段、诊断方法及治疗策略。然而，目前我国的病例资料收集不够规范，病人样本及临床资料数据库还在初步建设阶段，临床信息的整合及管理还不健全，这些方面在未来需要不断改善。除在优势领域寻求突破之外，在脑科学研究方面还需兼顾全局，在脑基础研究方面、类脑计算及人工智能方面不能偏废。通过脑基础研究，不断揭示脑的正常结构与功能，增加对大脑的认知，有助于理解大脑的疾病状态，为脑疾病的预防及诊疗提供帮助。随着类脑计算及人工智能技术的发展，很多人工智能技术也可以用于医疗，推动脑疾病的预防及诊疗技术的提升。

（5）保持我国脑科学可持续发展。脑科学作为独立的综合性学科，近几十年的发展，使我们对脑的认知不断增加，但也发现大脑未知的奥秘越来越多。已知的科学方法很难去全面了解大脑，需要不断用新的研究视角、研究思路去研究大脑活动，需要不断开发新的研究技术去探知大脑的结构与功能，需要不断通过实践去证实我们的科学假说。这就要求我国的科研工作者要用发展的、辩证的眼光看待脑科学问题，要有长远的谋划、长期的研究方向、持之以恒的研究态度、吃苦耐劳的研究精神，重视学科发展，重视人才培养，重视实验室队伍建设，鼓励多学科交流，鼓励多个研究中心共同合作，为我国脑科学可持续发展做贡献。

参考文献

［1］陈宜张. 神经科学的发展历史［J］. 科学，2012，4：22-26.

［2］Lane CA，Hardy J，Schott JM. Alzheimer's disease［J］. Eur J Neurol，2018，25（1）：59-70.

［3］Frankish H，Boyce N，Horton R. Mental health for all：A global goal［J］. Lancet，2018，392（10157）：1493-1494.

［4］韩雪，阮梅花，王慧媛，等. 神经科学和类脑人工智能发展：机遇与挑战［J］. 生命科学，2016，11：1295-1307.

［5］蒲慕明，徐波，谭铁牛. 脑科学与类脑研究概述［J］. 中国科学院院刊，2016，31（7）：725-736.

［6］Zhou T，Zhu H，Fan Z，et al. History of winning remodels thalamo-PFC circuit to reinforce social dominance［J］. Science，2017，357（6347）：162-168.

［7］Mu D，Deng J，Liu KF，et al. A central neural circuit for itch sensation［J］. Science，2017，357（6352）：695-699.

［8］Zhong S，Zhang S，Fan X，et al. A single-cell RNA-seq survey of the developmental landscape of the human prefrontal cortex［J］. Nature，2018，555（7697）：524-528.

［9］Zong W，Wu R，Li M，et al. Fast high-resolution miniature two-photon microscopy for brain imaging in freely behaving mice［J］. Nat Methods，2017，14（7）：713-719.

［10］Meng H，Zhao H，Cao X，et al. Double-negative T cells remarkably promote neuroinflammation after ischemic stroke［J］. Proc Natl Acad Sci U S A，2019，116（12）：5558-5563.

［11］Pei J，Deng L，Song S，et al. Towards artificial general intelligence with hybrid Tianjic chip architecture［J］. Nature，2019，572（7767）：106-111.

［12］Walter K，Joshua G，Amy A，et al. The State of the NIH BRAIN Initiative［J］. J Neurosci，2018，38（29）：6427-6438.

［13］Mott MC，Gordon JA，Koroshetz WJ. The NIH BRAIN Initiative：Advancing neurotechnologies，integrating disciplines［J］. PLoS Biol，2018，16（11）：e3000066.

［14］Amunts K，Knoll AC，Lippert T，et al. The Human Brain Project-Synergy between neuroscience，computing，informatics，and brain-inspired technologies［J］. PLoS Biol，2019，17（7）：e3000344.

［15］Markram H，Muller E，Ramaswamy S，et al. Reconstruction and simulation of neocortical microcircuitry［J］. Cell，2015，163（2）：456-492.

［16］Okano H，Miyawaki A，Kasai K. Brain/MINDS：Brain-mapping project in Japan［J］. Philos Trans R Soc Lond B Biol Sci，2015，370（1668）：20140310.

［17］中国抗癫痫协会. 临床诊疗指南癫痫病分册（2015修订版）［M］. 北京：人民卫生出版社，2015：15-16.

［18］Ryvlin P，Cross JH，Rheims S. Epilepsy surgery in children and adults［J］. Lancet Neurol，2014，13（11）：1114-1126.

［19］Moshe SL，Perucca E，Ryvlin P，et al. Epilepsy：New advances［J］. Lancet，2015，385（9971）：884-898.

［20］Dalic L and Cook MJ. Managing drug-resistant epilepsy：Challenges and solutions［J］. Neuropsychiatr Dis Treat，2016，12：2605-2616.

［21］Maeike Z，Willemiek Z，Nicole VK. Changing concepts in presurgical assessment for epilepsy surgery［J］. Nat Rev Neurol，2019，15（10）：594-606.

［22］Sada N，Lee S，Katsu T，et al. Epilepsy treatment. Targeting LDH enzymes with a stiripentol analog to treat epilepsy

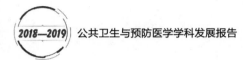
［J］. Science，2015，347（6228）：1362-1367.

［23］ Bui AD，Nguyen TM，Limouse C，et al. Dentate gyrus mossy cells control spontaneous convulsive seizures and spatial memory［J］. Science，2018，359（6377）：787-790.

［24］ 常亮，朱宝玉，常靖，等. 癫痫患者疾病经济负担状况［J］. 中华预防医学，2012，46（12）：1084-1087.

［25］ Gopala KA，Josh C，Edward FC. Speech synthesis from neural decoding of spoken sentences［J］. Nature，2019，568（7753）：493-498.

撰稿人：李世绰　谢　涵

健康传播发展研究

一、引言

"健康中国"是一个迫切寻求答案的时代命题。2016 年 10 月，中共中央、国务院印发《"健康中国 2030"规划纲要》（以下简称《纲要》）成为推进健康中国建设的战略蓝图。

一方面，"加强重点人群健康服务"：中国逾 2.5 亿老龄人口的养老与健康问题，流动人口与职业化群体的"健康透支"，青少年群体的学业焦虑与抑郁症比例的持续增长，妇幼健康和计划生育服务保障等问题已日益凸显。《纲要》为上述命题的解决设定了一个时间节点，以传播"全生命周期健康"的价值理念、构建"全方位健康"的话语体系，从"以治病为中心"转向"以预防为中心"的健康干预前置将成为今后 10 年乃至更长期的卫建政策改革之关键。

另一方面，《纲要》辟专章强调"保障食品药品安全""完善公共安全体系"等重要命题：重大公共卫生危机、医患冲突、暴力伤医事件的屡屡发生，"施信者"与"受信者"对"责任归因的界定差异和由此产生的对话错位"时刻考验着从中央到地方，且不仅于卫健系统的全社会公共对话与信任重建的能力。"流言止于传媒的公信"，网络传播的信息危机和传统媒体的公信力危机早在"非典型肺炎事件"及至"天津港 8·12 特别重大火灾爆炸事故"中均有显露。"传播如何为医学减负？"这是 2019 年 12 月中国首个医学与传播学融合创新专家共识会提出的口号：积极推进健康传播与医学传播的交叉融合，最重要的是考虑到互联网技术下传播情境的变化，在这一情境下如何让医生和卫生组织作为权威的传播主体发挥作用，并与其他主体协力推进健康传播内容的专业性和科普性，从专业化传播到社会化传播的重要跨越是实现"健康中国"的关键。

如果可以将 1987 年中国首届健康教育理论研讨会的召开视为开端，中国健康传播的学术研究刚好历经 30 年。此间，中国健康传播研究经历了"传播学者缺席"的早期阶段，

"传播效果研究范式主导"的第二个阶段，及至当下，无论在国家战略层面还是媒介环境变革情境之下，亟待公共卫生与大众传播学、计算传播学等跨领域合作的第三个阶段。此一阶段的学术任务包括由单一学科发力转向跨学科合作，从聚焦传播效果转向媒介的社会意义研究、健康叙事研究以及社交网络研究共生的多元学术生态。关注理论层面，媒体在健康知识的普及，全民健康素养的提升，以及家庭、社区乃至全球范围内关于健康而不止于公共卫生的对话实践，构成了理论创新的情境。本文在以上实践与理论的背景下，通过梳理媒介与社会双重变革情境下，我国健康传播研究已经发生和正在发生的变化，尝试梳理我国健康传播研究领域的发展现状、国内外发展比较，并对我国该领域的发展趋势进行展望并提出相应对策。

二、国内研究进展：中国健康传播研究的早期与发展阶段

与现代健康传播研究的诞生地美国相比，我国健康传播研究起步稍晚。1971 年由美国心脏病学专家法夸尔和传播学家麦科比合作历时 5 年的"斯坦福心脏病预防计划"（Stanford Heart Disease Prevention Program，SHDPP），正式开启了以美国为代表的国际健康传播学的研究。1972 年，"治疗传播兴趣小组"成立并隶属于"国际传播学会"（International Communication Association，ICA）。随后 1975 年 ICA 的芝加哥年会上，"治疗传播兴趣小组"被正式更名为"健康传播学会"，以美国为代表的国际健康传播研究逐渐发展成公共卫生、医学与传播学合作，并以传播学为主导的研究格局。

而始于 20 世纪 80 年代末期的中国健康传播研究以"公共健康导向"而非"传播学导向"，因此以公共健康领域学者为主体的学术共同体开启的早期研究更应该被称为健康教育而非健康传播研究。

第一，学术产出方面，自 1991 至 2002 年，国内健康传播领域的研究者主要来自医学与公共卫生专业。相关学术论文亦主要刊登在医学、卫生专业期刊上，其中 91.5% 的论文刊登在《中国健康教育》这一本杂志上。从著作来看，21 世纪之前的著作侧重在公共健康角度，代表作品如《医学传播学》《健康传播学》《健康传播学原理与实践》。

第二，研究范式方面，"知"（认知）、"信"（态度）、"行"（行为）构成了研究的基本路径，研究对象亦局限在健康教育和医疗卫生的范畴。

第三，学术机构方面，1987 年，全国首届健康教育理论学习研讨会在北京举行。会上第一次系统介绍了传播学理论，提出了传播学在健康教育中的运用等问题。传播学的理论开始得到公共卫生领域的注意，但更多地仍是被视为如何更好地开展教育工作的辅助工具或技巧策略。

关注现代健康传播研究的诞生之地美国，1985 年"健康传播委员会"（Commission for Health Communication）成立；另据美国全国传播学协会的不完全统计，全美高校中约有

20 个主要的健康传播学博士项目和 40 个硕士项目，美国的高等教育体系中，健康传播学专业逐步设立。而及至 2010 年我国普通高校的传播学院尚未单独列出健康传播学专业或方向。

总体来看，尽管健康传播研究自 20 世纪 80 年代开始得到我国学术研究领域的关注，但此一阶段的研究仍然呈现以公共卫生主导的"健康教育"而非"健康传播"的特点，因此，有学者将其概括为，偏重单向的教育与宣传的"传播学者缺席"的早期十二年。

然而，21 世纪过去的第一个十年，无论从研究者的构成和研究内容都较前一阶段发生了变化，我们可将其概括为"以传播学为主导的第二阶段"。2009 年，张自力的《健康传播学——身与心的交融》（北京大学出版社出版）的较大突破在于从人际传播和大众传播等不同层面探讨健康传播在研究与实践领域的一些重要议题，"传播学导向"的健康传播研究开始涌现。基于 CNKI 数据库检索 [①]，我们对 2002—2016 年发表的以"健康传播"为主题的 109 篇相关论文进行统计分析后发现：研究者的构成上，传播学者已从"缺席"转为主导，159 位作者中，来自新闻传播学院或新闻传播研究机构的有 123 位，占据总数的 77.4%；论文刊登期刊以新闻传播类期刊比例最高（83 篇，76.1%）。然而，从论文作者的机构来源来看，学科间的互动和合作仍然较少。跨学科合作文章只有 6 篇，仅占总数的 5.5%，如：《H7N9 禽流感危机中的健康风险传播与评价——基于上海的经验数据》，作者分别来自复旦大学的新闻学院和公共卫生学院。这与此前学者的发现一致，1992—2011 年 20 年间大陆健康传播研究文献的内容分析显示，虽然"传播学者缺席"的局面得到改善，但学科交叉研究依然滞后。这与其他学者的发现相一致，美国已发表的健康传播研究成果大多由来自不同学科或者不同性质的机构组成，研究涉及传播学、社会学、心理学、精神病学、人类学、社会行为学、老年学和医学等多学科，而与美国健康传播学一以贯之的跨学科合作不同，中国的健康传播研究从诞生伊始就缺乏跨学科的合作。

值得注意的是，如上学术脉络并不意味着我国的健康传播学研究不具有学科互助互补的土壤和机会。

第一，观念变革预示着跨学科合作的必然趋势。从"疾病救治""卫生管理"到"全民健康生活方式"的重心转移，要求学术研究能够对传播项目及早介入，通过跨学科的力量研究如何激活与整合资源，调动社区与社群的参与，并关注文化与身份差异带来的信息的动态与多元解读。"健康传播"在中国经历的近 40 年的语义变迁表征着观念层面的变化。20 世纪 80 年代初，以"教育"替代"宣传"，标志着有关部门开始思考"除了分发宣传材料还应该做些什么"，健康传播的操作范畴得到扩展。20 世纪 80 年代后期，一系列"卫生城市"的评比，"爱国卫生运动"的发起，遍布街头巷尾的"手口清洁"宣传画，

---

① CNKI 检索主题"健康传播"，期刊来源 CSSCI，得到共计 125 条结果。删去会议综述和不相关论文，得到 109 篇论文，检索时间：2017 年 4 月 1 日。

从中央到地方"卫生部（局）"而不是"公共健康部（局）"的建立，均意味着中国彼时的健康传播重心是"清洁"的物理环境。值得注意的是，我国从 21 世纪初起，跨学科的健康传播合作需求初现端倪。自 2001 年开始，"身心健康和环境的协调统一"转变为我国健康传播的实践重心，这种转变具体体现在："以疾病为主导转为以健康为主导，以患者为中心转为以人群为中心，以医疗为重点转为以预防保健为重点，以医院为基础转为以社区为基础从卫生部门转为多部门和社会参与。"①

第二，国家战略层面为跨学科的合作提供了保障。2011 年《卫生部关于全面加强和改进卫生新闻宣传工作的意见》出台并首次提出"科学传播健康知识"，并强调要在健康传播中"提高公共关系管理能力"。《"健康中国 2030"规划纲要》从国家战略层面凸显了健康传播在医疗资源分布不均、老龄化趋势、国民健康素养偏低以及医患关系紧张等新形势下的重要意义，并当健康传播已经上升为国家战略的今天，跨学科的合作和互补已然成为健康传播研究的当务之急。

第三，媒体环境的变化也为跨学科的合作提出了新要求。《"健康中国 2030"规划纲要》强调，"各级各类媒体加大健康科学知识宣传力度，利用新媒体拓展健康教育"。我们认为，社交媒体平台的数据挖掘分析与健康传播研究的接合，或许可以提供一个多学科合作发展的契机。面对海量数据，从数据的挖掘到解释，离不开数据专家、公共卫生以及传播学人的共同努力。任何一方的"单打独斗"都不足以能够面对既关乎生命与身体，亦关乎精神与文明；既讲求科学的准确与精确，同样讲求传播、沟通与对话的复杂命题。仍需指出的是，正如大数据研究领域遭遇的瓶颈一样，权力的天平似乎倾向于数据的拥有者而非研究者。如何协调数据提供者与分析者、使用者之间的权利关系，理顺合作的理由仍是国际与本土研究者同样面对的难点。

以上，自 1987 年以来，中国健康传播研究经历了"传播学者缺席"的早期阶段，到"传播学范式主导"的第二个阶段，及至当下，所正在经历的——无论在国家战略层面还是媒介环境变革下，亟待公共卫生与大众传播学、计算传播学等跨领域合作的——第三个阶段，而这一阶段的学术任务在于分析包括社交媒体在内的媒介在健康知识的普及，家庭、社区以及社会范围内关于健康的对话，以及全民健康素养的提升中，所面临的挑战与机会。

三、国际视阈与当下：健康传播研究的第三阶段

社交媒体的发展，为健康传播提供了前所未有的全球性与地方性的对话平台。随着越来越多的公众依赖社交媒体平台作为他们获得健康知识的首要渠道，健康传播组织与公

---

① 2010 年 11 月 10—14 日，卫生部疾病预防控制局组织的"第二期地市级慢病防控培训班"在福建厦门开课。本文作者曾于此期间对时任中国卫生部疾病预防控制局副局长的孔灵芝进行专访。她对上述问题做了政策和观念层面的回应。

众的对话能力便显得愈加重要。尽管中外学界关于社交媒体的界定尚未统一，但基本涵盖如下特征：基于网络技术与意识形态的应用或平台；提供用户之间的连接，并公开呈现这些连接；用户独立或协作式生产、分享以及扩散其他用户可见的内容。在这样的界定下，社交媒介既包括社交网站，如脸书（Facebook）、领英（LinkedIn）、微博、知乎以及曾一度在国内受欢迎的校内网、人人网等；亦包括基于移动网络的社交应用程序，如微信、WhatsApp、Line 等；同样包括网站与移动应用兼容，如推特（Twitter）、Pinterest、Instagram、腾讯 QQ 等。信息总量的急剧增加、言说机会的更加平等以及"去中心化"的文化特征，使得公共卫生服务机构、医院以及传统主流媒体、通讯社这些健康传播的"中心组织"可以与目标公众进行更直接的对话，健康信息可以借助社交网络得到更迅速的扩散；信息和知识，社会的与情感的支持都可以借助社交网络得到更迅速的扩散。

然而，健康传播实践在对话情境中的困境亦引发了学者的关注：一方面，社交媒体时代在一定程度上消解了编辑、媒体等传统把关人的中介，释放了公众的信息发布自由和热情，公众的内容生产与分享可能促生更复杂、更多元的健康话语网络；另一方面，海量的信息对普通公众则意味着可能超出了他们把控的能力范围，公众需要自己去辨别那些甚至关乎生命安全的健康知识（或信息）的价值与真伪。值得注意的是，这种"喜忧参半"的局面并非中国所独有，而是全球范围内所共同遭遇的对话困境。如有国外学者通过推特文本抓取和模型建构发现，谎言、半真实信息以及谣言可以像真实的信息一样在推特上得到扩散。

与国外学者的发现相一致，国内学者发现，社交媒体的使用反而降低了公众对医生的信任；无论微博空间的健康信息抑或微信公众号的健康科普均存在虚假信息、恐惧诉求、煽情语言泛滥的问题。此一阶段的研究现状可以从如下几个方面予以考察。

第一，从学术产出的总量来看，尽管近年来社交媒体在健康传播中的作用开始逐渐受到国内学者的关注，但 2002—2016 年国内健康传播领域的研究成果中仍然以大众媒体为主要研究对象，以新媒体、社交媒体或者社交网络为研究对象的论文仅有 9 篇（在以"健康传播"为主题的 109 篇相关论文中占 8.3%），其中聚焦某一具体媒介类型的文章有 5 篇，如《对比最受欢迎的健康类用户：基于推特和新浪微博的内容分析》《QQ 群健康信息传播的劝服过程研究》，其他 4 篇均将新媒体或社交媒体作为一个宽泛的概念进行评述。社交媒体情境下，健康信息的可信性问题、隐私性问题、信息超载问题以及医疗卫生机构如何利用社交媒体与患者和公众进行有效沟通等并未得到学界应有的关注。

第二，从研究方法来看，在关于社交媒体与健康传播方面，不论从视角还是方法上均非常有限。如有学者发现，2002—2012 年，关于推特与健康传播的研究仅有 8 篇，几乎全部采用内容分析方法。这与此后一些学者的发现相一致，内容分析几乎主导了健康传播与社交媒体的研究。毋庸置疑，社交媒体上留下的大量行为数据有助于公共健康信息的实时监测，但是，单纯依靠内容分析方法，难以避免的问题存在于依赖主观判断而又必须依赖主观判断的内容编码本身。

第三，从理论框架来看，国际学术范畴内，传统的健康传播研究引用居多的仍然是理性行为理论（theory of reasoned action，TRA）与计划行为理论（theory of planned behavior，TPB）。如有学者发现，尽管国际健康传播学术领域逐渐重视新闻媒体的作用并关注人际传播与新媒体，但是理论创新不够。我们同样注意到，当包括公共关系在内的其他学科与健康传播发生接合之后，一些新的理论开始出现，如基于情境理论（situational theory of publics，STP）而发展的"问题解决情境理论"（situational theory of problem solving，STOP），将文化理论引入健康传播视域后的文化敏感（cultural sensitivity）与文化本位（culture-centered）理论，以及叙事传播理论（narrative communication）等。例如，有学者基于 STOP 理论针对器官捐赠议题对普通公众进行分类，以考察不同类型公众对相关信息的选择性接收情况。

遗憾的是，如上无论传统理论还是新兴理论在社交媒体情境下的健康传播研究中仍不多见。有学者通过对包括 Web of Science 和 EBSCO Host 在内的 9 个论文数据库的检索，发现 2002—2012 年十年间发表的相关领域论文仍然以探索性与描述性的方法为主，缺乏理论框架。这与此后学者在 2015 年 11 月基于 ProQuest 数据库检索到的 40 个社交媒体健康运动的研究论文所发现的结果相一致，对于传播效果的评估仍然以描述为主，比如社交网页的浏览人数、点赞数量，或者曝光度（即包括总体发布量、点击数量、转载数量、回复数量等数据在内的综合指标）。

以上，我们梳理了社交媒体情境下健康传播学研究面临的主要挑战：实践层面，高度倚重专业权威的健康传播遭遇了社交媒体文化的冲击；学术层面，研究方法的单一、理论框架的缺位，亦使相关研究呈现碎片化，对理论发展的贡献较弱。

四、社交媒体时代健康传播研究的可能路径：理论与视域的拓展

基于文献整理，我们可以将健康传播研究的主要理论 / 模型概括为如下三个维度：个体层面，社群层面以及话语层面（表）。遗憾的是，与基于前两个理论维度的丰富的学术产出相比，话语层面的理论则鲜少被健康传播研究领域的学者关注，尽管社交媒介为对话提供的独特情境为健康传播研究回归话语本身提供了新的机会。

（一）理论拓展的需求与对话研究的缺位

与聚焦个体面对面互动的微观层面理论（micro level theories）和擅长分析大范围的社群运动的宏观层面理论（macro level theories）不同，"对话理论"（dialogic theory）从本质上是聚焦媒介、组织以及公众三者互动关系的中观理论（meso level theories）。对话传播是"任何观点与意见的协商互动"，而网络媒介提供了组织与公众之间展开对话的理想渠

道。对话理论包含五个维度来测量网络媒介对这种对话的实现可能：①具有双向沟通的对话回路；②界面的友好程度；③有效留存用户的方法；④提高用户再访问的条件；⑤对目标公众提供的有用信息。此后，将有用信息进一步细分为"对媒体的有用性"与"对公众的有用性"，并将这些检视原则分为媒介的技术与设计层面（a technical and design cluster）与对话层面（a dialogic cluster）。

健康传播研究的主要理论与模型

	理论／模型	核心观点
个体层面	理性行为理论 Theory of Reasoned Action，TRA	通过个体既有态度和意愿进行决策和行为的预测
	计划行为理论 Theory of Planned Behavior，TPB	态度、规约与感知的行为控制共同影响个体的意愿与行为
	拓展的并行处理模型 Extended Parallel Processes Model，EPPM	恐惧与自我效能对个体接受健康信息说服的交互影响
	转换理论模型 Trans-theoretical Model，TTM	个体健康行为的改变是一个动态的多阶段的过程
	问题解决情境理论 Situational Theory of Problem Solving，STOP	个体参与健康信息的接收与处理基于对问题情境的评估
社群层面	社区健康促进模型 PRECEDE-PROCEED Model	健康促进运动的有效执行需要充分评估各种社会因素
	文化本位路径 Culture-centered Approach	关注亚文化、边缘文化群体在医患对话中的声音
话语层面	叙事传播理论 Narrative Communication Theory	叙事如何在健康传播中发挥说服效果
	文化敏感路径 Cultural Sensitivity Approach	医患对话中对文化要素（语言、知识、价值观等）的测量与关注

"对话理论"从提出伊始便舍弃了对个体微观层面的互动研究，而是将媒介为中介的组织与目标公众（个体与社群）的互动作为研究中心，并将媒介明确界定为以互联网为代表的新媒体。简言之，对话理论关心的是媒介中介的对话如何实现、是否能够实现，以及效果问题。

对话理论自诞生以来的 20 年间，逐渐被传播学领域，特别是公共关系学术领域的学者所接受，不断完善基于网站测量的原始量表，并将研究的范畴从网站在组织与利益相关者的对话角色，延展为包括博客、脸书、推特为代表的社交媒体。比如有学者最早将对话理论应用在博客的研究中，他们发现，组织通过博客与目标公众的对话效果要优于通过网站。随后，有学者将对话理论进一步应用于社交网站（脸书）的研究中，他们发现公益组织与公众的对话表现并不理想，一些组织并未充分利用社交媒体的对话属性，而更多将其用作信息发布的"展示窗口"。

与 Web1.0 时代相比，社交媒体提供了组织（特别是非营利组织）与公众更直接对话的机会和方式，无论是个人博客还是脸书和推特，都提供了与以往单向传播不同的双向互动方式。遗憾的是，从表 1 中我们可以看到健康传播研究，特别是社交媒体情境下健康传播组织与公众之间研究方面，对话理论并未引起健康传播学界的关注，互联网和社交媒介在组织与公众之间的话语互动中扮演怎样的角色，从这一中观视角出发，或许可以获得新的研究思路。

（二）视域拓展的需求：对话结构 / 内容的缺位

社交媒体平台提供了健康传播组织与公众的对话渠道，社交媒体平台一方面构成了信息与影响流动的关系网络，另一方面蕴蓄着大量可供考察的对话（叙事或非叙事）文本。

1. 对话路径的结构分析：话语网络的关键节点与对话群落

对话理论强调如何从技术层面设计"媒介中介的对话回路"。社交媒体技术的实现是否 / 如何从结构上保证对话的有效性？社交网络的复杂性是否加剧了对话的难度？抑或网络中的意见领袖是否使不同群落中的对话更加高效（例如其桥接性更强，传递效率更高）？

2017 年初，一则所谓"协和某大夫称吸入肺里的雾霾永远排不出去；儿童气管短，所以呼入肺里的雾霾比大人多"的谣言借助社交网络，在微信朋友圈和微博迅速扩散。作为缺少相关知识的普通公众，在打着"协和医生"信源的信息面前是很难分辨真伪的。2017 年 1 月 6 日，"北京协和医院"微信公众号做出回应，发布了一则题为《辟谣！"协和某大夫号称吸入身体和肺里的雾霾永远排不出去"为谣言》的文章，并请来协和专家以实名的方式逐一击破谣言，同时给出大家在雾霾期间的卫生建议。

如上案例只是诸多健康热点话题中的一例。然而，如果没有对这些热点话题及其构成的话语网络进行全景式的描画，我们能够看到的或许只是每一个案例所呈现的偶然性。研究者可以对社交媒体上诸如上述健康类热点话题的数据挖掘，用社会网络分析（social network analysis，SNA）的方法描绘网络中每一个节点（参与话题讨论的用户）占据的网络位置（比如，与其他用户发生的互动关系、吸引关系的能力、调节话语关系的能力等），以进一步分析其身份特征和话语特征。对连接的研究有助于从结构上了解话语网络的特征，比如描画节点（参与话题讨论的用户）占据的网络位置，并进一步分析关键影响者的身份特征和话语特征。例如，有研究者通过社会网络分析和可视化方法发现，2014 年 8 月的埃博拉疫情中以推特为代表的社交媒体平台上的公众讨论呈现了稠密与稀疏的两类不同形态的话语网络，从关系结构角度对健康话语网络中的"关键影响者"及其测量维度进行了分析。SNA 不仅有助于处理大量的关系数据，描画整体的关系网络结构；

同样有助于为研究者提供灵活的测量体系和参数选择来确认处于"中心"的节点或关键影响者（图）。

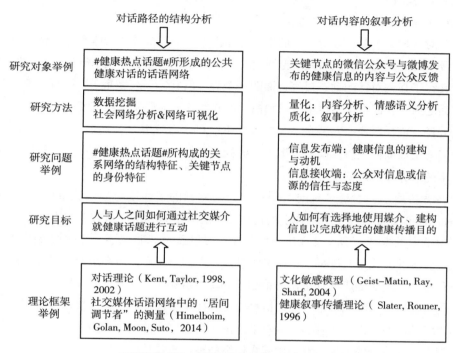

对话理论框架下健康传播研究的可能路径

此前有学者应用大数据挖掘与内容分析相结合的方法体系，探索由对话（回复、转发、评论）构成的关系网络中的关键节点与群落。应用于健康传播研究，可能的选题包括：谁是中国公共健康话语空间的"意见领袖"——健康传播领域传统的处于权威地位的公共卫生医疗机构、政府部门是否在公共话语网络中仍能处于"中心位置"？对于公众而言，不同的健康议题（程度不同的危机情境下，比如谣言或重大公共卫生事件）之下，对"意见领袖"的选择是否发生了变化？从信息的发布端来看，关键节点（医疗健康专家与组织）如何参与到健康信息的对话过程？这些扮演着关键节点的个人或组织具有怎样的身份特征？具体而言，#健康热点话题#所构成的关系网络是否具有某种结构特征？在不同的话题类型下（比如养生、医患关系）结构是否存在不同？

2. 对话内容的叙事分析：文化路径考察对话者身份、话语以及权力关系

对话理论强调从用户端理解信息的"有用性"。在波坦（C. Botan）那里，则更进一步强调如何从公众-组织"意义共创"（cocreational model）的角度理解信息的有用性并迈向对话的初始环节。在遭遇了后现代公关学者的批判后，肯特（M L. Kent）和泰勒（M.

Taylor）写文章反思到，切不可将对话的路径与对话的结果相混淆，使用社交媒体并不意味着进行对话，使用社交媒体的某些看似对话的功能也未必是在进行对话，对话从本质上，是平等的、相互关爱的，是真诚地为对方考量的，而对话终究必须正视权力关系的不平等与对这种不平等的敏感与回应。

基于对话理论、参与理论，我们将参与建构为一个三个维度的体系：信息参与、类社交参与及至对话参与。尝试借此模型回应关于对话路径与结果的学术争论。这一连续统的核心要义在于强调对话的动态过程，而非一个静止的状态（或结果）。正如学者指出，在进入对话之前，我们常常不得不进行独白；而我们并不能确认独白在哪一点结束，对话又从何时开始。而伴随整个过程的，是媒介中介化的类社交互动，通过一个"@"，一次抽奖，人们尝试借助社交媒体模拟线下场景的社交参与，也正是这种类社交参与的出现，线上与线下的边界逐渐模糊。

而在方法层面，对话理论对身份、权力与差异的关注便与健康叙事研究（narrative health communication）发生了学理上的勾连。健康叙事研究认为对叙事文本的深度研究有助于了解话语的框架与多元意义生成的机制。尽管叙事和非叙事的传播均能提供健康信息，但是叙事的方式是通过再现一连串的事件、人物、结果，而不是通过展示怎样或为什么要避免这些不利于健康的理论性的论据（如统计数据）。叙事在健康传播中扮演了至少四方面的重要作用：降低抗拒、辅助信息处理、提供替代性的社会连接，以及有助于凸显情感与事实的议题。例如，有学者将叙事理论应用在癌症的预防和控制中，并检验其传播效果。叙事研究路径的出现，意味着健康传播的理论范式从传统的"技术中心"向"文化中心"的转型。

第一，健康叙事传播强调遵从受众的文化差异，以患者本位或公众本位建构健康知识与故事。例如，对于机械地治疗疾病，将疾病视为生物学问题，需要客观地看待、技术性地解决这一类传统的医疗与卫生保健的意识形态不同，"文化敏感性"模型认为，健康传播所欲实现的目的，不只是在物理、生理层面对患者/公众的身体施加影响，同样需要在心理、精神层面对公众如何认识自我施加影响。第二，研究者意识到传统健康传播模式的局限性。单向的说教、理性地罗列统计数据忽视了人群的多样性、人类在情感互动层面的需要，以及社会关系在人们改变态度和行为时起到的重要影响。这一路径认为，传统的健康传播模式（非叙事的传播）强调单向的说教、罗列统计数据，却没有能够充分关注人群的多样性——社会经济条件、文化（生活习惯、价值观等）、家庭病史、社会关系、物理环境等方面的差异，而这些因素却直接影响着人们选择、处理信息的过程。第三，研究者意识到，传统的健康传播的目标对象是公众，特别是高危人群，而忽视了周遭环境（物理环境、制度环境以及社会文化环境）对人们改变健康认知和行为的影响。基于叙事的研究路径就是关注文化因素在一系列旨在促进人们对健康知识的了解、对健康生活方式的重视等健康传播活动中发挥的作用。如，关注文化因素在信息建构中的再现，健康传播话语中"社会规范"、参与主体的多样性是否、如何被信息制作者关注，并体现了信息制作者怎样的意识形态；再如，关注文化因素是否、如何影响公众对信息的处理过程，如文化情境在医患沟通过程中，在患者（或更广泛的公众）、医疗卫生领域专家、大众媒体之间的互动过程中所起到的影响等。如何从叙事研究路径检验不同叙事在不同情境（比如不同疾病、比如面对不同公众）中的说服或传播效果，近年来逐渐引起关注，例如文化冲突在医患沟通中扮演的角色。

这一路径下的对话研究可以包括如下选题：关键节点在健康知识或故事的创作与扩散方面，是否具有某些可以提取的特征或元素？具体而言，他们的微信公众号或者微博中的健康文本，在叙事、修辞以及劝服方式上是否可以提取一些共性的特征？健康传播主体是否基于某种原因、动机有选择地使用不同的传播路径和话语方式？从信息的反馈端来看，公众对不同的健康信息文本和信源（节点）持有怎样的信任与态度？是否能够通过大量的前台和后台评论数据，更精确地把握受众的信息需求偏好、信息使用行为，以实现健康传播的高效性？公众对哪些信息或信源表达出更多的信任与更加积极的态度？而对哪些信息或信源表达了更多的怀疑与负面的情绪？

五、中国社交媒体情境下健康传播研究的机遇

目前无论国际还是国内学界，针对社交媒体平台的健康传播研究还处于探索阶段，仍然多采用传统健康传播的研究方法，以问卷调查、实验或个案研究为主，对非结构化的、大规模的、动态化的大数据在健康传播研究中的应用关注不够，这与我们基于 EBSCO Host 的国际文献数据库检索得到的结论相一致。近 10 年的国际健康传播研究虽然已经开始关注以推特、脸书、微博为代表的社交媒体平台上蕴藏的大量数据，但是很多研究其实背离了大数据研究的本意。只是一味追求数据量的"大"，这种思维与抽样调查的逻辑没有区别，大数据的思维反倒是在无穷的数据面前，将数据做"小"，"需要研究者在达到心中设定的阈值后便停止采集，追求数据的质量与净化程度，把大数据变为可以利用的小数据"。正如哈佛大数据专家 Gary King 在多个场合的演讲中强调，大数据不是关于数据，"大数据分析需要的是由人主导，由计算机辅助的技术"。基于以上方法与实践的双重需求，我们认为进入新时期的中国健康传播研究有三个问题可供研究者思考。

（一）以理论驱动的大数据健康传播研究：如何发展对话理论及其测量体系

从方法学的意义来看，大数据的研究方法和思维方式有助于对话理论的发展和完善。量表思维将健康传播行为所依存的人际关系、社会文化差异以及所处的具体的时空情境剥离、抽象化，通过模型的建构和校正实现减少变量的目的。大数据的逻辑不是减少变量，而是让数据自己说话。立足于中观层面的对话理论，提供了用数据回答社交媒体情境下

"何为对话""如何对话"的可能。基于大数据的情感语义分析、文本挖掘，聚焦网络结构的社会网络分析、单条微博的扩散研究，可以帮助研究者探究意义协商的对话结构与路径。值得注意的，一些问题仍有待学者探索，比如：如何更有效地去除社交媒体平台的信息冗余和噪音？如何借助数据挖掘技术，但不完全依赖机器（或软件）的抓取结果，在人工的"去伪存真"之下，更具效度地描画健康话语的网络空间？

从研究的社会意义来看，无论是对公共健康话语网络中意见领袖的找寻，还是从话语内容上总结健康叙事的共同特征，以对话为理论线索的学术思维是将健康传播研究回归到关于人与人、人与媒介以及人与社会的关系研究。2016 年国务院办公厅发布《关于促进和规范健康医疗大数据应用发展的指导意见》，进一步强调积极引导医疗卫生机构和社会力量宣传普及健康医疗应用知识，不断提升社会公众健康素养。单辟一章强调加强健康教育之于全民健康的重要意义，明确指出"建立健康知识和技能核心信息发布制度，普及健康科学知识"。

实践是理论发展的根基。中国近年来公共卫生危机频发，中国公众对健康信源的信任程度受到哪些因素的影响？例如，如何将西方已经发展较为成熟的社会信任理论，普遍信任与情境信任置于中国健康传播的语境下进行操作化定义和测量？此外，随着以微信、微博等社交媒介在健康传播中的普遍应用，信源可信性理论在中国的独特语境下可能得到新的发展。例如，基于西方数据的研究发现，个人化账号与组织账号在传播中扮演着不同的角色，特别是在谣言传播与危机回应情境下，个人往往相比于组织具有更高的可信度。然而，这一类发现在中国的文化、社会情境下，是否可能产生不同的结果？中国公众会否更加信任来自个体的表达而非组织？谁（去中心化的个人还是中心化的组织）在中国健康传播的话语网络中扮演着意见领袖的角色？对于这些问题的回答，离不开对中国本土情境的深入观察，而对话语网络结构的关注其实是探究言说者的话语资源和权力，关心在各种热门话题的讨论中，究竟是谁占据了话语网络的关卡，桥接了那些可能彼此隔绝的网络。医疗卫生机构健康传播能力的不足一定程度上导致了公众较低的健康素养。我们也希望借此呼吁健康传播研究在经历了"传播学者的缺席"、大众传播的主导之后，能够在社交媒体时代重拾以人为本的路径。

（二）跨平台的数据挖掘与分析：如何探索对话的多元情境

以中国用户数量位于前列的两个社交媒介平台——微信与微博为例，两者即便都符合社交媒体的定义，却具有不同而互补的媒介属性。

从技术结构来看，微博是一对多的传播模式，而微信则是基于熟人关系或订阅关系的一对少的传播模式。与微信相比，微博的信息是面对公众公开的（系统默认设置），话题也更加多元。微信迅速发展阶段，微博经历了一段时间的低潮，然而，随着微信用户积累趋于稳定，微博用户开始回流。此外，微博的数据中心是一个巨大的复杂的数据库系统，储存了每一位用户的全部个人信息、用户之间关注与被关注的关系信息以及每个用户发布的全部信息。更为重要的是，微博的数据中心还运行了一个社会关系网络程序，以计算用户之间基于信息生成的关系，并可以基于算法生成"热点话题"。每一位微博用户都可以是信息的生产者、转发者，或者信息的接收者。而微博的内容在一定程度上影响了接收者的回复、转发和评论。

从用户的角度来看，微博和微信亦有所不同，同样一则信息，相比于微博，受众可能更加相信微信。即时、互动，并融亲情友情于其中的传播方式，使微信在健康传播领域中相比于微博更具"先天优势"。不同的公众对于如何采用新媒体手段获取健康信息的方式亦有所不同，比如，有学者发现，微信朋友圈是大学生群体获取健康信息最普遍的渠道，并将其所应用新媒体类型与选择偏好进一步细分，他们强调，传统研究对健康信息获取渠道的一概而论已经不适用于新媒体的研究情境。有研究者尝试从中国微博情境拓展对参与的界定和对其影响因素进行考察，通过爬取健康类微博账号所发表的以"HPV"为关键词的全部微博并随机抽样 888 条，在对该样本进行内容分析后发现，个人账号相比于组织账号更多使用对话参与，而粉丝数量越多的账号反而会更多采用单向的信息参与模式而非双向的对话模式与用户进行互动。账户类型与粉丝数量是影响互动参与的关键变量。这一研究从社交网络规模和账户类型的角度重新思考可能影响对话模式的变量，对以往以西方证据为主的对话研究提供了新的研究思路。此外，从传播主体来看，健康传播的组织机构经常同时拥有微博和微信账号，但是此前的研究却经常将微信和微博割裂开来研究，有没有可能将两者视为"社交媒体生态圈"共生互补的两个成分？以健康类的谣言传播为例，问答知识型社交网站（果壳网、知乎等为代表）、微信公众号、微博以及网站的辟谣平台，在研究谣言与辟谣信息的传播和对话中可能扮演着不同的角色。遗憾的是，在健康传播领域，对于媒体生态圈的综合考察尚存空白。

（三）跨学科合作的政策土壤和学术机会

健康传播是一门独特的跨学科研究领域，从数据的收集到解释，离不开医学、公共卫生以及传播学人的共同努力。疾病或健康不只是生物学的概念，医疗不应简单地被理解为调整我们的"身体"，而应着力于完善生物、心理、社会和精神健康的完整状态。当健康传播的"中心"——公共卫生服务机构、主流媒体/通讯社、医院等组织认识到人文关怀是预防、治疗和教育的一个重要部分，而不仅仅是生物学、化学，不仅仅是救治身体，人文知识与科技知识在资源、知识、关系整合的社交媒体平台实现更加充分的融合，才能促进传播效果的达成。由此，我们认为，公共关系对话理论作为一个聚焦话语和意义协商的中观研究框架，有助于我们从健康话语的结构与内容两个维度探讨如上问题。与此同时，社交媒体生态圈的数据挖掘与跨学科的合作互补，将铺设中国健康传播研究的新情境与新机遇。

参考文献

［1］ 汤胜蓝，葛延风. 实现健康中国 2030 目标——基于实证的研究［M］. 北京：人民卫生出版社，2019.

［2］ 唐钧，李军. 健康社会学视角下的整体健康观和健康管理［J］. 中国社会科学，2019（8）：130-148，207.

［3］ 杜骏飞. 流言止于传媒的公信——透析"非典型肺炎事件"中的传媒危机［J］. 新闻记者，2003（2）：5-7.

［4］ 王宇琦、陈昌凤. 社会化媒体时代政府的危机传播与形象塑造：以天津港"8·12"特别重大火灾爆炸事故为例［J］. 新闻与传播研究，2016，23（7）：47-59，127.

［5］ 张自力. 健康传播学：身与心的交融［M］. 北京：北京大学出版社，2009：10-15.

［6］ 张朋飞. 中美健播研究的不同与启示［J］. 中国健康教育，2010（26）：62-63.

［7］ 胡百精. 健康传播观念创新与范式转换：兼论新媒体时代公共传播的困境与解决方案［J］. 国际新闻界，2012，34（6）：6-10，29.

［8］ 韩纲. 传播学者的缺席：中国大陆健康传播研究十二年——一种历史视角［J］. 新闻与传播研究，2004（1）：64-70.

［9］ 孙少晶，傅华，王帆. H7N9 禽流感危机中的健康风险传播与评价——基于上海的经验数据［J］. 新闻记者，2013（5）：55-59.

［10］ 陈虹，梁俊民. 新媒体环境下健康传播发展机遇与挑战［J］. 新闻记者，2013（5）：60-65.

［11］ 蔡志玲. 中美健康传播研究评析［J］. 东南传播，2012（12）：23-26.

［12］ Capurro D，Cole K，Echavarría MI，et al. The use of social networking sites for public health practice and research：A systematic review［J］. Journal of Medical Internet Research，2014，16（3）：e79.

［13］ Judy G，Pedrana AE，Rachel SD，et al. A systematic examination of the use of online social networking sites for sexual health promotion［J］. Bmc Public Health，2011，11（1）：583.

［14］ Kaplan A，Haenlein M. Users of the world，unite！ The challenges and opportunities of social media［J］. Business Horizons，2010，53（1）：59-68.

［15］ Boyd DM，Ellison NB. Social network sites：Definition，history，and scholarship［J］. Journal of Computer-Mediated Communication，2008，38（1）：16-31.

［16］ See-To E，Ho K. Value co-creation and purchase intention in social network sites：The role of electronic word-of-mouth and trust-a theoretical analysis［J］. Computers in Human Behavior，2014，31（1）：182-189.

［17］ 胡百精，李由君. 互联网与对话伦理［J］. 当代传播（汉文版），2015（5）：6-11.

［18］ 喻国明，路建楠. 中国健康传播的研究现状、问题及走向［J］. 当代传播（汉文版），2011（1）：12-13.

［19］ 彭兰. 智媒化：未来媒体浪潮——新媒体发展趋势报告［J］. 国际新闻界，2016（11）：147-156.

［20］ Moorhead S，Hazlett D，Harrison L，et al. A new dimension of health care：systematic review of the uses，benefits，and limitations of social media for health communication［J/OL］. Journal of Medical Internet Research，2013，15（4）（online publish）.

［21］ Wynia MK，Osborn CY. Health literacy and communication quality in health care organizations［J］. Journal of Health Communication，2010，15：102.

［22］ Ratzan S. Our new "social" communication age in health［J］. Journal of Health Communication：International Perspectives，2011，16（8）：803-804.

［23］ Jin F，Wang W，Zhao L，et al. Misinformation propagation in the age of twitter［J］. Computer，2014，47（12）：90-94.

［24］ 李文芳. 微信时代健康传播的特征与应用探讨［J］. 新闻大学，2014（6）：149-154.

［25］ 武楠. 社交媒体环境下健康传播发展机遇与挑战——以微博为代表展开讨论［J］. 今传媒，2015（8）：

13–15.

［26］ 李东晓. 微屏时代谁在传播健康？——对微信平台健康养生信息兴起的传播学分析［J］. 现代传播（中国传媒大学学报），2016（4）：21–26.

［27］ 张珏曼，王轶，王晓迪. 对比最受欢迎的健康类用户：基于推特和新浪微博的内容分析（英文）［J］. 国际新闻界，2015（5）：156–172.

［28］ 刘瑛，何爱珊. QQ 群健康信息传播的劝服过程研究［J］. 新闻大学，2011（3）：84–89.

［29］ Moorhead S, Hazlett D, Harrison L, et al. A new dimension of health care: Systematic review of the uses, benefits, and limitations of social media for health communication［J/OL］. Journal of Medical Internet Research, 2013, 15（4）（online publish）.

［30］ Fung C et al. Ebola virus disease and social media: A systematic review［J/OL］. American Journal of Infection Control, 2016（online published）.

［31］ 张迪，王芳菲. 论当代美国健康传播研究之特点——基于《健康传播》的内容分析［J］. 国际新闻界，2012（6）：25–29.

［32］ Grunig JE. A situational theory of publics: Conceptual history, recent challenges and new research［M］//Moss D, MacManus T, Verčič D. Public relations research: An international perspective. London, UK: International Thompson Business Press, 1997: 3–46.

［33］ Kim J, Grunig J. Problem solving and communicative action: A situational theory of problem solving［J］. Journal of Communication, 2011, 61（1）：120–149.

［34］ Ulrey K, Amason P. Intercultural communication between patients and health care providers: An exploration of intercultural communication effectiveness, cultural sensitivity, stress, and anxiety［J］. Health Communication, 2001, 13（4）：449.

［35］ Dutta M. Communicating about culture and health: Theorizing culture–centered and cultural sensitivity approaches ［J］. Communication Theory, 2007, 17（3）：304–328.

［36］ Hinyard L, Kreuter M. Using narrative communication as a tool for health behavior change: A conceptual, theoretical, and empirical overview［J］. Health Educ Behav, 2007, 34（5）：777–792.

［37］ Kim J, Shen H, Morgan S. Information behaviors and problem chain recognition effect: Applying situational theory of problem solving in organ donation issues［J］. Health Communication, 2011, 26（2）：171.

［38］ Shi J, Poorisat T, Salmon C. The use of social networking sites（snss）in health communication campaigns: Review and recommendations［J］. Health Communication, 2016, 33（1）：49–56.

［39］ Fragoso S. Understanding links: Web Science and hyperlink studies at macro, meso and micro–levels［J］. New Review of Hypermedia and Multimedia, 2011, 17（2）：163–198.

［40］ Kent M, Taylor M. Building dialogic relationships through the world wide web［J］. Public Relations Review, 1998, 24（3）：321–334.

［41］ Kent M, Taylor M. Toward a dialogic theory of public relations［J］. Public Relations Review, 2002, 28（1）：21–37.

［42］ Seltzer T, Mitrook M. The dialogic potential of weblogs in relationship building［J］. Public Relations Review, 2007, 33（2）：227–229.

［43］ Bortree D, Seltzer T. Dialogic strategies and outcomes: An analysis of environmental advocacy groups' facebook profiles［J］. Public Relations Review, 2009, 35（3）：317–319.

［44］ Traynor M, Poitevint B, Bruni H, et al. On the ballot and in the loop: The dialogic capacity of campaign blogs in the 2008 election Paper //［C］. The annual meeting of the Association for Education in Journalism and Mass Communication, Chicago, IL, 2008.

［45］ Sweetser K, Lariscy R. Candidates make good friends: An analysis of candidates' uses of facebook［J］.

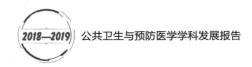

International Journal of Strategic Communication，2008，2（3）：175-198.

［46］宫贺. 公共健康话语网络的两种形态与关键影响者的角色：社会网络分析的路径［J］. 国际新闻界，2016（12）：110-133.

［47］Himelboim I，Golan G，Moon B，et al. A social networks approach to public relations on twitter：Social mediators and mediated public relations［J］. Journal of Public Relations Research，2014，26（4）：359-379.

［48］Botan C. Strategic communication theory and practice：The co-creational model［M］. Hoboken，NJ：Wiley-Blackwell，2018.

［49］Theunissen P，Wan Noordin WN. Revisiting the concept "dialogue" in public relations［J］. Public Relations Review，2012，38：5-13.

［50］Taylor M，Kent ML. Dialogic engagement：Clarifying foundational concepts［J］. Journal of Public Relations Research，2014，26（5）：384-398.

［51］Waters RD，Burnett E，LammA，et al. Engaging stakeholders through social networking：How nonprofit organizations are using facebook［J］. Public Relations Review，2009，35（2）：102-106.

［52］Kreuter M，Green M，Cappella J，et al. Narrative communication in cancer prevention and control：A framework to guide research and application［J］. Annals of Behavioral Medicine，2007，33（3）：221.

［53］Geist P，Dreyer J. The demise of dialogue：A critique of medical encounter ideology［J］. Western Journal of Communication，1993，57（2）：233-246.

［54］Dutta-Bergman M. Theory and practice in health communication campaigns：A critical interrogation［J］. Health Communication，2015，18（2）：103-122.

［55］闫婧，李喜根. 健康传播研究的理论关照、模型构建与创新要素［J］. 国际新闻界，2015（37）：6-20.

［56］喻国明，何睿. 健康信息的大数据应用：内容、影响与挑战［J］. 编辑之友，2013（6）：3.

［57］宋美杰. 数据密集型科学与大数据视域下的健康信息行为研究［J］. 现代传播 – 中国传媒大学学报，2016（38）：21-24.

［58］Van Zoonen W，Toni VDM. The importance of source and credibility perception in times of crisis：Crisis communication in a socially mediated era［J］. Journal of Public Relations Research，2015，27（5）：371-388.

［59］Wynia MK，Osborn CY. Health literacy and communication quality in health care organizations［J］. Journal of Health Communication，2010，15（S2）：102-115.

［60］Wang R. Survey on Sina Weibo research based on big data mining［J］. International Journal of Data Science and Analysis，2015，1（1）：1-7.

［61］匡文波. 中国微信发展的量化研究［J］. 国际新闻界，2014（5）：147-156.

［62］张迪，古俊生，邵若斯. 健康信息获取渠道的聚类分析：主动获取与被动接触［J］. 国际新闻界，2015（5）：81-93.

撰稿人：宫 贺 涂光晋 孔灵芝

职业健康学科发展报告

一、引言

我国是世界上劳动人口最多的国家，2017 年我国就业人口 7.76 亿人，占总人口的 55.8%，多数劳动者职业生涯超过其生命周期的二分之一。工作场所接触各类危害因素引发的职业健康问题依然严重，职业病防治形势严峻、复杂，新的职业健康危害因素不断出现，疾病和工作压力导致的生理、心理等问题已成为亟待应对的职业健康新挑战。职业人群创造社会财富，是抚养全社会的劳动力人群，职业人群的健康直接关系到劳动力的可持续发展，进而关系到社会经济的可持续发展。我国快速发展，迅速进入老龄化社会，劳动力人群将成为更加宝贵的社会财富，需要得到重点保护，劳动者依法享有职业健康保护的权利。因此，迫切需要加强职业健康政策研究，发展职业健康相关学科体系。

二、我国职业健康学科体系建设进展

（一）深化党和国家机构改革促进职业健康学科整合发展

2018 年 3 月，中共中央印发了《深化党和国家机构改革方案》，提出以推进党和国家机构职能优化协同高效为着力点，改革机构设置，优化职能配置，深化转职能、转方式、转作风，提高效率效能，积极构建系统完备、科学规范、运行高效的党和国家机构职能体系。在深化国务院机构改革中，组建国家卫生健康委员会，整合国家安全生产监督管理总局的职业安全健康监督管理职责。

根据《国家卫生健康委员会职能配置、内设机构和人员编制规定》，国家卫生健康委员会组建职业健康司，负责拟订职业卫生、放射卫生相关政策、标准并组织实施；开展重点职业病监测、专项调查、职业健康风险评估和职业人群健康管理工作；协调开展职业病防治工作。

因此，职业健康学科发展将进入一个新的历史阶段，依托国家卫生健康委员会，牢固树立大卫生、大健康理念，推动实施健康中国战略，以改革创新为动力，以促健康、转模式、强基层、重保障为着力点，把以治病为中心转变到以人民健康为中心，为人民群众提供全方位全周期健康服务。

2018年11月30日，中共中央政治局委员、国务院副总理孙春兰出席职业病防治工作推进会，强调要深入贯彻习近平总书记关于职业病防治工作的重要指示精神，认真落实党中央、国务院决策部署，聚焦重点行业、重点疾病、重点环节，依法防治、源头治理、综合施策，坚决防控职业病危害，增进广大劳动者的健康福祉。防控职业病要关口前移、重在抓防。要适应产业发展趋势和职业健康防护需求，完善职业卫生防护标准，强化防尘、防毒、防辐射等措施，提升职业场所安全水平。健全职业健康监测网络，扩大职业病种和危害因素监测覆盖范围，严格报告制度，早发现、早报告、早处置。加强职业健康体检，简化诊断认定程序，落实工伤、医保、救助等政策，做好尘肺病等重点职业病患者救治保障。认真开展职业健康宣传教育，健全劳动用工制度，增强劳动者主动防护意识。

（二）健康中国建设为职业健康多学科建设提出明确要求

《健康中国行动（2019—2030年）》的第九项健康行动计划为"职业健康保护行动"，对政府、社会和个人开展职业健康促进提出了综合要求。行动目标为：①到2022年和2030年，劳动工时制度得到全面落实；工伤保险参保人数稳步提升，并于2030年实现工伤保险法定人群参保全覆盖；接尘工龄不足5年的劳动者新发尘肺病报告例数占年度报告总例数的比例实现明显下降并持续下降；辖区职业健康检查和职业病诊断服务覆盖率分别达到80%及以上和90%及以上；重点行业的用人单位职业病危害项目申报率达到90%及以上；工作场所职业病危害因素检测率达到85%及以上，接触职业病危害的劳动者在岗期间职业健康检查率达到90%及以上；职业病诊断机构报告率达到95%及以上。②提倡重点行业劳动者对本岗位主要危害及防护知识知晓率达到90%及以上并持续保持；鼓励各用人单位做好员工健康管理、评选"健康达人"，其中国家机关、学校、医疗卫生机构、国有企业等用人单位应支持员工率先树立健康形象，并给予奖励；对从事长时间、高强度重复用力、快速移动等作业方式以及视屏作业的人员，采取推广先进工艺技术、调整作息时间等措施，预防和控制过度疲劳和工作相关肌肉骨骼系统疾病的发生；采取综合措施降低或消除工作压力。

此外，其他14项健康行动计划中有多项涉及职业健康，充分体现了大卫生、大健康理念，需要提供多学科技术支撑。

"健康知识普及行动"要求，各社区和单位要将针对居民和职工的健康知识普及作为一项重要工作，结合居民和职工的主要健康问题，组织健康讲座等健康传播活动。

"全民健身行动"要求，鼓励和支持新建工作场所建设适当的健身活动场地。

"控烟行动"要求，鼓励企业、单位出台室内全面无烟规定，为员工营造无烟工作环境，为员工戒烟提供必要的支持；在全国范围内实现室内公共场所、室内工作场所和公共交通工具全面禁烟；把各级党政机关建设成无烟机关。

"心理健康促进行动"要求，各机关、企事业单位、高校和其他用人单位把心理健康教育融入员工（学生）思想政治工作，鼓励依托本单位党团、工会、人力资源部门、卫生室等设立心理健康辅导室并建立心理健康服务团队，或通过购买服务形式，为员工（学生）提供健康宣传、心理评估、教育培训、咨询辅导等服务，传授情绪管理、压力管理等自我心理调适方法和抑郁、焦虑等常见心理行为问题的识别方法，为员工（学生）主动寻求心理健康服务创造条件。对处于特定时期、特定岗位，或经历特殊突发事件的员工（学生），及时进行心理疏导和援助。

"健康环境促进行动"要求，涉及危险化学品的生产、运输、储存、销售、使用、废弃物的处置等，企业要落实安全生产主体责任，强化危险化学品全过程管理；提高企业、医院、学校、大型商场、文体娱乐场所等人员密集区域防灾抗灾及应对突发事件的能力。完善医疗机构无障碍设施。

"妇幼健康促进行动"要求，加强女职工劳动保护，避免准备怀孕和孕期、哺乳期妇女接触有毒有害物质和放射线；推动建设孕妇休息室、母婴室等设施。

"心脑血管疾病防治行动"要求，在学校、机关、企事业单位和机场、车站、港口客运站、大型商场、电影院等人员密集场所配备急救药品、器材和设施，配备自动体外除颤器（AED）。

"慢性呼吸系统疾病防治行动"要求，加强职业防护，避免与有毒、有害气体及化学物质接触；制定工作场所防癌抗癌指南，开展工作场所致癌职业病危害因素的定期检测、评价和个体防护管理工作。

（三）尘肺病依然是当前职业病防治专业的重点任务

由于我国正处于工业化、城镇化快速发展阶段，几十年粗放式发展中积累的职业病问题逐渐显现，尘肺病等职业病防治形势仍然十分严峻。在列入国家公布"职业病的分类和目录"的十大类职业病中，尘肺病在我国目前最为严重，截至 2018 年底，全国累计报告职业病 97 万余例，其中约 90% 是职业性尘肺病，主要分布在采矿、冶金、建材、建筑施工、机械制造等行业，并呈现年轻化趋势。为此，在国务院领导下，为加强尘肺病预防控制和尘肺病患者救治救助工作，切实保障劳动者职业健康权益，国家卫生健康委等 10 部门联合于 2019 年组织开展尘肺病防治攻坚行动，目的是针对尘肺病这一当前主要矛盾，加强源头预防，从根本上预防和减少新发尘肺病病人，整个攻坚行动包括粉尘危害专项治理、尘肺病病人救治救助、职业健康监督执法、用人单位主体责任落实以及防治能力提升等五项行动。

据我国 1997 年至 2009 年累计报告新发尘肺病发病情况和发病趋势研究，我国尘肺病发病形势依然严峻，呈现行业、工种和病种的明显集中趋势，其发病例数上升趋势明显，发病工龄呈现明显缩短趋势，其中，煤炭、建材、有色金属和冶金行业累计报告尘肺病新发病例数分列前 4 位；累计报告尘肺病新发病例的工种主要为主掘进、主采煤、凿岩、纯掘进和煤矿混合等工种；各类报告尘肺病新发病例的平均发病工龄总体呈缩短趋势，尘肺病发病工龄中位数为 20.00 年，其中煤工尘肺、矽肺和石棉肺发病工龄中位数分别为 21.58 年、17.00 年和 20.00 年。另一项研究表明，我国百强煤炭企业和非百强煤炭企业年平均报告覆盖率分别为 55.34% 和 5.18%，根据估算的百强煤炭企业和非百强煤炭企业煤工尘肺新发病例数年平均，进而估算全国煤工尘肺平均年总新病例数，得到百强煤炭企业和非百强煤炭企业每百万吨原煤产量致煤工尘肺病例数平均为 2.05 人 / 百万吨和 73.41 人 / 百万吨；职业病报告煤工尘肺病例数占估算病例数的 6.7%；提示我国煤炭行业职业病防治水平整体亟须提高。

2018 年，在中华预防医学会劳动卫生与职业病分会职业性肺病学组的倡导下，由全国 18 个单位的 26 名专家共同讨论研究，形成了《尘肺病治疗中国专家共识（2018 年版）》，该共识包括概述、尘肺病的临床表现、尘肺病的并发症与合并症、治疗目标和原则、治疗措施、病情评估和分级治疗等部分。依据国内外权威文献，共识认为，迄今国内外均没有针对尘肺病纤维化有效的治疗药物和措施，对一个没有医疗终结的疾病的治疗应该有正确的认识。该共识指出，尘肺病治疗的目标和原则，通过全面的健康管理，积极预防和治疗并发症、合并症，积极的康复治疗和训练，尘肺患者基本可以保持正常的生活质量和相对健全的社会活动能力。该共识尤其提出：一是对于抗纤维化治疗，目前的基本共识是对尘肺病已经形成的肺纤维化是没有办法消融的。但尘肺病是个慢性疾病，其发病机制仍不完全清楚，可以肯定的是尘肺发病是一个非常复杂的病理过程，随着医学科学的进步和研究的深入，积极探索和开展以延缓或阻断尘肺肺纤维化进展的药物治疗有其现实和理论意义。二是仅对有大量痰液淤积不易咳出并堵塞呼吸道的病例，在严格掌握全肺灌洗的适应证和禁忌证，并权衡利弊的情况下可以考虑外，全肺灌洗不应作为尘肺病的常规治疗方法。三是对尘肺病患者重点是做好健康管理和综合治疗，除个别特殊病例在认真评价，严格掌握适应证，特别要重视手术对患者生存获益的评价情况下可以考虑外，不建议推荐肺移植作为治疗尘肺病的选择。

（四）法制化建设为职业健康学科发展提供政策保障

根据党和国家机构改革的要求，2018 年 12 月 29 日，第十三届全国人民代表大会常务委员会第七次会议审议通过对《中华人民共和国职业病防治法》等法律进行修订，一是修订了相关的监管部门，二是修订了职业病诊断机构相关的要求，三是修订了职业卫生技术服务相关的处罚规定。

在中国奋力迈向小康社会、大力推进健康中国建设的关键历史阶段，我国基本医疗卫生法的立法工作于 2014 年 12 月全面启动；2017 年 12 月，《中华人民共和国基本医疗卫生与健康促进法（草案）》第一次面向社会公开征求意见，目前已第三次面向社会征求意见。《基本医疗卫生与健康促进法》草案有多处涉及职业病防治的相关内容，在基本医疗卫生服务与健康促进法制化建设中，对于明确职业健康工作的定位和相关法律衔接具有十分重要的意义。在该法草案第一次面向社会征求意见阶段，许多专业人士就涉及包括职业健康安全等方面的相关内容提出了修改完善的思考与建议。

社会各界积极向国家有关立法机构建言献策，农工党中央向 2019 年全国"两会"提交"关于完善职业健康与职业病相关法律的提案"，建议将保障公民基本职业健康与职业病防治权利的公平可及纳入全方位、全生命周期的健康保护之中，强化各行业主管部门在本行业职业健康与职业病防治方面的责任，并建议近期法律法规建设应该突出若干重点。一是适时修订完善《职业病防治法》《劳动法》《安全生产法》和《工会法》等现有法律法规的相关内容，正在履行立法程序的《基本医疗卫生与健康促进法》尤其需要与这些已有法律进行衔接，并在此基础上予以完善和提高。二是探索建立多种职业卫生服务模式，实行分类管理，大型用人单位实施自律模式，中小型用人单位建立联合服务体模式，小微企业等用人单位实施基本公共卫生服务扶持模式。三是促进工伤保险基金有效发挥预防功能，将工伤保险基金由治疗、赔偿职业病为主体转变到以预防为主，重视心理康复和工作能力培养和康复，促进患职业病的劳动者尽快回归社会，获得体面劳动的尊严。四是积极关注、参与和响应国际社会关于全球职业健康治理的倡议和决议，促进我国批准发布国际相关法律，如国际劳工组织 1985 年通过的《职业卫生服务设施公约》（全世界已有 33 个国家和地区批准），对照国际职业病名单，将职业性结核病、肝炎和肌肉骨骼疾病等国际公认的职业病纳入我国职业病分类和目录。

健康中国行动在"职业健康保护行动"中，将"研究修订《中华人民共和国职业病防治法》等法律法规，制修订职业病防治部门规章"列在政府任务的首位。

依据《职业病防治法》，原卫生部和原劳动保障部于 2002 年联合印发了《职业病目录》，《职业病目录》对保障劳动者健康权益、预防控制职业病起到了积极作用。2013 年，卫计委、安全监管总局、人力资源社会保障部和全国总工会联合组织对职业病的分类和目录进行了调整，发布了《职业病分类和目录》。《职业病分类和目录》将职业病分为 10 大类，分别是职业性尘肺病及其他呼吸系统疾病、职业性皮肤病、职业性眼病、职业性耳鼻喉口腔疾病、职业性化学中毒、物理因素所致职业病、职业性放射性疾病、职业性传染病、职业性肿瘤、其他职业病。包括 130 种职业病（含 4 项开放性条款）。其中新增职业病 17 种，删除职业病 1 种，对 2 项开放性条款进行了整合，另外对 16 种职业病名称进行了调整。

（五）标准化建设和重点防治项目为职业健康学科建设提供技术保障

随着机构改革推进，2019 年 6 月，国家卫生健康委员会成立了第八届国家卫生健康标准委员会，下设职业健康标准专业委员会，其工作范围为：负责工作场所职业有害因素、职业防护、健康危害控制相关标准，职业健康监护及职业病诊断等标准。

2019 年 2 月，国家卫生健康委员会令第 2 号发布，修改《职业健康检查管理办法》等部门规章。目前，正在制定《职业卫生技术服务机构管理办法》并公开征求意见，正在修订《职业病诊断与鉴定管理办法》并公开征求意见。

2018 年以来，国家卫生健康委员会陆续发布了一系列职业健康标准，包括：《尿中锑的测定　原子荧光光谱法》等 23 项推荐性职业卫生标准，《职业性接触性皮炎的诊断》等 5 项强制性国家职业卫生标准，强制性国家职业卫生标准《工作场所有害因素职业接触限值　第 1 部分：化学有害因素》等。

2019 年，国家通过基本公共卫生服务补助资金进一步加大职业病防治的项目重点，包括三项内容：重点职业病监测、职业病危害因素监测和重点行业职业病危害现状调查。一是在重点职业病监测方案中，职业病监测病种由原来的 10 种调整为 28 种，其中职业性尘肺病由 3 种扩大为 13 种，职业性肿瘤由 3 种扩大为 11 种。同时，还积极拓展监测范围，监测点设置由地、市一级延伸到县、区一级，并在全国范围内选取了 300 个左右的县、区开展主动监测工作。二是 2019 年新增职业病危害因素监测，主要通过对用人单位、工作场所职业病危害因素的主动监测，掌握我国重点行业，像矿山、冶金、建材等行业领域的相关情况，掌握重点岗位的重点危害，煤尘、吸尘、水泥粉尘、石英尘、苯、铅、噪音等分布及浓度或强度水平，评估职业病危害因素对劳动者健康的影响，为职业病防治工作提供科学依据。三是将职业病危害现状调查作为一项基础性工作，目的是调查摸清重点行业职业病危害基本情况和职业病危害的地区、行业、岗位、人群分布等相关情况，建立职业病危害数据基础数据库，为制定政策和加强监管来奠定基础。

（六）医护人员职业健康防护领域的专业活动不断增强

我国拥有卫生人员 1000 多万，数量庞大，是医疗卫生事业改革和发展的主力军，也是全民健康的护卫者，但是，医护人员在工作中会面临物理性有害因素、化学性有害因素、生物性有害因素、不良工效学因素等多重职业危害，医疗技术也常常是损害健康的双刃剑。

国家政策顶层设计对医护人员职业健康重要性进一步达成共识。近些年来，国家发布主要适用于医疗卫生行业的国家职业卫生标准《血源性病原体职业接触防护导则》（GBZ/T 213—2008）；2013 年国家在发布的《职业病分类和目录》职业性传染病分类增加 1 种职业病，即医护人员因职业暴露感染艾滋病。《关于城市公立医院综合改革试点的指导意见》（国办发〔2015〕38 号）和《关于全面推开县级公立医院综合改革的实施意见》（国办发〔2015〕33 号）明确提出医疗行业具有职业风险高等行业特点；《关于加强传染病防治人员安全防护的意见》（国办发〔2015〕1 号）要求，系统加强传染病疫情调查处置的卫生防护工作，以及传染病患者转运救治的感染控制与职业防护。《关于坚持以人民健康为中心推动医疗服务高质量发展的意见》（国卫医发〔2018〕29 号）明确提出，依法保障医务人员基本权益，包括合理安排医务人员休息休假、切实改善医务人员薪酬待遇、继续加强医务人员劳动安全卫生保护等要求，尤其是要求加大对医疗机构和医务人员职业危害及劳动安全卫生防护的教育，引导医疗机构重视医务人员的劳动安全卫生保护，加强医务人员职业暴露的防护设施建设和设备配置，做好职业暴露后的应急处理，强化医务人员劳动安全自我防护的意识，通过规范医疗操作、疫苗接种、放射防护、物理隔离等方式，减少医务人员在职业环境中可能受到的危害。

医护人员职业健康防护的专业研究和学术活动初步形成体系。一是社会组织发挥引领作用，2017 年 10 月，中国性病艾滋病防治协会医护人员职业卫生防护工作委员会成立，标志着我国医护人员职业健康学术活动迈入了一个新的阶段；2019 年，中华预防医学会组织专家多次研讨达成共识，正式向国家卫生健康委员会职业健康司报送了《关于加强医护人员职业健康安全与风险防护的建议》，从法规标准、政策研究、学科建设、联动机制、示范基地等方面提出措施建议，受到积极反馈。二是引用推广国际技术工具和解决方案，2014 年以来，中国有关机构积极推广应用国际劳工组织与 WHO 改善医护人员工作条件技术工具——Health WISE，每年举办 1~2 期 Health WISE 师资培训班；2018 年和 2019年，国际劳工组织与中国性病艾滋病防治协会、北京协和医学院等有关机构和组织合作，连续举办 3 期 Health WISE 师资培训班，试点医院和技术模式不断扩展。三是加强医学生专业课程设置和教材编写，2017 年起，北京协和医学院开设了"职业医学与医护人员健康防护的理论和实践"，出版了《〈血源性病原体职业接触防护导则〉（GBZ/T 213—2008）实施应用指南》，填补了高等医学院校职业健康防护课程教育的一个薄弱环节。四是专业研究和学术交流成为焦点，许多学术期刊发表了大量关于研究医护人员面临暴力危害的文章，例如，《中国护理管理杂志》在 2018 年和 2019 年分别以"医护人员职业卫生防护""医护工作场所暴力预防控制"为特别策划主题发表系列论文。

近年来，中国性病艾滋病防治协会、中国医院协会和《中国护理管理》杂志社等举办的全国艾滋病学术大会、全国医院感染管理学术年会、中国护理管理大会等全国性学术活动均开展了医护人员职业防护的专题交流。

三、国际职业健康学科进展

（一）职业健康纳入全球可持续发展议程

在 2015 年的联合国大会上，通过了 2030 年可持续发展议程的 17 项可持续发展目标，它们是联合国千年发展目标的延续和发展。2016 年 1 月 1 日，可持续发展目标开始实施，在未来 15 年里，所有国家（不论该国是贫穷、富裕还是中等收入）行动起来，在促进经济繁荣的同时保护地球。目标指出，消除贫困必须与一系列战略齐头并进，包括促进经济增长，解决教育、卫生、社会保护和就业机会的社会需求，遏制气候变化和保护环境。

职业健康已从多个维度纳入可持续发展目标，尤其是可持续发展目标 1、3、8 和 16 直接涉及职业健康。

可持续目标 1 是"消除贫困"，其子目标有"执行适合本国国情的全民社会保障制度和措施，包括最低标准，到 2030 年在较大程度上覆盖穷人和弱势群体"。

可持续目标 3 是"确保健康的生活方式，促进各年龄段人群的福祉"，其子目标有"到 2030 年，通过预防、治疗及促进身心健康，将非传染性疾病导致的过早死亡减少三分之一"，"实现全民健康保障，包括提供金融风险保护，人人享有优质的基本保健服务，人人获得安全、有效、优质和负担得起的基本药品和疫苗"，以及"到 2030 年，大幅减少危险化学品以及空气、水和土壤污染导致的死亡和患病人数"。

可持续目标 8 是"促进持久、包容和可持续经济增长，促进充分的生产性就业和人人获得体面工作"，其子目标有"立即采取有效措施，根除强制劳动、现代奴隶制和贩卖人口，禁止和消除最恶劣形式的童工，包括招募和利用童兵，到 2025 年终止一切形式的童工"，以及"保护劳工权利，推动为所有工人，包括移民工人，特别是女性移民和没有稳定工作的人创造安全和有保障的工作环境"。

可持续目标 16 是"创建和平、包容的社会以促进可持续发展，让所有人都能诉诸司法，在各级建立有效、负责和包容的机构"，其子目标有"在各级建立有效、负责和透明的机构"，"确保各级的决策反应迅速，具有包容性、参与性和代表性"，以及"根据国家立法和国际协议，确保公众获得各种信息，保障基本自由"等。

（二）全民健康覆盖关注人人享有职业健康

WHO 在 1978 年《阿拉木图宣言》倡导"人人享有卫生保健"，明确指出：初级卫生保健是实现预防、促进、治疗、康复和姑息（又译为安宁）疗护等健康服务公平可及的一种途径。

进入 21 世纪以来，WHO 提出"全民健康覆盖"目标，《2013 年世界卫生报告》的主题聚焦全民健康覆盖，再次强调：健康服务包括预防、促进、治疗、康复和姑息治疗等服务。全民健康覆盖（Universal Health Coverage，UHC）是 WHO 的头号目标，是可持续发展目标下卫生具体目标的核心。实现这一目标的关键是确保每个人在需要的时候都能获得他们所需要的卫生保健。在可持续发展目标 3 的子目标中，明确提出"实现全民健康保障，包括提供金融风险保护，人人享有优质的基本保健服务，人人获得安全、有效、优质和负担得起的基本药品和疫苗"。

WHO 2019 年 4 月 7 日世界卫生日的主题确定为"全民健康覆盖：每一个人，每一个地方"。首先，目的是帮助人们更好地了解全民健康覆盖的含义——应该提供哪些服务和支持以及在哪里提供，帮助有机会获得高质量、负担得起的卫生保健的人了解无法获得这些服务的人的生活，并倡导在任何地方都能平等获得卫生保健。其次，强调卫生保健工作者将在活动中发挥重要作用，帮助卫生决策者认识到人们需要什么样的保健，特别是在初级保健层面。再次，本次活动还为卫生部部长和其他政府决策者提供机会承诺采取行动，处理本国在实现全民健康覆盖方面的不足并强调已经取得的进展。

职业卫生服务纳入基本医疗卫生服务内涵成为国际社会共识，为落实全球初级卫生保健目标，1994 年 WHO 合作中心在《北京宣言》中提出"人人享有职业卫生保健"的口号，1996 年第 49 届世界卫生大会通过了"人人享有职业卫生保健"的全球战略建议书；近年来，联合国可持续发展目标 8 提出"体面工作和经济增长"，要求保护劳动者权利，推动为所有劳动者创造安全和有保障的工作环境。

近几年来，结合国际社会的健康全民覆盖目标，国际职业健康委员会（International Commission on Occupational Health，ICOH）、国际职业卫生协会（International Occupational Hygiene Association，IOHA）和国际工效学协会（International Ergonomics Association，IEA）致力于倡导"职业健康全民覆盖"（Universal Occupational Health Coverage，UOHC）。2019 年，这些国际组织在第 72 次 WHO 大会上，提出了倡导"职业健康全民覆盖"的联合声明，呼吁向所有劳动者提供基本职业卫生服务，与 WHO 的健康全民覆盖目标和联合国的可持续发展目标相衔接，提出应特别关注弱势群体劳动者、高危行业劳动者的健康，保护老年劳动者、女性劳动者、流动人口劳动者等的健康。

在 2019 年 9 月召开的联合国高级别会议上，各成员国通过了一项政治宣言《健康全覆盖：向构筑健康世界共同前行》（Universal Health Coverage: moving together to build a healthy world），这份宣言是"直通 2030 年的健康全覆盖愿景"，宣言有两段专门强调了健康的劳动者以及更健康、更安全的工作场所。

（三）国际公约聚焦工作场所暴力和骚扰

工作场所的暴力已经被国际社会列为需要优先关注和政策干预的问题，工作场所暴力有相当比例发生在卫生行业，劳动者遭受身体暴力，成为性骚扰的对象，遭受恐吓和凌辱。工作场所暴力是导致工作场所不平等、歧视、羞辱、士气低落、疏远和冲突的主要来源，并越来越多地成为人权问题。国际劳工组织在 2010 年最新《国际职业病目录》（List of Occupational Diseases）中，将创伤后应激障碍列入了精神和行为障碍类职业病，劳动者遭受严重暴力可引发创伤后应激障碍。

针对劳动世界暴力和骚扰问题的严峻形势，国际劳工组织在总结各国预防控制劳动世界暴力和骚扰良好实践的基础上，经过近 10 年的推动，2019 年 6 月 21 日，国际劳工组织在成立百年之际召开的国际劳工大会上,《2019 年关注消除劳动世界暴力和骚扰公约》(*Convention Concerning the Elimination of Violence and Harassment in the World of Work. 2019*) 和《2019 年关注消除劳动世界暴力和骚扰建议书》(*Recommendation Concerning the Elimination of Violence and Harassment in the World of Work*, 2019) 得以通过。该公约承认劳动世界中的暴力和骚扰"会构成侵犯或践踏人权……是对机会均等的威胁,令人无法接受,与体面劳动不符"。公约中的"暴力和骚扰"是指"旨在造成、导致或可能导致身体、心理、性方面或经济方面伤害"的行为、做法或威胁。该公约提醒各成员国有责任促进对暴力和骚扰零容忍的总体环境,致力于打击在各种工作场所发生的暴力和骚扰。该公约保护劳动世界中的工人和雇员,无论其合同状况,包括接受培训的人员、实习生和学徒工,就业已被终止的工人,志愿者,求职者和应聘者。公约承认"履行雇主权限、义务或责任的个人"也可能遭受暴力和骚扰。

(四)国际社会关注中国职业健康领域议题

在中华全国总工会、中国疾病预防控制中心的多年合作下,国际劳工组织技术工具第 2 版《工效学检查要点》(*Ergonomic Checkpoints*) 被应用于中国 20 个省份的 1 万余家企业,覆盖 1000 多万工人,其中全球最大的代工电子企业富士康正在将其应用范围扩大至中国的各工厂。国际劳工组织网站于 2016 年 4 月 7 日的世界职业安全卫生日专门报道这些中国实践,国际劳工组织将中国有关工作写入 2017 年第 331 届国际劳工组织理事会的正式总结文件中。2016 年 4 月 26 日,国际劳工组织网站还介绍了国家劳工组织与中国团队合作开展医护人员职业健康与安全防护工作以及推广工具包项目的实践。

近年来,欧盟与原国家安全生产监管总局合作实施"中欧高危行业职业安全与健康"项目;WHO 西太区办事处与中国疾病预防控制中心职业卫生与中毒控制所主办了"职业健康风险评估国际研讨会";WHO 西太区办事处支持中国医学科学院/北京协和医学院公共卫生学院职业健康专家,分别开展中国职业健康概要和中国职业健康法制化路径的专题研究,选派国际专家参加我国"国家职业健康体系创新的国际专家咨询"项目。

2019 年 7 月,国家卫生健康委、国际劳工组织主办,国家卫生健康委职业卫生中心承办了粉尘危害防治国际研讨会。国际劳工组织中国和蒙古局局长柯凯琳强调,粉尘中的二氧化硅是导致尘肺病的主要危害物质,目前全球每年有近千万人暴露于二氧化硅粉尘,估算每年全球有 21.5 万人死于尘肺病。职业病防治问题既是中国政府亟待解决的民生问题,也是世界各国面临的共同挑战。该国际研讨会致力于总结国内职业病防治方面好的经验和做法向全国推广,全面推进我国重点行业领域职业病危害治理工作,同时学习借鉴国外在职业病防治及职业病危害治理方面的先进经验和做法,帮助提升我国的职业病危害治理水平。

在我国各界重视加强和宣传倡导职业健康的情况下,《柳叶刀》杂志于 2019 年 8 月发表编辑部评论《中国改进职业健康》（*Improving Occupational Health in China*），报道了中国职业健康的严峻挑战以及职业健康纳入健康中国行动的积极进展。

为响应中国"一带一路"倡议，近年来，国际劳工组织将委托中国专家，将 2013 年出版的英文技术指南《国家职业病报告系统操作指南》（*National System for Recording and Notification of Occupational Diseases—Practical Guide*），翻译成阿拉伯语版和中文版，为中国和"一带一路"沿线国家提供技术支撑。

2019 年 9 月，在《世界卫生组织通报》（*Bulletin of the World Health Organization*）杂志，刊登了采访文章《卫生人力职业倦怠》（*Health Workforce Burn-out*），其中采访了中国医学科学院院 / 北京协和医学院的教授，分析了职业倦怠的影响因素，以及中国医护人员工作压力增加的数据，肯定自 2013 年起中国与国际劳工组织和 WHO 的合作经验，在中国推广改进医疗机构服务的工具 Health WISE，该工具鼓励管理者与员工一道，共同完善工作场所和操作。

四、发展展望

展望未来，中国正在全力以赴地努力实现小康社会，随着健康中国建设的战略目标不断推进，对职业健康学科的历史使命提出了更高要求。

从学科发展近期任务看，需要推动企业落实主体责任，从源头上预防和控制粉尘危害，统筹利用现有基本医保、大病保险、医疗救助、生活帮扶等各项政策，解决尘肺病人因病致贫、因病返贫等问题。针对已经诊断为职业性尘肺病，但未参加工伤保险，且用工企业已经不存在的，以及依据现有资料难以诊断为职业性尘肺病的病人，进一步完善医疗和生活保障相关政策，加强医疗救治工作。从学科发展长远任务看，需要进一步加强职业健康法制建设，完善职业健康监管体系，压实地方政府监管责任，推进科技创新，开展职业健康宣教培训，为健康中国规划目标的实现而不懈努力。

职业健康法制化建设将大力加强。审视国际发展趋势，应积极关注、参与和响应国际社会关于全球职业健康治理的倡议和决议，促进我国批准发布国际相关法律，如国际劳工组织 1985 年通过的《职业卫生服务设施公约》（全世界已有 33 个国家和地区批准），对照国际职业病名单，结合我国经济社会发展的实际，完善我国职业病分类和目录。按照国家的决策部署，应适时修订完善《职业病防治法》《劳动法》《安全生产法》和《工会法》等现有法律法规的相关内容，正在履行立法程序的《基本医疗卫生与健康促进法》尤其需要与这些已有法律进行衔接，并在此基础上予以完善和提高。

新形势、新任务、新挑战，要求我国积极借鉴已有的国际经验和教训，以"健康中国行动"为载体，体现大卫生、大健康理念，构建新时期职业健康服务体系，提高职业健康服务能力。从接受服务的对象角度，应探索建立多种职业卫生服务模式，实现预防、促进、治疗、康复和姑息治疗等健康服务公平可及实行，关键是分类管理，对于大型用人单位实施自律模式，对于中小型用人单位建立联合服务体模式，对于小微企业等用人单位实施基本公共卫生服务扶持模式。从提供服务的队伍角度，将加快形成医学、工程学、工效学、管理学、计算机与信息科学、心理科学、行为科学等多学科职业健康队伍，全社会大力支持高等院校系统培养多层次职业健康专业人才，为国家职业病防治重点项目提供人才和技术保障。

参考文献

［1］国家统计局．2018 年国民经济和社会发展统计公报［EB/OL］．http://www.stats.gov.cn/tjsj/zxfb/201902/t2019 0228_1651265.html．

［2］新华社．孙春兰在职业病防治工作推进会上强调　加大职业病防治力度　切实维护好劳动者健康权益［EB/OL］．http://www.gov.cn/xinwen/2018-12/02/content_5345203.htm．

［3］张敏，王丹，郑迎东，等．中国 1997 至 2009 年报告尘肺病发病特征和变化趋势［J］．中华劳动卫生职业病杂志，2013，31（5）：321-334．

［4］王丹，张敏，郑迎东．中国煤工尘肺发病水平的估算［J］．中华劳动卫生职业病杂志，2013，31（1）：24-29．

［5］中华预防医学会劳动卫生与职业病分会职业性肺部疾病学组．尘肺病治疗中国专家共识（2018 年版）［J］．环境与职业医学，2018，35（8）：677-689．

［6］新华社．全国人民代表大会常务委员会关于修改《中华人民共和国劳动法》等七部法律的决定［EB/OL］．http://www.gov.cn/xinwen/2018-12/30/content_5353503.htm．

［7］张敏．完善《中华人民共和国基本医疗卫生与健康促进法（草案）》涉及职业健康安全相关内容的思考与建议［J］．中国安全生产科学技术杂志，2018，14（11）：5-11．

［8］农工党中央．关于完善职业健康与职业病防治相关法律的提案［EB/OL］．http://www.ngd.org.cn/jczt/jj2019 qglk/2019taya/62026.htm．

［9］国际劳工组织，世界卫生组织．改善医护人员工作条件　行动手册［M］．张敏，主译．北京：科学出版社，2015．

［10］张敏，徐李卉，刘拓，等．医院系统性职业卫生防护自律模式：保护医护人员健康的倡导与实践［J］．中国护理管理，2018，18（2）：145-149．

［11］徐小平，贾梅霞，林曼娜，等．深港模式下的医院工作场所暴力管理实践［J］．中国护理管理，2019（4）：494-497．

［12］吴锋耀，董文逸，韦彩云，等．艾滋病高发地区传染病医院医护人员职业卫生防护体系建设［J］．中国护理管理，2018，18（2）：150-153．

［13］联合国．可持续发展目标［EB/OL］．https://www.un.org/sustainabledevelopment/zh/．

［14］世界卫生组织．2013 年世界卫生报告：全民健康覆盖研究［M］．日内瓦：世界卫生组织，2013．

［15］世界卫生组织．2019 年世界卫生日：全民健康覆盖［EB/OL］．https://www.who.int/universal_health_coverage/zh/．

［16］编辑部．关于人人享有职业卫生保健的宣言［J］．工业卫生与职业病杂志，1995，21（6）：321-322．

［17］Editor. Global strategy on occupational health for all：The way to health at work［J］. Industrial Health and

Occupational Diseases，1995，21（6）：321-322.

［18］ ICOH, IOHA and IEA Joint Statement at the 72nd World Health Assembly on Universal Occupational Health Coverage, UOHC［EB/OL］.［2019-10-15］. http://www.icohweb.org/site/multimedia/news/pdf/HANDOUT%20 ICOH%20IOHA%20and%20IEA%2019%20May%2018%20rev%20jtmod2.pdf.

［19］ ICOH. UN Political Declaration on Universal Health Coverage：the importance of Occupational Health［EB/OL］.［2019-10-15］. http://www.icohweb.org/site/news-detail.asp?id=169.

［20］ 国际劳工组织. 国际劳工组织通过打击工作中的暴力和骚扰的国际劳工公约［EB/OL］. https://www.ilo.org/beijing/information-resources/public-information/WCMS_711431/lang--zh/index.htm.

［21］ ILO. Ergonomics in China：Tackling workplace stress in World Day of Safety and Health［EB/OL］.［2019-4-15］. http://www.ilo.org/global/about-the-ilo/newsroom/features/WCMS_472313/lang--en/index.htm.

［22］ 331st Session of the ILO Governing Body. Outcome 8：Protecting workers from unacceptable forms of work［EB/OL］.［2019-4-15］. http://www.ilo.org/gb/GBSessions/GB331/pol/WCMS_580114/lang--en/index.htm.

［23］ Wu RL. Healthcare workers care for us，but who's caring for them?［EB/OL］.［2019-4-15］. https://iloblog.org/2016/04/07/healthcare-workers-care-for-us-but-whos-caring-for-them/.

［24］ 人民健康网. 超一半工业企业存粉尘危害［EB/OL］. http://health.people.com.cn/n1/2019/0722/c14739-31247 556.html.

［25］ Editorial. Improving occupational health in China［J］. Lancet，2019，394：443.

［26］ International Laboure organization. National System for Recording and Notification of Occupational Diseases Practical Guide［EB/OL］. http://www.ilo.org/safework/info/publications/WCMS_210950/lang--en/index.htm.

［27］ Lynn Eaton. Health workforce burn-out［J］. Bulletin of the World Health Organization，2019，97：585-586.

［28］ 国务院新闻办. 中国职业病防治形势与对策吹风会［EB/OL］. http://www.gov.cn/xinwen/2019zccfh/29/index.htm.

撰稿人：张　敏

卫生经济学学科发展报告

一、引言

卫生经济学（health economics）是应用经济学理论和方法，研究卫生和健康相关的现象和问题，尤其关注在卫生资源稀缺性前提下供需双方的经济行为，以及回答卫生服务领域生产什么、如何生产和为谁生产等基本问题的学科。卫生经济学作为经济学的一个分支学科，在过去半个世纪里得到了快速发展，与卫生事业迅速发展、医学科学技术日新月异和医疗费用持续快速增长有密切关系。经济是卫生服务可及性和质量的重要影响因素，卫生费用已经成为国家和家庭支出的重要组成部分，卫生服务系统吸引了大量投资，卫生经济产业也创造了大量就业。同时，在公共卫生与预防学科中，卫生经济学科是卫生政策与卫生管理学的重要组成部分。卫生经济学实际上有 2 个不同的主题，卫生保健经济学（economics of health care）和健康经济学（economics of health）。这反映在卫生经济学两位开创学者不同的研究视角：肯尼斯·阿罗（Kenneth Arrow）关注的是医疗服务市场；迈克尔·格罗斯曼（Michael Grossman）的分析则始于健康本身。两位学者都认为医疗卫生服务需求是派生的，源于对健康的需求。迈克尔·格罗斯曼所提出的健康需求人力资本模型是健康经济学研究的重要内容。相对于卫生保健经济学，健康经济学以健康需求作为出发点，研究个体在资源配置中的行为，包括购买卫生保健服务、购买非卫生保健服务、时间分配等。

卫生保健经济学主要研究卫生服务需求和供给、卫生要素市场和政府干预等内容。健康经济学需要解决的关键问题健康测量和评价的影响因素。健康状况的测量可以是多维度的，如估计寿命、健康天数、发病率等，也可以根据医疗卫生服务需要或履行各种个人和社会职能的能力。许多学者认为，决定健康水平的因素除医疗卫生服务的数量和质量外，更重要的是遗传、自然和社会环境、个人生活方式等。收入和健康的关系也是卫生经济学研究的重要内容。

二、我国卫生经济学发展

（一）国内学科发展历史

卫生经济学在中国作为一门学科发展始于 20 世纪 80 年代初，以 1983 年成立中国卫生经济研究会（后改名为中国卫生经济学会）为标志。在此之前，部分高校研究人员和卫生管理人员已经开始关注卫生领域经济问题，并根据当时改革开放的宏观背景，针对卫生发展的政策问题，如医疗服务价格等进行了研究和讨论。此后，中国卫生经济学学科逐步建设逐步发展，更多的研究人员转入到卫生经济学研究队伍中，部分医学院校成立了卫生经济教研室或教研组，成为与社会医学、卫生事业管理学等新兴学科同步发展的学科。中国经济体制改革和卫生改革的特殊环境问题，对卫生经济学的发展提出了很高的要求，为卫生经济学的发展创造了良好的条件。

1991 年，由中国卫生部和世界银行经济发展学院共同成立的"中国卫生经济培训与研究网络"（以下简称"网络"），将中国卫生经济学发展推向一个新的阶段。"网络"初期以医学院校卫生管理干部培训中心和卫生经济教研室为依托，通过卫生行政管理人员培训、学校师资培养等形式，发展和壮大卫生经济研究和教学力量，促进卫生经济政策研究，扩大卫生经济学科的影响。在建设和发展"网络"的过程中，中国政府发挥了巨大的作用，卫生部和财政部为"网络"提供了良好的工作条件和政策实践机会。世界银行经济发展学院等国际组织从资金、技术和交流等方面支持"网络"发展，使得"网络"成为国际上卫生经济学合作的典范。随着"网络"影响的扩大以及对卫生经济培训和研究需求的提高，"网络"成员单位不断扩展，至今已经有 30 多所院校成为"网络"成员单位。2009年，世界卫生经济学大会在中国举办，本次大会的主题是"和谐发展：卫生与经济"，大会的召开与中国卫生经济培训与研究网络在国际上的影响有很大关系。

高等教育机构卫生经济学发展是中国卫生经济学科发展最重要的推动力量。其发展主要表现在 4 个方面：①开展卫生经济学教学和研究的机构和人员规模得到了较大扩充。有 50 多所院校开设卫生经济学课程，并且国内编写最近、应用最广泛的两本教材分别是：孟庆跃教授主编的《卫生经济学》，为全国卫生管理专业规划教材，2013 年出版；陈文教授主编的《卫生经济学》，是预防医学专业第八轮规划教材，2017 年出版。②卫生经济学研究和教学人员的结构发生了改变。中国早期卫生经济学研究人员主要从流行病学、卫生统计学、社会医学等公共卫生学科领域转化而来。现在卫生经济研究人员中具有经济学、管理学、数学等学科背景的人员越来越多。特别是越来越多的国外留学人员回国，对改善知识结构发挥了重要的作用。③卫生经济研究机构和人员的分布出现多元化。卫生经济学研究机构和人员主要分布在各个大学公共卫生学院或预防医学系。但是部分综合大学将其设置在其他相关学院，例如经济学院或者管理学院等。④卫生经济学国际交流和合作更加活跃。中国参加世界卫生经济大会的人数逐渐增加，各种科研和培训合作交流活动日益频繁，促进了中国卫生经济学研究和教学水平。

（二）卫生总费用研究

卫生经济学首先从资源分析开始，因此卫生总费用研究既是卫生经济学研究的重要内容，也为其他卫生经济学问题的研究提供了基础信息。卫生总费用可以体现一个国家总体卫生投入的水平，反映卫生在经济社会发展中的地位。卫生总费用来源结构分析，可以用来评价卫生筹资的公平性以及政府在卫生发展中所承担的经济责任。卫生总费用的分配信息，可以从宏观层面评价卫生资源配置的效率和公平性。中国卫生总费用的研究与测算开始于 20 世纪 80 年代，1981 年，世界银行委派专家对中国卫生部门进行考察，引入卫生总费用的概念。1996 年，卫生部卫生经济研究所在北京举办中国卫生费用核算研究会和技术方法培训班，并根据自愿原则成立了中国卫生费用核算研究协作组。截至 2010 年，已有 17 个省市参与了卫生费用核算研究协作组。2006—2007 年，中国卫生费用核算研究继续向纵深发展，相继在河北省安迁市，广西壮族自治区鹿寨县和宁明县，甘肃省峨县、武都区和漳县等地对公共卫生费用核算展开专题性研究。2009 年，中国新医改方案出台，卫生总费用的研究重点由总费用水平、结构转向卫生总费用和医药卫生体制改革的关系，尤其从卫生总费用水平、结构、来源、比例关系和快速增长影响因素的角度探讨费用控制。既往对于中国卫生费用的影响基于宏观层面、医院中观层面和患者微观层面。在宏观层面，卫生费用的影响因素除经济发展水平、年龄结构、医疗资源分布外，政府财政支出和科技水平时有涉及，中国的城乡二元制结构也使得城镇化率对医疗费用的影响广泛存在。而在中微观层面，对于卫生费用结构变动的研究已经延伸到其对于卫生费用增长的影响中，除基于理论基础和国外研究经验所选择的个人特征、服务利用、保险类别和政策因素外，药占比作为医疗费用结构的代表，对卫生费用的增长有显著影响。同时检查费和材料费的占比上涨对于卫生费用增长也有不同程度的影响。

（三）健康和医疗服务需求以及医疗卫生服务提供者行为研究

健康生产理论以健康需求和人力资本之间的关系为重点进行分析，提出健康是人力资本的重要组成部分，对健康的投资是对人力资本的投资。健康测量、健康影响因素和健康效用是研究的主要内容。医疗服务需求研究是以消费者理论为基础，研究价格和质量等因素对医疗服务需求的影响。此类研究可以帮助人们理解卫生服务选择行为，包括行为习惯的形成、各种针对医疗服务消费者激励机制的效果评价、社会力量包括对医疗服务消费者行为的影响等。生产者理论是研究医疗卫生服务提供者行为的基础。由此延伸的诱导需求理论和非营利性医疗机构行为理论对分析医疗机构和人员行为也很重要。供给分析和生产函数分析，研究价格与供给之间的关系以及医疗卫生服务生产中的技术效率和配置效率等问题,是医疗卫生服务机构投入产出分析的重要内容。国内新医改的政策机制和作用绩效的研究比较丰富,但是均集中在对总费用、服务使用和患者行为的影响,对医生行为的研究并不多见。一个重要原因是医生行为研究所需要的数据还比较缺乏,收集比较困难。国内研究卫生总费用、服务使用和患者行为的数据越来越多,例如国家卫生服务调查(国家卫生健康委员会卫生统计信息中心)、中国健康和营养调查(中国疾病预防和控制中心)、中国健康与养老追踪调查(北京大学),但是全国范围内医生行为调查数据并没有,即使是局部地区医生行为有一定深度的调查数据也比较少见。中国研究医生行为的文献多集中在医生处方行为、医疗费用控制、卫生人员激励机制、医生行为影响因素、医生多点执业等方面。

(四)卫生筹资与医疗保险研究

卫生经济学基本问题之一是卫生筹资(health financing)研究。在宏观层面需要研究的问题是,一个国家或地区,在一定的经济社会发展水平下,如果满足基本的医疗卫生服务需求,应当筹集到多少卫生费用才是合理和可持续的。在卫生经济层面,需要研究卫生资源配置效率和公平问题。世界上有几种不同的卫生筹资方式,包括税收筹资、社会医疗保险筹资、社区医疗保险筹资和直接付费,不同筹资方式各有优缺点。作为许多发展中国家实现全民健康覆盖的筹资策略,社会医疗保险已经成为卫生经济学最重要的研究领域之一。社会医疗保险研究集中在筹资机制、保险资金统筹和管理、保险经费支付、保险对卫生服务和医疗费用影响等方面,为保险制度设计和实施提供依据。中国的社会医疗保险对于分级诊疗和经济保护起到了很大的作用。有研究表明通过差异化医保政策促进基层医疗机构的就诊量的提高,同时全国在不同地区施行不同的医保支付政策,例如:青海省各地区开展总额控制付费,在部分地区开展按照人头付费和按病种付费的工作;甘肃省实行预付制度,对于纳入分级诊疗的病种按照定额标准向定点医疗机构支付,超出定额部分由定点医疗机构承担;江苏省镇江市按照签约人头和就诊人头对社区进行付费;宁夏回族自治区盐池县实行人头包干预付制等。另外一项重要的政策是重新设定医保报销起付线,青海省对下转病人免挂号费,取消了医保报销起付线,同时提高了三级医疗机构住院起付线;浙江省杭州市签约参保人员门诊医保起付标准下降 300 元。对分级诊疗从政策方面也进行了补偿,福建省厦门市对基层就诊病人给予 500 元的财政补贴,对公立医院下转病人、医生下基层、基层医务人员学习等都给予一定的补贴。同时医疗保险也起到很好的经济保护作用,但是中国灾难性卫生支出仍然很高,需要进一步研究。

(五)卫生经济评价研究

利用经济学方法分析卫生技术的经济特性、卫生技术投入产出,为合理应用卫生技术提供了重要参考依据,卫生技术包括药品以及诊断、治疗和康复技术等。投入产出分析的主要内容包括成本效益分析、成本效果分析和成本效用分析。在中国，卫生经济评价技术还没有在资源分配中得到广泛使用，并且随着近些年来对卫生经济学评价的重视程度不断加深，其已经成为卫生领域决策和政策制定中不可缺少的部分，同时，其本身就是卫生技术评估理论体系的重要维度之一。在公共卫生领域，卫生经济评价已广泛应用于糖尿病、高血压等慢性病，艾滋病、肺结核等传染病，以及控烟等卫生干预项目的评价。卫生经济学评价体系中的药物经济学评价发展最为迅速和系统，药物经济学评价指南经过40多年的发展已经形成了一套系统而完善的评价体系，其完善的评价技术和方法已经不仅限于药物，也可以应用于公共卫生以及其他卫生领域。

（六）卫生改革经济学研究

卫生改革也为卫生经济学提供了很多可以研究的问题。中国于2009年开始新一轮卫生体制改革，有大量需要研究的卫生经济学问题。从宏观角度，可以研究的问题有如何公平有效地分配和使用政府卫生经费、设计合理的医疗保障制度以及筹资水平、确定基本公共卫生服务筹资水平、支付卫生提供者等。从微观角度，评价医疗保障对居民卫生服务利用和疾病负担的影响、绩效考核对卫生机构和卫生人员行为的影响、卫生机构效率的变化等，这都是卫生经济学研究的重要内容。卫生体系改革是复杂的，对于像中国这样人口众多的中低收入国家常常面临艰巨的挑战。来自北京大学最新的一系列对中国医改10年的评价文章正是对本部分研究的一个重要体现。其中系列文章中的一篇着重分析了中国2009年启动改革后的成绩和挑战。2017年的卫生总费用占国民生产总值的6.4%，相比于2009年的5%有所增加。中国通过扩大三项主要的社会医疗保险制度基本实现了全民医保覆盖。2017年，个人卫生支出下降至29%，预计2030年将降至25%。基层医疗卫生机构现在为所有居民提供基本公共卫生服务，这些服务由中央和地方政府共同出资，居民不需要花费任何费用。公共卫生服务项目内容得到扩充，将健康教育、慢性非传染性疾病和精神疾病的管理纳入其中，尤其加强了对老年人和农村妇女健康的管理。新医改改变了公立医院和基层医疗卫生机构的筹资模式。为了理顺基层卫生人员的激励机制，国家为基层卫生机构建立了绩效工资制度，将医生的收入和药物处方分开，以鼓励更为优质的服务。为弥补药品销售的收入损失，政府为基层医疗卫生机构和公立医院增加了政府补贴并提高了医事服务费。另外《柳叶刀》也发表了一篇综述，认为新医改可以分为两个阶段。改革的第一阶段（2009—2011年）强调扩大所有人的社会健康保险覆盖面并加强基础设施。第二阶段（从2012年开始）优先考虑通过以下方式改革医疗服务体系：①对公立医院进行系统性改革，取消药品销售的加价幅度，调整费用表，并改革医疗提供者的支付和治理结构；②全面改革以医院为中心和以治疗为基础的交付系统。在过去的十年中，中国在改善平等获得医疗服务和加强金融保护方面取得了重大进展，特别是对于那些社会经济地位较低的人。但是，在护理质量、非传染性疾病控制、分娩效率、卫生支出控制和公众满意度方面仍存在差距。

三、国际卫生经济学发展

（一）国外学科发展历史

卫生经济学作为一门学科始于肯尼斯·阿罗在 1963 年发表的论文《不确定性和医疗服务福利经济学》（*Uncertainty and the Welfare Economics of Medical Care*），在这篇论文中，阿罗提出了卫生经济学基本理论，论述了健康与其他发展目标之间的差异，分析了卫生保健服务市场的特殊性。阿罗指出，卫生经济学之所以不同于其他学科，在于卫生保健领域广泛存在的政府干预、不确定性、信息不对称和外部性。政府倾向于对卫生保健行业进行严格规制，同时政府也是卫生保健服务最大的支付方。不确定性是健康的内在属性，不管是疾病治疗结果还是医疗费用都具有不确定性。信息不对称来源于医生和患者之间的专业知识差异，医生拥有更多的信息优势。健康和卫生保健领域广泛存在外部性，特别是传染性疾病的预防和控制。

在阿罗之前，西方经济学研究健康和卫生领域的问题由来已久。17 世纪英国古典政治经济学创始人威廉·配第（William Petty，1623—1687 年）是其中代表人物。配第既是经济学家，也是统计学家和医学教授。配第通过房屋和葬礼数量推测人口数量，并利用死因统计人数评价某个教区的健康状况。配第还就如何估计人的生命价值进行了探讨，提出个人价值与社会产出之间的关系。西方工业化早期，大量劳动力从农业经济流向工业经济，劳动时间延长，许多妇女儿童也加入劳动力行列当中。罗齐尔（Roscher，1817—1849 年）对由此带来的健康问题进行了研究，并呼吁采取相应的健康保护措施。西方快速工业化的进程中，在发展经济的同时，也造成了许多公众安全问题，由此引发了深刻的阶级矛盾，斯莫拉（Schmoller，1838—1918 年）提出了以市场为基础，建立健康保险、意外保险和基本生活保障等社会制度安排，以应对人们生活的基本风险。熊彼特（Schumpeter，1883—1950 年）在其著作中探讨了经济繁荣和萧条对社会各个方面包括健康的影响。直到 20 世纪 50 年代卫生经济学的使用频率不断增加，其热度一直持续到现在。越来越多的经济学家开始关注健康和卫生领域问题，为卫生经济学形成奠定了坚实的基础。除了阿罗，马克·保利（Mark Pauly）于 1968 年发表的《道德风险经济学：评论》（*Economics of Moral Hazard：Comment*）被认为是另外一篇影响卫生经济学发展的论文。这篇文章论述了医疗保险对卫生服务使用和费用的影响，对阿罗论文的思想进行了扩展和深化。1972 年，迈克尔·格罗斯曼（Michael Grossman）发表《健康需求：理论和实证研究》（*The Demand for Health：a Theoretical and Empirical Investigation*），提出了健康需求理论，成为卫生经济学理论的又一个重要进展。1987 年，威拉德·曼宁（Willard Manning）和约瑟夫·纽豪斯（Joseph Newhouse）等学者发表了《健康保险和医疗服务需求：来自随机实验研究的证据》（*Health Insurance and the Demand for Medical Care：Evidence from a Randomized Experiment*），报告了美国兰德（Rand）公司开展的大型医疗保险实验研究的结果，提供了不同付费制度下医疗服务需求弹性的信息，为医疗保险制度设计提供了科学依据。

1968 年，WHO 在莫斯科召开了第一次世界范围内的卫生经济研讨会，推进卫生经济学学科发展和应用。1996 年，国际卫生经济学会（International Health Economics Association，iHEA）在加拿大温哥华成立，并举行了学会第一届大会，成为卫生经济学发展新的里程碑。每两年一届的国际卫生经济学大会，规模日益扩大，大会交流和产出对卫生经济学学科发展，国际卫生改革产生了重要影响，随着卫生经济学的发展，从事卫生经济学研究、教学和政策咨询的人员日益增多。世界上许多著名大学的管理学院、经济学院、医学院、公共卫生学院等设置了卫生经济学专业，开设了卫生经济学课程。在发达国家，由于健康投入占到国民经济很高的比例，卫生产业已经成为支柱性产业之一，许多著名经济学家关注和参与卫生经济学研究，对卫生经济学的发展起到了重要的推动作用。

（二）卫生总费用研究

卫生总费用研究在国际上最早始于 20 世纪 50 年代。1963 年第一次使用标准化的调查表对 6 个国家的卫生资金筹集和支出状况进行全面系统的调查，分析一些发达国家和发展中国家的卫生费用。1976—1977 年，日内瓦桑多兹卫生与社会经济研究所（Sandoz Institute of Health and Social Economy）同 WHO 合作，利用卫生费用调查方法对塞内加尔、卢旺达等国的卫生事业筹资和费用支出进行调查。1993 年，为了完成关于"投资与健康"的世界发展报告，世界银行依靠美国的卫生经济学家，利用经济合作与发展组织国家（Organization of Economic Cooperation and Development，OECD）卫生费用调查研究方法，对全球卫生总费用进行大规模的系统研究。2000 年，OECD 国家基于卫生费用核算体系（System of Health Accountants，SHA）的核算指导手册 1.0 版问世。2007 年，WHO、OECD 和欧盟统计署开始了 SHA2.0 的修订工作，于 2011 年结束。国际上对于卫生费用的研究多基于描述性分析，2001—2009 年美国医疗费用增长的 67% 可归因于医务人员薪酬水平的增长。

（三）健康和疾病社会决定因素经济学研究

传统福利经济学是新古典经济学视角的代表，它在提高公平和效率的政策目标之间进行了概念上的区分。一方面，公平是指基于某种观念或正义原则的结果分布，并不一定自然地随着总体结果而改善，因而可能需要某种程度的公共干预。另一方面，当私人市场资源分配产生的效果不是最优效果，出现"市场失灵"时，政府干预可能是有效的。大多数经济学家可能认为两者通常不能同时实现，因此必须在社会和政治层面决定如何权衡这两个目标。然而，最近一些研究表明，可能存在不止一些案例，其中公平和效率可以相互增强。国际上有大量研究基于公平和效率对健康的社会决定因素进行研究。例如教育，在欧洲，一年的基础教育的投入与其工资增长 8% 相关；而在拉丁美洲，基础教育的投入使得接受教育的人的收入增加了 50%~120%。基础教育可以降低生育率，改善健康和营养，促进推动经济发展。有证据表明，教育有助于减少性传播疾病的流行，例如艾滋病。全民教育全球监测报告表明，撒哈拉以南非洲地区的女童普及中学教育每年可挽救多达 180 万人的生命，因为受过良好教育的母亲不太可能生下低体重儿童。来自亚洲和非洲的证据表明，受过中学教育的母亲所生子女的死亡率降低了 50%。并且教育的干预也可以促进公平，在美国，以小学为基础的肥胖预防干预措施改善了学生的体重指数（BMI）、血压和学业成绩，特别是对于低收入的西班牙裔和白人儿童。另外还有城市发展、住房和交通政策等，人们生活的物质环境会对他们的健康产生相关影响，特别是对健康本身的影响，过度拥挤、潮湿、地区声誉、睦邻、犯罪恐惧和地区满意度等因素通常是自评报告健康状况的重要预测因素。据 WHO 估计，道路交通伤害每年可以造成 130 万人死亡，是全球 15~29 岁人口死亡的主要原因。道路交通安全对儿童构成了特别的威胁，这可能与缺乏安全的游乐空间、缺乏人行道和交叉口、交通量大、速度超过 40 千米 / 小时以及高密度的路边停车有关。事实上，住房与健康不公平之间的关系似乎主要是由收入调节的。生活在极端贫困社区可能对健康结果产生负面影响。例如，生活在英国和美国最贫困地区的人群患病率最高，更容易报告抑郁症，冠心病发病率也更高。而对住房、交通的干预可以促进健康公平，美国的几项住宅流动计划被发现可改善弱势家庭的整体健康状况，例如痛苦和焦虑、抑郁、饮酒、滥用药物等。由于社区管理的厕所改造（印度），腹泻的发病率从 73% 降至 10%，并且疟疾、伤寒和蠕虫感染等疾病的发病率有所下降。

（四）医疗保险研究

1883 年，德国俾斯麦政府推出的《疾病保险法案》，标志着世界上第一个政府组织的社会保障制度——社会医疗保险制度产生了。1911 年，英国通过《国家医疗保险法案》，1948 年 7 月 5 日正式实施国家卫生保健制度，主要内容之一是实行全民免费医疗。美国主要以商业医疗保险为主，但是也有对 65 岁以上老年人以及残疾、贫穷人口等提供医疗保险（Medicare 和 Medicaid）。日本是亚洲国家中最早实行社会医疗保险的国家，1922 年通过《医疗保险法》，1938 年又通过了《国民医疗保险法》，这两个法案针对不同人群制定，前者针对工薪阶层，后者针对非工薪阶层。1972 年，日本还专门为老年人建立了老年人医疗保险。2005 年第 58 届世界卫生大会的 58.33 号决议指出各国要制定向全民保险过渡的计划，每一方案必须在一国特定的宏观经济、社会文化和政治范畴内予以制定。2010 年 WHO 年度报告中提出全民健康覆盖，以覆盖的人口、范围和筹资中个人比例三个维度进行考虑。近些年来，各个国家对本国医疗保险制度进行改革和整合，从各国的改革情况来看，公平和效率仍是医疗保险制度设计与改革的根本目标。发达国家与发展中国家在改革中虽各自重点不同，但是推进医疗保险的全面覆盖、控制医疗费用的不合理增长、筹资的多元性、支付方式改革均为重要内容。

（五）卫生经济学评价研究

17 世纪中期，威廉·配第提出了人的生命价值问题，并尝试进行计量分析，他认为由于被拯救的生命给国家产生的效益远大于拯救生命所投入的成本，因此拯救生命的支出是很好的投资；19 世纪 50 年代，英国的威廉·法尔在其著作中也计算了人生命的经济价值；英国的埃德温·查威克认为，预防疾病所获得的效益大于建设医院治疗疾病所得到的效益，对人的投资就是对资本的投资；美国经济学家欧文·费希尔运用疾病成本的概念对结核病、钩虫病、伤寒、疟疾和天花的成本进行了研究。苏联卫生经济学家巴格图里夫和罗兹曼发表了《防治疾病经济效益的研究方法》一书。到 20 世纪 70 年代，成本效益和成本效果已经被许多国家所接受，并作为评价卫生计划和决策工具广泛应用于医疗、预防、医疗器械和药品等各个方面。20 世纪 80 年代，成本效果分析得到发展，进而成为成本效用评价方法，在评价时不仅注重健康状况，并且注重生命质量。国外研究中，有较多控烟健康教育项目的成本效果分析与成本效用分析，有研究创建出系统动力电脑模拟模型，这个模型依赖于二级数据，可用来计算任何烟草项目或者干预的长期进度框架的预期成本及公共健康收益。在高血压的成本效益研究中，有研究使用增量成本效果比来计算每项干预额外的成本和影响，为了方便与其他研究做比较，使用了成本效用分析方法，将效果转换成心血管疾病的伤残调整生命年。

四、国内外研究进展比较

国内外卫生经济学学科都在快速发展。国际上，尤其是西方国家，卫生经济学学科发轫于此，经过 60 年的发展，现在主要集中在健康决定因素的经济学分析，例如就业和退休、人口、教育、法律法规、食品供应、医疗行为（比如处方行为、剖宫产）、经济水平、婚姻以及环境污染等。公共健康政策的经济学评价，例如公共卫生项目、营养政策、控烟等。健康的经济影响，例如对劳动力、生产率和投资结构的影响。医疗保险也有一定的研究，着重表现在扩大覆盖面的决定因素、对经济和收入的影响、退休的健康保险或者长期照护保险等。支付制度主要着重于按绩效支付。

国内的卫生经济学学科发展尚没有国际成熟，大多围绕以下几个方面：卫生总费用的研究，流向、结构、方法；公立医院的相关研究，例如成本分析、薪酬分析、财务制度、经济运行等；卫生资源配置以及卫生经济学评价等，具体为人力资源、药物和卫生技术经济学评价、卫生资源配置方法学、分级诊疗、收益归属分析等。另外中国近 10 年来在开展卫生制度改革，所以关于卫生改革和支付方式改革的研究较多。

五、发展趋势及展望

2018 年，中国人均预期寿命已经提高到 77 岁，居民主要健康指标总体已优于中高收入国家平均水平，然而，随着工业化、城镇化、人口老龄化进程加快，我国居民生产生活方式和疾病谱不断发生变化。心脑血管疾病、癌症、慢性呼吸系统疾病、糖尿病等慢性非传染性疾病导致的死亡人数占总死亡人数的 88%，导致的疾病负担占疾病总负担的 70%以上。为坚持预防为主，把预防摆在更加突出的位置，积极有效应对当前突出健康问题，必须关口前移，采取有效干预措施，细化落实《"健康中国 2030"规划纲要》。健康中国行动将开展 15 个重大专项活动，例如实施全民健身行动，努力打造百姓身边健身组织和"15 分钟健身圈"。到 2022 年和 2030 年，城乡居民达到《国民体质测定标准》合格以上的人数比例分别不少于 90.86% 和 92.17%，经常参加体育锻炼人数比例达到 37% 及以上和 40% 及以上。

这些健康行动的文件正是以治病为中心向以健康为中心转变的一个体现。1972 年迈克尔·格罗斯曼用人力资本解释了健康需求。作为消费品，健康可以使人们感觉更舒适；作为投资品，健康可以提高人们的劳动生产率，进而增加收入。在格罗斯曼模型中，人们既是健康的生产者，也是健康的消费者。《健康中国行动（2019—2030 年）》中提出众多且非常详细的健康的行为方式和重大行动，这些均是健康投资，根据格罗斯曼模型，必将转化为健康存量，这也是未来卫生经济研究与发展的趋势和方向。

新时代的中国卫生经济学在快速发展，许多医疗卫生服务和公共卫生领域均与卫生经济学广泛结合，例如宏观卫生政策的卫生经济学评价以及运用于预防医学、临床医学领域的卫生经济学评价。药物经济学也在不断发展，高质量的研究结果将为政府制定决策提供重要参考，例如药品的价格管制、补偿机制、基本药物及医疗保险药品目录的制定、新药审评标准等方面。在新医改的不断深入过程中，公立医院改革是重点也是难点，同时社会办医院也在快速发展，所以卫生经济学中一个重要分支——医院经济学也发挥着重要的作用，医院的行为研究、公立医院治理等问题亟须经济学的角度进行分析。在市场经济条件下，消费者主权的主要特征是自由选择，但是在社会中也存在着干预个人消费选择的情况，如儿童计划免疫、公共场所禁烟等。国家和社会也设法减少或阻止对酒类、香烟和麻醉品等危害健康行为商品的消费，经济助推也有助于分析吸烟和过度消费酒类的危害健康的行为。

参考文献

［1］ 孟庆跃. 中华医学百科全书公共卫生学，卫生经济学［M］. 北京：中国协和医科大学出版社，2017.

［2］ 朱秋月，罗雅双，陈文，等. 卫生经济学教学大纲和教材中美比较分析［J］. 中国卫生经济，2018，37（8）：7-11.

［3］ 颜琰. 我国人均卫生费用的主成分分析［J］. 中国卫生经济，2017，36（12）：43-45.

［4］ 张亚军，朱梦洁，徐宁，等. 宁夏某医院常见病住院费用及影响因素分析［J］. 中国初级卫生保健，2018，32（10）：6-8.

［5］ 黄诗尧，杨练，孙群，等. 四川省恶性肿瘤患者住院费用及影响因素研究［J］. 现代医院管理，2018，16（2）：61-64.

［6］ 郭伟文，梅文华，郭文燕. 某市三级公立医院患者住院费用变化趋势及关联度分析［J］. 中国病案，2018，19（8）：66-70.

［7］ 陈高洁，褚淑. 基于计划行为理论的医生处方基本药物行为的模型构建［J］. 中国卫生事业管理，2012，29（9）：666-668.

［8］ 储振华. 医疗费用控制和医生的行为［J］. 中国医院管理，1990，10（7）：62.

［9］ 孟庆跃. 卫生人员行为与激励机制［J］. 中国卫生政策研究，2010，3（10）：1-2.

［10］ 朱坤，谢宇，张小娟，等. 农村地区吸引和留住卫生人员的国际经验与启示［J］. 中国卫生经济，2014，33（7）：94-97.

［11］ 周小园，尹爱田. 医师多点职业利益相关者分析［J］. 中国卫生经济，2015，34（6）：48-51.

［12］ 邓宛青，杨佳. 差异化医保政策对推进分级诊疗制度的影响［J］. 中国医院，2019（1）：21-23.

［13］ 王虎峰，刘芳，廖晓诚. 适应分级诊疗新格局创新医保支付方式［J］. 中国医疗保险，2015（6）：12-15.

［14］ Fang H，Eggleston K，Hanson K，et al. Enhancing financial protection under China's social health insurance to achieve universal health coverage［J］. BMJ，2019，365：l2378.

［15］ García AA，Navas EE，Soriano MJ. Economic evaluation of public health interventions［J］. Gaceta Sanitaria，2011，25（S1）：25-31.

［16］ 石菊芳，代敏. 中国癌症筛查的卫生经济学评价［J］. 中华预防医学杂志，2017，51（2）：107-111.

［17］ 王剑，赵加奎，魏晓敏，等. 经济学评价方法现状及在公共卫生领域的应用［J］. 中国卫生资源，2013（5）：353-355.

［18］ 徐婷婷，方海. 卫生经济学评价指南介绍［J］. 中国卫生经济，2016，35（5）：5-8.

［19］ Meng Q，Yin D，Mills A，et al. China's encouraging commitment to health［J］. BMJ，2019，365：l4178.

［20］ Meng Q，Mills A，Wang L，et al. What can we learn from China's health system reform？［J］. BMJ，2019，365：l2349.

［21］ Yuan B，Balabanova D，Gao J，et al. Strengthening public health services to achieve universal health coverage in China［J］. BMJ，2019，365：l2358.

［22］ Ma X，Wang H，Yang L，et al. Realigning the incentive system for China's primary healthcare providers［J］. BMJ，2019，365：l2406.

［23］ Xu J，Jian W，Zhu K，et al. Reforming public hospital financing in China：Progress and challenges［J］. BMJ，2019，365：l4015.

［24］ Yip W，Fu H，Chen AT，et al.10 years of health-care reform in China：Progress and gaps in Universal Health Coverage［J］. Lancet，2019，394（10204）：1192-1204.

［25］ Wu VY, Shen YC, Yun MS, et al. Decomposition of the drivers of the U. S. hospital spending growth, 2001-2009 ［J］. BMC Health Serv Res, 2014, 14: 230.

［26］ World Health Organization. The economics of social determinants of health and health inequalities: A resource book ［R］. World Health Organization, 2013.

［27］ Harmon C. Education and earnings in Europe: Across-country analysis of the returns to education ［R］. Cheltenham, Edward Elgar, 2001.

［28］ Higher education in developing countries: Peril and promise ［R］. Washington, DC: World Bank, 2000.

［29］ Colclough C. The impact of primary schooling on economic development: A review of the evidence ［J］. World Development, 1982, 10（3）: 167-185.

［30］ Lakhanpal M, Ram R. Educational attainment and HIV/AIDS prevalence: A cross-country study ［J］. Economics of Education Review, 2008, 27: 14-21.

［31］ Hollar D, Messiah S E, Lopez-Mitnik G, et al. Effect of a Two-Year Obesity Prevention Intervention on Percentile Changes in Body Mass Index and Academic Performance in Low-Income Elementary School Children ［J］. American Journal of Public Health, 2010, 100（4）: 646-653.

［32］ Macintyre S, Ellaway A, Hiscock R, et al. What features of the home and the area might help to explain observed relationships between housing tenure and health?Evidence from the west of Scotland ［J］. Health & Place, 2003, 9（3）: 207-218.

［33］ Roberts I, Li L, Barker M. Trends in intentional injury deaths in children and teenagers（1980-1995）［J］. Journal of Public Health, 1998, 20（4）: 463-466.

［34］ Berry B. Disparities in free time inactivity in the United States: Trends and explanations ［J］. Sociological Perspectives, 2007, 50: 177-208.

［35］ Clampet-Lundquist S. Moving over or moving up?Short-term gains and losses for relocated HOPE VI families ［J］. Journal of Policy Development and Research, 2004, 7（1）: 57-80.

［36］ Global experiences on expanding services to the urban poor ［Z］. Water and Sanitation Program, 2009.

［37］ Meng Q, Fang H, Liu X, et al. Consolidating the social health insurance schemes in China: Towards an equitable and efficient health system ［J］. The Lancet, 2015, 386（10002）: 1484-1492.

［38］ Secker-Walker RH, Holland RR, Lloyd CM, et al. Cost Effectiveness of a Community Based Research Project to Help Women Quit Smoking ［J］. Tobacco Control, 2005, 14（1）: 37-42.

［39］ Tengs TO, Osgood ND, Chen LL. The Cost-Effectiveness of Intensive National School-Based Anti-Tobacco Education: Results from the Tobacco Policy Model ［J］. Preventive Medicine, 2002, 33（6）: 558-570.

［40］ Jafar TH, Islam M, Bux R, et al. Cost-Effectiveness of Community-Based Strategies for Blood Pressure Control in a Low-Income Developing Country Clinical Perspective ［J］. Circulation, 2011, 124（15）: 1615-1625.

［41］ 国务院. 国务院关于实施健康中国行动的意见（国发〔2019〕13号）［Z］. 2019-6-24.

［42］ 许春. 健康中国行动将开展的15个重大专项行动［J］. 中国农村卫生事业管理, 2019, 39（9）: 655, 658.

撰稿人：方　海　景日泽　来晓真

疫苗与免疫学科发展报告

一、引言

预防接种（vaccination）是为了获得对疾病的免疫效果，采用效果确定的疫苗给人体进行接种，达到预防疾病目的的一门学科。预防接种是预防传染病（包括感染性疾病）最有效、最经济的措施之一。疫苗对人类健康的影响再怎么夸大都不为过，因为除了安全饮水，只有疫苗在降低死亡率和促进人口增长方面有如此重大的贡献，甚至连抗生素也无法与之匹敌。

我们的先辈发明了人痘接种，开创了免疫学实践或预防接种先河，英国医生爱德华·琴纳（Edward Jenner）发明的牛痘接种，迎来了现代预防接种开端。自爱德华·琴纳时代以来，至少在世界部分地区通过接种疫苗已经有效控制了以下 14 种主要疾病：天花、白喉、破伤风、黄热病、百日咳、B 型流感嗜血杆菌感染、脊髓灰质炎、麻疹、腮腺炎、风疹、伤寒、狂犬病、轮状病毒和乙型肝炎。

接种疫苗预防疾病的最佳策略是国家免疫规划，国家免疫规划能够保证疫苗接种高覆盖率、保证疫苗接种的公平性和可及性。通过开展疫苗可预防疾病、疫苗接种率和疫苗不良反应三大监测和相关影响因素调查研究，使得国家免疫规划疫苗的种类不断调整、免疫策略不断完善，从而达到发挥疫苗最大作用、预防疾病产生最佳效果的目的。

预防接种属于应用性科学，也是一门交叉性、边缘性科学。涉及领域包括流行病学、病原生物学、免疫学、传染病学、疫苗学、循证医学、卫生统计学、卫生经济学、监督管理学、社会学、伦理学等多个学科。

二、我国预防接种回顾和现状

（一）我国疫苗针对疾病防控现况

中华人民共和国成立后，我国预防接种经历了五个阶段，在各个阶段政策要求、采取预防接种的形式、取得的成就等各有特点。

第一阶段：1950—1965 年，又称突击接种前期阶段。其代表性策略是发动秋季种痘运动，大力推行全民种痘。此阶段，开展了白喉疫苗、百日咳菌苗、乙脑疫苗和卡介苗的接种；1960 年脊髓灰质炎疫苗被批准使用；1963 年卫生部发布《预防接种工作实施办法》，提出对天花、白喉、百日咳、脊髓灰质炎、结核病进行每年的经常接种策略；1965 年麻疹疫苗株沪 191 株和长 47 株获准用于疫苗生产，沿用至今。

第二阶段：1966—1977 年，又称突击接种后期阶段。"赤脚医生"的诞生为农村预防接种服务网络实现奠定了基础。生物制品品种和产量在此阶段得到很大提高，由 1966 年的 24 种 4 亿人份，上升到 1975 年的 82 种 7 亿人份，1971 年仅脊髓灰质炎疫苗供应就达 1 亿人份。

第三阶段：1978—1987 年，又称计划免疫前期阶段。1978 年首次确定普遍实行计划免疫策略，提出建立计划免疫卡、簿、表、册制度；建立了规范、管理、规划等一系列制度和办法，为计划免疫普及、疾病的根本控制奠定了基础；在各级政府支持下，并与国际组织合作基本建成了计划免疫冷链系统。

第四阶段：1988—2007 年，又称计划免疫后期阶段。提出 1988 年、1990 年、1995 年分别以省、县、乡级为单位接种率达到 85% 的目标和中国实现无脊髓灰质炎、消除麻疹的目标。确定实施脊髓灰质炎疫苗强化免疫和麻疹疫苗补充免疫策略，建立开展急性弛缓性麻痹病例监测；2002 年乙型肝炎（乙肝）疫苗纳入国家免疫规划；2005 年国务院公布的《疫苗流通和预防接种管理条例》确定国家免疫规划疫苗全部免费接种。同年，我国开始实施疑似预防接种异常反应报告。

第五阶段：2008 年至今，又称扩大免疫规划阶段。2008 年，在原有 5 种疫苗预防 7 种疾病基础上，实施国家免疫规划疫苗品种增加到 14 种疫苗预防 15 种疾病，其中儿童常规接种是 11 种疫苗预防 12 种疾病。2009 年在全球率先研发出甲型 H1N1 流感疫苗，累计接种超过 1 亿人次。2010 年，卫生部和国家食药监管局下发并实施《全国疑似预防接种异常反应监测方案》；同年，启动全国对 8 月龄~14 岁儿童（个别省份 8 月龄~4 岁）麻疹强化免疫活动和全国 15 岁以下人群乙肝查漏补种。2011 年、2014 年我国疫苗监管体系（NRA）通过 WHO 评估。2016 年发生的山东非法疫苗案，使《疫苗流通和预防接种管理条例》进行修改，取消疫苗经营环节，由企业直接供应疾控中心或接种单位。针对 2018 年发生长春长生疫苗事件，根据党中央、国务院部署，启动了《中华人民共和国疫苗管理法》立法工作。《中华人民共和国疫苗管理法》2019 年 6 月 29 日颁布，2019 年 12 月 1 日起施行。《疫苗管理法》的颁布标志着我国疫苗研发、生产、流通和使用进入四个最严时代，即最严谨的标准、最严格的监管、最严厉的处罚、最严肃的问责。

2008—2018 年，天花、脊髓灰质炎、麻疹、白喉、百日咳、流行性脑脊髓膜炎、流行性乙型脑炎等七种免疫规划针对传染病年均发病数、发病率比 1950—1965 年分别下降 99.12%、99.59%。六种疾病（不含天花）的年均死亡数、死亡率比 1950—1965 年分别下降 99.86%、99.94%。1961 年后无天花病例报告，1994 年后无本土脊髓灰质炎野病毒病例发生，2006 年后无白喉病例报告。乙肝疫苗的母婴阻断策略也取得巨大进展，2014 年全国调查显示，2014 年 1~29 岁人群乙肝表面抗原（HBsAg）阳性率为 2.64%，与 1992 年 1~29 岁人群（10.13%）相比下降了 73.93%，其中 1~12 岁人群下降了 93.87%。

（二）我国疫苗和预防接种相关监测与评价研究现况

与疫苗和预防接种相关的监测和评价研究，将为制定、调整免疫规划政策提供直接的证据和技术支撑，也是本学科的重要内容。监测与评价内容包括疫苗可预防疾病监测、疫苗安全性监测、疫苗接种率监测、舆情和公众态度监测、疫苗在人群中使用的安全性和保护效果评价、免疫策略实施效果评价、预防接种实施质量评价、疫苗经济学及成本效益评价等。

目前，我国免疫规划针对疾病均为法定报告传染病，已经建立了覆盖全国的网络实时疾病报告系统。在此基础上，针对脊髓灰质炎、麻疹、风疹、流行性脑脊髓膜炎、流行性乙型脑炎等重点疫苗可预防疾病，还建立了以实验室为基础的专病监测系统，各项监测指标符合 WHO 的要求。疫苗安全性监测是基于疑似预防接种异常反应监测系统开展，为被动监测系统，与药监部门共享数据，可用于发现疫苗安全性异常信号，符合 WHO 对疫苗国家监管体系（NRA）的要求。疫苗接种率监测重点针对免疫规划疫苗，基于接种单位汇总报告的数据进行计算，并通过定期开展接种率调查的方式进行校正和评估。此外，在应对近年来发生的疫苗事件过程中，还针对性地开展了舆情和公众态度监测，为恢复公众对预防接种的信心提供数据支持。

近年来，针对疫苗应用和预防接种评价涉及的领域和代表性研究包括疫苗可预防疾病防控措施研究、新疫苗针对疾病负担评估、国产疫苗保护效果评价、系统综述和 Meta 分析、疫苗人群应用安全性研究、疫苗免疫程序评价研究、非免疫规划疫苗人群使用模式研究等，为决策部门制定和调整免疫策略提供直接的循证依据和技术支持。

但是，我国疫苗和预防接种相关监测与评价领域尚存在诸多不足与挑战。一些传统疫苗针对疾病如百日咳等尚未建立有效的以实验室为基础的监测与评价；一些非免疫规划疫苗针对疾病，如 Hib、肺炎球菌等，由于不是法定报告传染病而缺乏有效的监测体系；针对疫苗人群应用开展的评价多为应用性研究，难以获得充足的研究经费保障，在一定程度上限制了疫苗政策制定和调整所需的本土证据的产生。

三、国内外预防接种进展比较

（一）被批准使用的疫苗情况的比较

1. 全球

截至 2019 年 8 月 31 日，全球被批准使用的疫苗可预防的疾病有 39 种，包括霍乱、登革热、甲型肝炎、乙型肝炎、戊型肝炎、B 型流感嗜血杆菌病、人乳头瘤病毒（HPV）病、流感、乙型脑炎、疟疾、麻疹、流行性脑脊髓膜炎、流行性腮腺炎、百日咳、肺炎球菌病、脊髓灰质炎、狂犬病、轮状病毒腹泻、风疹、破伤风、蜱传脑炎、结核病、伤寒、水痘、黄热病、白喉、布鲁氏菌病、钩端螺旋体病、甲型 H1N1 流感、H5N1 禽流感、鼠疫、炭疽、天花、流行性出血热、手足口病、腺病毒感染、带状疱疹、埃博拉出血热、合胞病毒感染。

2. 中国

全球被批准使用的疫苗可预防的疾病有 39 种，我国能够自行生产的疫苗可预防的疾病有 34 种。预防人乳头瘤病毒病、腺病毒感染、带状疱疹、登革热、合胞病毒感染的疫苗我国还不能生产。预防人乳头瘤病毒病的进口疫苗已上市，并被应用。手足口病 EV71 疫苗和戊型肝炎疫苗目前只有我国生产和使用。

（二）疫苗不同免疫策略情况的比较

1. 全球

（1）WHO 推荐纳入免疫规划的疫苗。主要是预防包括乙型肝炎、结核、肺炎球菌病、轮状病毒腹泻、脊髓灰质炎、白喉、百日咳、破伤风、B 型流感嗜血杆菌感染、流行性脑脊髓膜炎、麻疹、流行性腮腺炎、风疹、乙型脑炎、水痘、甲型肝炎、甲型 H1N1 流感（已变成季节性流感）、季节性流感、人乳头瘤病毒病等 19 种疾病的疫苗。

（2）WHO 没有推荐纳入免疫规划的疫苗。主要预防手足口病、戊型肝炎、腺病毒病、带状疱疹、霍乱、森林脑炎、布鲁氏菌病、鼠疫、钩端螺旋体病、黄热病、炭疽、狂犬病、登革热、伤寒、流行性出血热等 15 种疾病的疫苗。

（3）应急储备的疫苗。主要是预防 H5N1 禽流感、天花、埃博拉出血热等 3 种疾病的疫苗。

2. 中国

（1）纳入免疫规划的疫苗。主要是预防包括乙型肝炎、结核、脊髓灰质炎、白喉、百日咳、破伤风、流行性脑脊髓膜炎、麻疹、风疹、流行性腮腺炎、乙型脑炎、甲型肝炎、流行性出血热、炭疽、钩端螺旋体病等 15 种疾病的疫苗。

（2）没有纳入免疫规划的疫苗。主要预防肺炎球菌病、轮状病毒腹泻、B 型流感嗜血杆菌感染、水痘、甲型 H1N1 流感、季节性流感、人乳头瘤病毒病、手足口病、戊型肝炎、腺病毒病、带状疱疹、霍乱、森林脑炎、布鲁氏菌病、鼠疫、黄热病、狂犬病、登革热、伤寒等 19 种疾病的疫苗。其中，在全球国家纳入比较多可预防 B 型流感嗜血杆菌感染、肺炎球菌病、轮状病毒腹泻、人乳头瘤病毒病等的疫苗，目前我国还没有纳入。

（3）应急储备的疫苗。主要是预防 H5N1 禽流感、天花、埃博拉出血热等 3 种疾病的疫苗。

（三）疫苗与免疫法律法规

疫苗是一类特殊的药品，它同时满足法规对药品和生物制品的定义。疫苗与药品的主要区别在于，前者应用于大规模人群，其作用机制和获益风险比也不尽相同。疫苗的天然属性使得其研发、生产、流通和使用比绝大多数药品要求的标准更高、监管也更严。为此，从法律上确定了疫苗管理的特殊性。

1. 我国疫苗和预防接种法律法规情况

在早期阶段，我国有关疫苗和预防接种的规章主要是由国家主管部门制定，侧重于疫苗生产和疫苗使用，侧重于技术与实践。1953 年，卫生部出版《中国药典》（目前已更新10 版）是保证药品安全性和有效性的国家标准；卫生部在 1963 年发布《预防接种工作实施办法》、1982 年颁布《全国计划免疫工作条例》、1987 年下发《计划免疫技术管理规程（试行）》、1993 年颁布《生物制品管理规定》、2005 年颁布《预防接种工作规范》、2016年颁布《国家免疫规划儿童免疫程序及说明（2016 年版）》和《预防接种工作规范（2016年版）》，指导疫苗在应用环节的规范使用。

1984 年颁布的《中华人民共和国药品管理法》对疫苗没有提出特殊规定。1989 年《中华人民共和国传染病防治法》公布实施，规定"国家实行有计划的预防接种制度"，"国家对儿童实行预防接种证制度"，在法律上保证了计划免疫工作的开展；2001 年全国人大通过了修订的《中华人民共和国药品管理法》，第 104 条规定：国家对预防性生物制品的流通实行特殊管理；2004 年全国人大通过了修订的《中华人民共和国传染病防治法》，对预防接种做了更为具体的规定。依据《传染病防治法》和《药品管理法》，2005 年国务院颁布了《疫苗流通和预防接种管理条例》；因山东济南疫苗事件暴露出的问题，2016 年国务院修订了《疫苗流通和预防接种管理条例》，在流通环节取消了经营企业。

因 2018 年长春长生疫苗事件暴露出的问题，为堵塞漏洞，落实"四个最严"指示精神，2019 年全国人大通过了《中华人民共和国疫苗管理法》。《疫苗管理法》整合各领域不同法规的要求，从研发、生产、流通到使用，实现全链条的法制管理，实施最严厉的处罚措施。除加强监督管理外，国家也确定疫苗的公益性和战略性，确定疫苗全链条中政府和各部门的责任、国家支持方向等。在异常反应补偿制度上有很大突破，一是补偿包括不能排除的异常反应，二是国家出台补偿目录，三是预防接种异常反应补偿范围、标准、程序由国务院规定，省、自治区、直辖市制定具体实施办法。

2. 国外疫苗和预防接种法律法规情况

（1）美国。美国疫苗和预防接种法律法规涵盖疫苗研发、注册、生产、销售、接种、不良反应监测以及意外伤害赔偿等各个环节，体现在不同法律之中。

1813 年，美国国会通过《鼓励免疫接种法》，成立国家疫苗管理局。1855 年，马萨诸塞州通过法律，强制要求入学儿童接受免疫接种。1902 年，美国国会通过了《生物制品管制法案》，该法案要求对生物制品加强监管，确保血清、疫苗等产品的纯度和安全性。1944 年，将《生物制品管制法案》纳入颁布的《美国公共卫生服务法案》；作为一种特殊药品，疫苗既要符合《食品药品化妆品法》中关于药品的相关要求，又要符合《美国公共卫生服务法》中关于生物制品的相关要求。1970 年，修订法案将疫苗、血液制品、血液成分或衍生物制品，以及变应原制品增加到法定列表中。1972 年，美国国会通过了《消费者安全法案》，将疫苗监管职责从国立卫生研究院转移至食品和药品管理局。1986 年，美国国会通过《全国儿童疫苗伤害法》，该法是美国疫苗安全管理体系的重要基石，要求设立全国疫苗意外伤害赔偿项目（VICP）、疫苗不良反应监测系统（VAERS）、全国疫苗项目办公室（NVPO），并要求接种单位向接种者提供"疫苗信息陈述书"（VIS）；这些制度或机构的设立，加上之前疫苗注册、生产、流通的相关法律法规，奠定了美国疫苗安全管理体系的基本框架。2007 年，《食品药品管理修正法案》的条款对疫苗监管和审评产生了巨大影响，包括为美国食品和药品管理局收集、研究、评估安全性信息，以及建立不良事件监测体系和统计分析工具提供了新的法规支持。2009 年，美国通过奥巴马医改法，该法强调疾病预防工作的重要性，要求所有商业医疗保险公司必须将疫苗接种纳入保险范围，而且必须提供无偿接种服务，不得收取任何费用。

此外，美国食品和药品管理局定期发布各种关于生物制品生产和临床评价的指南和指导文件。这些由美国食品和药品管理局发布的文件虽然没有法律效力，但可提供有用和及时的建议，一些法规和指导文件对审批疫苗上市产生了直接影响。

（2）欧盟。2001 年，欧洲议会和理事会通过了欧盟第 2001/83/EC 号指令，即共同体关于人类使用医药产品守则；2004 年，欧洲议会和理事会通过了欧盟第 726/2004 号条例（EC），即共同体用于人类和兽医使用药品（含疫苗）的授权和监督程序，并设立了欧洲药品管理局。在批准使用安全、有效的疫苗，并对疫苗持续进行上市后效益–风险评估，以促进和保护公共健康方面，欧洲管理当局主要基于上述两个关键的欧洲法规。长期以来，欧洲药品管理局协调对欧盟使用的药物，包括疫苗的科学评价和监督；促进这项活动的科学卓越性，向欧盟委员会提出药品销售授权的科学建议。

虽然许多相关流程，例如疫苗的注册、批签发等监管，由欧盟立法控制，但免疫政策不受欧盟统一的法律控制。欧洲区所有国家都有国家卫生政策制定机制，且在相当数量的国家中，允许地方和区域政府以及健康保险提供者制定与国家推荐策略不同的政策或规划。欧洲区的 27 个欧盟国家和 10 个非欧盟国家都有国家级免疫技术咨询委员会。大多数的委员会依法为政府制定免疫规划提出相关建议。这些建议的影响力随着免疫规划的组织方式（全国统一或非统一）、公营和私营部门间的平衡度而有所不同。欧盟国家可以由政府采购疫苗并免费提供，也可以由私营部门提供、报销部分或全部费用，还有可能上述两种方式兼而有之。

关于预防接种后伤害（或死亡）补偿，德国和法国最早于20世纪60年代创立补偿计划，后续其他欧洲国家也陆续出台了补偿计划。与其他任何事情不同，这些补偿计划是基于在公共卫生计划中接种了合理生产和使用的疫苗而受到伤害的个体，政府对其负有特别责任这样的信念创立的。这些补偿计划大多数是通过政府的行政方式来管理，包括判定补偿资格、决定补偿数额。几乎所有国家提供医疗费、伤残抚恤金、非经济损伤（痛苦或折磨）以及死亡的补偿。资金一般来自国家财政，一些补偿计划接受地方政府或疫苗制造商的资金支持。

（3）日本。1870年，日本制定了种痘馆规则。1909年，颁布了《种痘法》，建立了预防接种法律制度。由于种痘以外的预防接种效果在医学性上评价不一，因此也没能实现法律化。第二次世界大战后，社会混乱，公共卫生状况恶化，传染病暴发流行。为通过预防接种措施防止传染病的发病和流行，1948年，日本国会通过了《预防接种法》，并在同年实施。1951年出台了《结核病预防法》，规定了卡介苗接种。

《预防接种法》主要的内容包括：①规定常规接种的疾病和临时接种的疾病；②明确地方政府实施预防接种责任；③卫生部部长有权利命令都道府县政府首脑开展临时接种；④都道府县政府首脑认为防止疾病蔓延有必要时，可进行临时预防接种并可令市町村长施行；⑤规定发给接受种者证明书，并在市町村制作的登记表上明确记录，以期切实实施预防接种。《预防接种法》显示了以社会预防为目标的特点，使预防接种这种个人传染病预防手段成为公共卫生的手段，并作为社会公共利益的集体防御方法而受到重视。因此，此法颁布时，对不履行接种义务者或其监护人将被处以最高3000日元的罚款，从而具有了强制接种的要求。《预防接种法》自从1948年制定以来，多次进行修改。其修改的主要内容有五个方面，一是修改预防接种疾病目录和对象，二是由早期的强制接种转为劝奖接种，三是由早期的全体集中接种转为个体按时接种，四是建立预防接种损害健康的救济制度，五是建立医疗人员义务报告疫苗不良反应制度。有关疫苗质量保证，日本依据的是《确保医药品、医疗器械等质量、有效性及安全性的相关法律》。

（四）免疫规划疫苗接种率和防病效果的比较

1. 接种率比较

接种率是评价免疫规划工作的重要指标，也是评估免疫屏障是否建立、疾病流行能否阻断的指征性指标。1983年WHO和联合国儿童基金会（UNICEF）开始收集全球的卡介苗（BCG）、百白破疫苗第三剂次（DPT3）、含麻疹成分疫苗第一剂次（MCV1）、脊髓灰质炎疫苗第三剂次（Pol3）等接种率，2000年收集全球乙肝疫苗第三剂次（HepB3）接种率，2004年收集全球乙肝疫苗出生首剂次（HepB_BD）接种率，2010年收集含风疹成分疫苗第一剂次（RCV1）接种率。

在接种率报告之初，我国和全球平均接种率均处在较低水平。但是，除BCG外（我国与全球均在35%左右），我国DPT3高于全球20个百分点，其他疫苗高于全球30~40个百分点。2018年，我国上述涉疫苗报告接种率，除HepB_BD是96%外，其他疫苗报告接种率均达到了99%，与全球相应疫苗平均接种率相比均高10个百分点，乙肝首针及时接种率高54个百分点，成为接种覆盖最高的国家。详见表1。

表1　全球和中国主要国家免疫规划疫苗接种率（%）比较

品种	区域	2018	2017	2016	2015	2014	2013	2012	2011	2010	2009	2008	2007	2006	2005	2004	2003	2002	2001
BCG	全球	89	89	89	88	88	89	89	90	89	89	88	87	86	85	83	81	80	80
	中国	99	99	99	99	99	99	99	99	99	99	97	94	92	86	86	85	85	85
DPT3	全球	86	86	86	85	84	84	84	85	84	83	81	79	78	77	76	74	73	73
	中国	99	99	99	99	99	99	99	99	99	99	93	93	87	87	86	86	86	
MCV1	全球	86	86	86	85	84	84	84	85	84	83	81	80	79	77	76	74	72	73
	中国	99	99	99	99	99	99	99	99	99	97	94	93	86	86	85	85	85	
Pol3	全球	85	86	85	85	85	84	84	84	84	84	82	80	79	78	76	75	74	73
	中国	99	99	99	99	99	99	99	99	99	99	94	94	87	87	87	86	86	
HepB–BD	全球	42	41	37	37	35	35	32	29	27	26	23	23	23	21				
	中国	96	96	96	96	94	99	96	95	92	93	91	86	88	86	76			
HepB3	全球	84	84	85	83	81	79	80	75	73	73	69	63	58	54	49	44	38	32
	中国	99	99	99	99	99	99	99	99	99	99	95	92	91	84	79	75	70	65
RCV1	全球	69	52	48	47	45	43	40	38	35									
	中国	99	99	99	95	98	96	95	86	62									

品种	区域	2000	1999	1998	1997	1996	1995	1994	1993	1992	1991	1990	1989	1988	1987	1986	1985	1984	1983
BCG	全球	80	80	79	78	80	80	80	79	78	78	81	70	67	61	52	48	44	36
	中国	84	84	83	83	84	79	89	92	94	97	99	98	98	85	70	64	59	34
DPT3	全球	72	72	72	71	72	73	73	70	70	71	75	68	64	56	52	49	45	38
	中国	85	85	84	84	83	80	85	88	91	94	97	95	75	78	78	73	58	
MCV1	全球	72	71	71	71	73	73	71	70	69	69	73	68	63	54	47	47	41	37
	中国	84	84	83	83	84	80	75	81	87	92	98	95	95	77	63	88	84	78
Pol3	全球	73	73	73	74	74	74	73	70	70	72	75	70	65	57	51	52	47	43
	中国	86	86	85	85	84	82	87	90	93	95	98	96	96	78	68	87	84	81
HepB–BD	全球																		
	中国																		
HepB3	全球	30																	
	中国	60																	
RCV1	全球																		
	中国																		

注：BCG：卡介苗；DPT3：百白破联合疫苗第三剂；MCV1：麻疹成分疫苗第一剂；Pol3：脊髓灰质炎疫苗第三剂；HepB–BD：乙肝疫苗出生剂次；HepB3：乙肝疫苗第三剂；RCV1：风疹成分疫苗第一剂。

2. 针对主要疫苗可预防疾病发病率和乙肝感染率比较

在计划免疫初期，我国免疫规划主要疾病发病处于较高水平，其中麻疹和百日咳高于全球平均发病水平，发病率分别为 114.22/10 万、62.45/10 万，白喉和脊髓灰质炎略低于全球平均发病水平。随着我国儿童免疫规划疫苗覆盖率以省、县、乡为单位三个 85% 目标的实现，尤其是接种以乡为单位覆盖率达到 90%，乙肝疫苗在 2002 年纳入免疫规划，免疫规划主要疾病均降到了历史最低水平。其中，我国 1994 年之后本土脊髓灰质炎已没有报告，白喉 2006 年之后没有报告。我国麻疹发病率 1998 年降到历史最低水平，仅为 0.28/ 万，而全球为 4.66/10 万；我国百日咳发病率为 1.58/10 万，低于全球的 1.99/10 万。见表 2。

表 2　中国和全球主要疫苗可预防疾病发病率（1/10 万）比较

疾病	区域	1980 年	1990 年	2000 年	2014 年	2015 年	2016 年	2017 年	2018 年
白喉	中国	0.99	0.04	0.02	0.00	0.00	0.00	0.00	0.00
	全球	2.20	45.10	0.19	0.11	0.06	0.10	0.12	0.22
麻疹	中国	114.22	7.59	56.43	3.86	3.08	1.80	0.43	0.28
	全球	95.12	259.66	13.98	3.89	2.93	1.78	2.31	4.66
百日咳	中国	62.45	1.77	4.41	0.25	0.48	0.40	0.75	1.58
	全球	44.77	90.02	3.12	2.44	2.03	2.35	2.17	1.99
脊髓灰质炎	中国	0.757	0.448	0.000	0.000	0.000	0.000	0.000	0.000
	全球	1.192	4.420	0.049	0.006	0.001	0.001	0.001	0.001

在接种乙肝疫苗之前，5 岁以下儿童乙肝表面抗原（HBsAg）携带率，全球约为 4.3%，我国 1992 年调查为 9.67%。在实施新生儿阻断乙肝免疫策略后，5 岁以下儿童 HBsAg 携带率，2015 年全球降到 1.3%，全球下降幅度为 70%；我国 2006 年下降到 0.96%，与 1992 年比下降了 90%，2014 年下降到 0.32%，与 1992 年比下降 97%。

四、展望

我国免疫规划经历了突击接种、计划免疫和扩大免疫规划三个阶段，通过预防接种的实施，尤其是国家免疫规划的实施，免疫规划针对传染病防控取得了巨大的成就，随着《疫苗管理法》的实施，对预防接种，尤其是免疫规划提出了更高的要求。展望未来，在围绕以健康为中心，落实《"健康中国 2030"规划纲要》方面，预防接种应该发挥更大的作用。

一是WHO针对免疫规划和脊髓灰质炎、麻疹、风疹、病毒性肝炎、肺炎球菌性疾病、人乳头瘤病毒性疾病等专病立项了中长期规划，而我国在免疫规划的中长期规划方面还基本空白，制定我国预防接种和专病的防控规划，已迫在眉睫。

二是国外五联疫苗、六联疫苗乃至八联疫苗已陆续上市并使用，而我国多联疫苗较少，最多是四联疫苗。因此，国家应促进疫苗的更新换代，立足研发多价疫苗、多联疫苗；另外，对疾病负担重的艾滋病、结核、寄生虫等重大传染病应加大疫苗研发投入和集团作战。

三是国外对大多数感染性疾病均建立完善的监测系统，如肺炎球菌性疾病、人乳头瘤病毒性疾病、B型流感嗜血杆菌性疾病等，通过掌握流行特征，为疫苗免疫策略制定提供依据，而我国对感染性疾病和非法定传染病的监测不系统，也缺乏规范的要求。因此，建立我国感染性疾病监测系统，开展监测也应是下一步考虑重点。

四是目前大多数国家和地区把B型流感嗜血杆菌疫苗、肺炎球菌疫苗、轮状病毒疫苗、人乳头瘤病毒疫苗、季节性流感疫苗等纳入了国家免疫规划，而我国还是空白，适时调整这些疫苗纳入国家免疫规划应提到议事日程。

五是提高接种队伍的整体水平。在国外发达国家和地区，接种疫苗主要由临床医生完成，这对于规范识别接种的禁忌、延迟接种和出现疫苗接种反应的紧急救治、咨询解答非常重要。《疫苗管理法》中，对接种人员的询问、告知、三查七对等均提出了严格的要求，一般接种人员已难以胜任。因此，提高接种人员专业和职业的要求，是保证具体接种规范落实的前提。

参考文献

［1］第二回通常国会. 予防接種法（法律第六十八号）［EB/OL］.（2013–12–13）［2019–08–31］. https://www.mhlw.go.jp/web/t_doc?dataId=79015000 & dataType=0 & pageNo=1.

［2］World Health Organization. 2018 Assessment report of the Global Vaccine Action Plan. Strategic Advisory Group of Experts on Immunization，WHO/IVB/18.11［R］. Geneva：2018.

［3］Plotkin SA，Orenstein WA，PA O. Chapter 1：A short history of vaccination［M］//Ploktin S L，Plotkin S A. Vaccines. 6th ed. ELSEVIER，2013.

［4］李约瑟，马伯英，林群. 中国和免疫学的起源［J］. 中医药学报，1983（4）：5–11.

［5］王华庆，安志杰，尹遵栋. 国家免疫规划七种针对传染病70年防控成就回顾［J］. 中国疫苗和免疫，2019，25（4）：359–367.

［6］王富珍，张国民，沈立萍，等. 1992和2014年中国不同流行地区1~29岁人群乙型肝炎血清流行病学调查结果对比分析［J］. 中华预防医学杂志，2017，51（6）：462–468.

［7］Ma C，Hao L，Zhang Y，et al. Monitoring progress towards the elimination of measles in China：An analysis of measles surveillance data［J］. Bull World Health Organ，2014，92（5）：340–347.

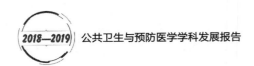

［8］ Yu W，Liu D，Zheng J，et al. Loss of confidence in vaccines following media reports of infant deaths after hepatitis B vaccination in China［J］. Int J Epidemiol，2016，45（2）：441-449.

［9］ Ma C，Yan S，Su Q，et al. Measles transmission among adults with spread to children during an outbreak：Implications for measles elimination in China，2014［J］. Vaccine，2016，34（51）：6539-6544.

［10］ Li Y，Aa Z，Yin D，et al. Disease burden due to herpes zoster among population aged ≥ 50 years old in China：A community based retrospective survey［J］. PLoS One，2016，11（4）：e152660.

［11］ Xu H，Gao X，Bo F，et al. A rubella outbreak investigation and BRD-II strain rubella vaccine effectiveness study，Harbin city，Heilongjiang province，China，2010-2011［J］. Vaccine，2013，32（1）：85-89.

［12］ Wang H，Hu Y，Zhang G，et al. Meta-analysis of vaccine effectiveness of mumps-containing vaccine under different immunization strategies in China［J］. Vaccine，2014，32（37）：4806-4812.

［13］ Wu W，Wang H，Li K，et al. Recipient vaccine-associated paralytic poliomyelitis in China，2010-2015［J］. Vaccine，2018，36（9）：1209-1213.

［14］ Li Y，Chu SY，Yue C，et al. Immunogenicity and safety of measles-rubella vaccine co-administered with attenuated Japanese encephalitis SA 14-14-2 vaccine in infants aged 8 months in China：A non-inferiority randomised controlled trial［J］. Lancet Infect Dis，2019，19（4）：402-409.

［15］ Li Y，Yue C，Wang Y，et al. Utilization pattern of Haemophilus influenza type b vaccine in eight provinces of China［J］. Hum Vaccin Immunother，2018，14（4）：894-899.

［16］ Plotkin S，Orenstein W，Offit P. Vaccines［M］. 7th ed. Elsevier-Saunders，2018：1547.

［17］ 驻美国经商参处. 美国疫苗安全管理体系分析［EB/OL］.（2017-01-06）［2019-08-31］. http://us.mofcom.gov.cn/article/ztdy/201701/ 20170102497590.shtml.

［18］ Looker C，Kelly H. No-fault compensation following adverse events attributed to vaccination：A review of international programmes［J］. Bull World Health Organ，2011，89（5）：371-378.

［19］ 日本ワクチン学会. ワクチン --- 基礎から臨床まで［M］. 東京：朝倉書店，2018.

［20］ 寺田喜平. 予防接種のキホン［M］. 第2版. 東京：中外医学社，2018.

［21］ World Health Organization. Immunization，Vaccines and Biologicals--Data，statistics and graphics［EB/OL］.（2019/07/15）［2019/09/30］. https://www.who.int/immunization/monitoring_surveillance/data/en/.

［22］ World Health Organization. Global Hepatitis Report 2017［R］. Geneva：2017.

［23］ 戴志澄，祁国明. 中国病毒性肝炎血清流行病学调查（上卷），1992—1995［M］. 北京：科学技术文献出版社，1995：40-41.

［24］ 齐小秋，王宇. 全国人群乙型病毒性肝炎血清流行病学调查报告［M］. 北京：人民卫生出版社，2011：14-15.

［25］ 于竞进，梁晓峰. 2014年全国1—29岁人群乙型病毒性肝炎血清流行病学调查报告［M］. 北京：人民卫生出版社，2018：12-13.

撰稿人：王华庆　安志杰　徐爱强

医院感染控制进展

一、引言

医院感染最初被称为医院内感染（nosocomial infection），后来被称为医院获得性感染（hospital-acquired infection，HAI）或医院感染（hospital infection），近期又被定义为医疗保健相关感染（healthcare-associated infection，HCAI）。HAI可以发生在任何医疗护理机构，如医院、门诊部、终末期肾病护理机构和长期护理机构。由于医疗技术的发展、侵入性操作的增加、人口老龄化、肿瘤发生率增加和生存期延长、器官移植增多等一些原因，医院感染发生率增加。目前常见的最重要的医院感染是与诊疗侵入性操作相关的感染，如中央导管相关血流感染（CLABSI）、导管相关尿路感染（CAUTI）、呼吸机相关肺炎（VAP）以及手术部位感染（SSI）。目前引起此类感染常见的病原菌常为多重耐药菌（MDRO），如艰难梭菌、耐甲氧西林金黄色葡萄球菌（MRSA）、耐碳青霉烯类肠杆菌（CRE）等，给临床治疗带来了严峻挑战。另外，近些年来出现了一些传染性和致病力较强的病毒，如新型冠状病毒、寨卡病毒、埃博拉病毒、中东呼吸综合征病毒等，这些病毒可以通过呼吸道飞沫传播或蚊媒传播，既可以感染病人，又可导致医护人员感染，给医疗保健机构的医院感染管理带来了极大挑战。医院感染是目前医疗机构引起死亡的重要原因，给社会带来严重的医疗后果和经济负担。在美国的一项研究中，医疗保健相关感染相关病死率分别为CLABSI（12.3%）、VAP（14.4%）、CAUTI（2.3%）和SSI（2.8%）。欧洲每年有超过400万患者受到影响，而医疗保健相关感染约造成37000人死亡。根据美国疾病预防控制中心报道，2002年一年至少有1700万住院患者发生医院感染，导致10万人死亡。欧洲每年因此花费70亿欧元，美国花费60.8亿美元。

国外医院感染管理的发展相对较早，最早可以追溯到19世纪40年代，塞麦尔韦斯（Semmelweis）医师采用流行病学调查方法研究了医院产褥热的死因，发现医生的手是主要的传播媒介，通过采取手卫生干预降低了产褥热的发生率。19世纪中期，南丁格尔通过建立医院管理制度，做好清洁卫生、加强护理，并采取对传染病患者进行隔离、改善病房通风、戴橡胶手套等措施，使伤员的病死率由42%下降到2.3%；外科医生李斯特通过消毒外科医生双手和采用无菌技术，使手术后患者的病死率从45%降到15%。1942年发现青霉素并开始应用于临床，抗菌药物的发展时代随之开始。随着抗菌药物的广泛应用，细菌耐药性和多重耐药菌也随之出现，且紧随着抗菌药物发展的脚步而发展。新抗菌药物的研发上市与细菌耐药性的发展此消彼长，目前，细菌耐药性发展似有压倒抗菌药物研发的趋势，如已出现全耐药革兰阴性杆菌（鲍曼不动杆菌、肺炎克雷伯菌等）。针对多重耐药菌的出现，医院感染管理学科也在与时俱进，不断完善发展。

二、国内医院感染研究进展

（一）医院感染管理概念及发展简史

医院感染管理是各级卫生行政部门、医疗机构及医务人员针对诊疗活动中存在的医院感染、医源性感染及相关的危险因素进行的预防、诊断和控制活动。医院感染控制科为赋予一定管理职能的业务科室，协调医院相关部门，具体负责全院医院感染控制工作的计划、技术指导、管理、监督与评估。随着全球范围内医院感染控制工作的逐步发展，医院感染已成为全球共同关注的公共卫生研究的重要课题之一，是医疗实践中的一大障碍，医院感染控制已经成为衡量现代医院管理水平的重要内容之一，并引起临床医学界的广泛重视。医院感染不仅给患者带来极大痛苦甚至生命威胁，也给医院造成社会效益与经济效益的双重损失，严重影响医疗质量与医疗安全。我国医院感染控制始于20世纪80年代初期，当时已有极少数规模较大的教学医院开展医院感染课题研究，如北京大学第一医院、中南大学湘雅医院、复旦大学中山医院等。至1986年，卫生部发文成立医院感染监控研究协调小组，要求医院建立健全医院感染管理组织，配备专职人员开展医院感染控制工作，同时着手组建我国医院感染监测网。至1989年卫生部开始开展医院评审，在《医院分级管理（试行草案）》中列入医院感染控制相关内容，极大地促进了医院重视医院感染控制工作。1994年卫生部颁发《医院感染管理规范》，2000年进行修订，以规范的形式较好地系统地指导我国各级医院的医院感染控制工作。在2003年的严重急性呼吸综合征（SARS）暴发疫情中，一些医院不同程度地出现了SARS的医院感染，包括患者在医院内感染和医务人员感染，造成较为严重的后果，充分暴露出我国医院感染防控工作中存在的问题与漏洞。痛定思痛，SARS事件给我们上了一课，极大地促进和推动了我国医院感染管理工作的发展。2006年发布《医院感染管理办法》，取代原来的医院感染管理规范，以部长令形式确定其部门规章地位。经过SARS的洗礼及随后10年的发展，当2014—2015年援非抗埃（博拉）上升到了国家层面时，我国医院感染管理专职人员首次走出国门担负起我国抗击埃博拉医疗队的医院感染防控工作，取得了"打胜仗、零感染"的辉煌成就，并赴非洲培训当地感染管理专职人员与医务人员。中国在援非抗击埃博拉工作中取得的成绩得到了 WHO 专家的高度认可，这表明中国的医院感染管理得到长足发展，接近世界先进水平，再次步入快速发展阶段。2019 年底至 2020 年初，发生在武汉并迅速席卷全国的新冠肺炎新发重大传染病疫情，造成了 8 万余人确诊感染，3000 余人病死，其中在疫情初期多达 3000 余名医务人员感染。在抗疫斗争中援鄂医疗队特别是吴安华教授、李六亿教授为代表的医院感染防控专家的培训指导监督到位，感染防控措施得当，4.7 万余名援鄂医务人员零感染，取得了在抗击新冠疫情斗争中感染控制的重大胜利。在这场抗疫斗争中，医院感染的重要性得到了党中央、国务院及国家卫生行政部门和地方政府、广大医疗队员的前所未有的高度重视。

20 世纪末，医院感染科创始之初，全国绝大多数医院及医药院校科研意识都不强，科研条件差、科研力量弱，经过前期的艰难起步及近 10 余年的加速发展，我国医院感染管理研究取得了较大的成绩。

（二）全国医院感染现患率调查及抗菌药物临床应用调查

2001 年起，卫生部全国医院感染监测网（挂靠在中南大学湘雅医院，由全国医院感染管理培训基地负责日常工作，这是一个全国性的医院感染和抗菌药物横断面使用情况的监测系统）每 2 年组织全国部分医院开展医院感染现患率及抗菌药物使用横断面调查，该监测系统主要反应的是各医疗机构横断面（1 天）的感染现患率，及抗菌药物横断面使用情况，包括预防性、治疗性和治疗 + 预防性使用的抗菌药物，以及病原送检情况和抗菌药物耐药性变化。目前已进行了 8 次全国范围内的医院感染现患率及抗菌药物使用情况调查，吴安华、任南教授总结了 2001 年我国 178 所医院住院患者横断面医院感染率及抗菌药物使用率调查，结果发表在 2002 年的《中华医院感染学杂志》和 2003 年的《中国感染控制杂志》，当时全国医院感染现患率为 5.36%，抗菌药物横断面使用率为 56.93%。第一次医院感染现患率及抗菌药物使用率调查结果上报，引起当时卫生部朱庆生副部长的重视。2002 年 11 月 11 日，朱庆生副部长亲笔批示："这项工作非常有意义，吴安华等同志报告充分显示了我国临床抗生素滥用严重程度。抗生素应用不合理，不仅造成耐药性上升，副作用的发生损害病人身心健康，而且增加病人的医疗费用负担，浪费了卫生资源，对于专家提出的几条建议要研究落实措施，作为医院管理提高医疗质量的一项重要工作，希望坚持把这项工作做下去。"要求更多的医院加入这项调查活动。调查医院由最初的 196 家，增加至 2019 年的 2000 余家医院，近几年的现患率调查，2012 年为 3.22%，2014 年为 2.67%，2016 年为 2.32%，结果显示现患率呈下降趋势。

2003 年在开展现患率调查的同时，对抗菌药物使用率调查增加了部分研究指标，包括抗菌药物的治疗性、预防性以及治疗 + 预防性用药，《151 家医院 2003 年度住院患者日抗菌药物使用率的调查分析》的结果发表在 2005 年的《中华流行病学杂志》上，当时全国抗菌药物横断面使用率为 54.86%，治疗用药患者中细菌培养送检率为 23.92%。这些指标也为 2011 年国家开展抗菌药物合理使用整治活动提供了有用数据。目前这一调查研究方法已十分成熟，2014 年参与全国调查的医院达到 1000 余家，并成功监测到我国抗菌药物使用率在 2012 年进行"最严格的抗菌药物管理"举措之后，住院患者抗菌药物横断面使用率出现了明显的下降，联合用药减少，治疗性使用抗菌药物送细菌培养明显上升，2014 年抗菌药物横断面使用率为 35.01%。2001 年抗菌药物横断面使用率为 56.93%，2005 年为 48.42%，2010 年仍有 49.63%，2012 年开始明显下降，为 38.39%，随后一直保持下降趋势，到 2014 年下降为 35.01%，2016 年为 32.68%。2016 年，《中国医院感染管理部门在抗菌药物合理应用与管理工作中的发展状况》调查结果显示：2005 年和 2010 年两次现患率调查发现抗菌药物横断面使用为 50% 左右，2015 年这一数据降至 39.87%，这也反映了 2011 年开始的我国抗菌药物管理政策的实施已经取得明显成效。这一结果与另一抗菌药物使用合理性指标抗菌药物使用强度（DDD/100 人天）是一致的，2005 为 69.16，2010 为 67.47，而 2015 下降到了 41.40。这些监测数据是我国抗菌药物使用合理性指标的"双保险"。

（三）中国医院感染控制 30 周年全国调查

2016 年，在我国迎来全国医院感染管理组织建设 30 周年纪念之际，中国医院协会医院感染管理委员会李六亿教授抽样组织了全国 10 个质控中心共 177 家医院参与的全国医院感染相关情况调研，力图反映我国医院感染管理 30 年的变化。主要内容涵盖了中国医院感染管理组织建设体系及人才队伍建设回顾与展望、中国感控科研项目、成果、论文等产出的总结与展望，特别包含了中国医院多重耐药菌感染的监测及防控、中国手术部位感染的监测与防控、中国呼吸机相关肺炎预防与控制工作、中国导尿管相关尿路感染预防与控制、中国中心静脉插管相关血流感染预防与控制总结回顾与展望。第一次系统性研究并总结了我国医院感染控制发展 30 年来，在组织建设、人才队伍建设及其他具体医院感染相关工作取得的成绩。

邓明卓、陈惠清、周春莲对我国医院感染管理的科研发展做出分析：1986 年以前的阶段为我国医院感染研究的萌芽阶段，当时的内容已涉及医院感染的预防、消毒剂的使用、外科手术部位感染防治、国外医院感染理论方法介绍、内窥镜消毒、医院感染暴发事件报道等，发表论文的机构以医学院校的流行病教研室 / 所为主，其次为医院的传染病科。在参加"医院感染管理工作 30 周年总结"全国调研的医院中，湖南省中南大学湘雅医院是最早开始医院感染研究的医院之一，其开展的"医院内交叉感染的研究"，于 1984 年获得湖南省医药卫生科技成果三等奖。

对 1986—2000 年发表的 5266 篇文献进行分类汇总发现，这一时期医院感染研究的内容已经涉及抗菌药物合理应用的管理、医务人员职业暴露与防护、医院感染病原学、医院感染的预防与控制、医院感染流行病学分析、医院感染主要发病部位的预防与控制、医院重点部门的医院感染管理、医院重点人群医院感染管理等医院感染管理研究的各个方面，其中医院感染预防与控制方面的论文最多，占总数的 29.45%，其次为医院感染流行病学分析、医院感染病原学，分别占 18.69%、14.58%。在医院感染预防与控制方面论文中，最多的为医院感染管理经验分享，其次为消毒灭菌及其监测与管理、多重耐药菌感染的预防与控制。

2001—2015 年是我国医院感染管理快速发展阶段，国内第二本医院感染专业杂志，《中国感染控制杂志》于 2002 年 10 月创刊，该杂志由中华人民共和国教育部主管，中南大学湘雅医院主办。对通过 CNKI 已检索到的、这个时期国内公开发表的 65204 篇医院感染相关论文进行分析发现，除 2001 年以外，每年发表的论文数量均达到 2000 篇以上，特别是 2009 年以后，每年论文数量均达到 5000 篇以上。医院感染的预防与控制、医院感染病原学、医院重点部门的感染管理防控是这个时期发表论文最多的三个研究方向。与 2001 年以前相比，医院重点部门的感染管理防控、医院感染病原学、医务人员职业暴露与防护、医院感染主要发病部位防控方面的研究所占的构成比均有不同程度的上升，分别上升了 7.10%、6.19%、1.88% 和 1.53%；医院感染流行病学分析、医院感染的预防与控制、医院重点人群医院感染管理和抗菌药物合理应用管理方面的研究所占的构成比均有不同程度的下降，分别下降了 6.17%、3.80%、2.49%、1.19%。

从研究方向的二级分类来看，研究热点前十位依次为：多重耐药菌感染的预防与控制；医院感染病原体特征、种类、分布；手术相关医院感染的防控；消毒、灭菌及其监测与管理；医院感染管理经验分享；医院感染监测数据分析；消毒供应中心（室）医院感染管理；护理在医院感染中的作用；重症监护病房的医院感染管理；医院感染相关因素。《中华医院感染学杂志》《中国消毒学杂志》《中国感染控制杂志》《中外健康文摘》和《医学信息》为医院感染相关论文发表 5 个最主要的期刊，发表论文数占该时期医院感染管理论文总数的 28.58%。从发表论文的人员上看，这个时期医院感染专职人员逐渐成为发表医院感染管理专业论文的作者主体，其次为护理人员。通过 PubMed 检索到我国医院感染相关文献 149 篇，其中 53 篇为 SCI/SCIE 论文。参与全国调研的 177 家医院中，92 家三级医院的感染专职人员发表中文论文 2101 篇，发表论文的三级医院占所调查三级医院总数的 85.98%；18 家二级医院发表了 95 篇，发表论文的二级医院占所调查二级医院总数的 8.57%。中南大学湘雅医院、济南军区 33 分部第 159 中心医院和北京大学第一医院发表中文论文较多，论文数量均超过了 100 篇，除此以外有 7 家医院论文超过了 50 篇，12 家论文发表数量在 30~50 篇。国内医院感染学者积极与国际接轨，被调查单位这个时期共发表 SCI 论文 41 篇，其中三级医院发表 34 篇，二级医院发表 7 篇，其中 2003 年北京大学第一医院李六亿在 JAMA 发表的医务人员 SARS 感染防控主题论文，影响因子高达 21.45。SCI 论文表篇数最多的年份是 2015 年，共 17 篇，其次为 2013 年、2014 年，每年均发表了 7 篇 SCI 论文。这个时期，被调查医院共编写了 64 部医院感染管理方面的书籍，其中中南大学湘雅医院编写了 8 部，南京医科大学第一附属医院、空军总医院和北京大学第一医院各编写了 5 部。2001 年以后被调查医院共申请各类课题 213 项，其中三级医院 208 项，二级医院 5 项。科研课题数量居前三位的课题依次是多重耐药菌、手卫生和医院感染标准制定相关的课题。2001 年以后，被调查医院的医院感染专职人员获得各类科研 / 论文奖励 199 项，其中三级医院 190 项、二级医院 9 项。

近年来，我国医院感染管理研究的广度、深度和热点问题与国际接轨。对 2011—2015 年通过 CNKI 已检索的 29262 篇医院感染管理相关论文进行分析发现，这 5 年每年度发表论文数量均在 5000 篇以上，其中医院感染的预防与控制方面论文最多，其次为医院重点部门的医院感染管理、医院感染流行病学分析、医院感染主要发病部位的预防与控制、医院感染病原学、医务人员职业暴露与防护等。发表论文数居前五位的期刊依次为《中华医院感染学杂志》《中国消毒学杂志》《医学信息》《中国医药指南》《中国感染控制杂志》。在医院感染的预防与控制方面，多重耐药菌感染防控、医院感染管理经验介绍、护理在医院感染中的作用、消毒灭菌及其监测与管理、手卫生与医院感染的控制、医院感染管理知识的培训、传染病院内感染防控、利用管理工具进行医院感染管理、医院病房医院感染管理、医疗废物管理等方面是现在研究的热点问题。在多重耐药菌感染防控中，对于多药耐药的鲍曼不动杆菌、耐药的铜绿假单胞菌、耐甲氧西林金黄色葡萄球菌的研究较多，且多从耐药性分析和分布特征方面开展。近 5 年，医院重点部门的医院感染管理研究中，关于消毒供应中心（室）医院感染管理、重症监护病房医院感染管理、新生儿病房医院感染管理、血液透析医院感染管理和口腔科医院感染管理等方面的研究发表论文最多。消毒供应中心（室）医院感染管理方向的研究主要关注医疗器械回收、清洗、消毒、灭菌与发放的全流程管理，特别是手术器械的清洗、灭菌工作。重症监护病房医院感染管理发表论文较多是器械相关目标性监测、医院感染危险因素分析及预防控制措施。

（四）医院感染能力建设项目

如何提升医院感染管理能力，减少医院感染危险因素，降低医院感染发病率，已经成为卫生行政部门、医疗机构和医务人员在医院感染防控方面共同关注的焦点。"医院感染能力建设项目"较好地回答了这个问题。在医院感染防控中，充分利用循证医学证据，精心组织和设计方案，积极开展培训教育，将已获公认的医院感染预防措施落实到位，可以减少医院感染的危险因素，降低医院感染发病率；同时，有利于准确评估当前医院感染情况，增强医院感染防控意识，评价落实感控措施的效果，提升医院感染防控能力。项目提供的经验与数据会在更大范围推动医院感染防控能力的建设中发挥积极借鉴作用。为此，在中国医院协会的领导下，医院感染管理专业委员会于 2012 年 5 月开展了为期两年半的"医院感染预防与控制能力建设"合作项目。

在全国选取医院感染管理工作基础良好的医院，同时考虑医院的地域分布、代表性、医院的级别及参与项目的积极性，最终入选 52 所医院（包括军队医院），覆盖我国的中部、东部和西部 13 个省及直辖市（北京、上海、重庆、浙江、江苏、河南、湖南、广东、山东、山西、贵州、四川、辽宁）。由经过统一培训的调查员，按照事先设计的调查表，对项目医院医院感染管理工作的基本情况进行调查，调查内容包括医院基本信息，医院感染组织管理情况及其制度、监测和控制措施的落实情况，感染高风险部门和主要感染部位的医院感染防控工作，感染管理信息化建设情况等。项目内容包括呼吸机相关肺炎（VAP）、中央导管相关血流感染（CLABSI）、导管相关尿路感染（CAUTI）、手术部位感染（SSI）、新生儿病房和新生儿重症监护室（NICU）、血液透析中心（室）、多重耐药菌（MDRO）医院感染防控 7 个子项目，对其进行流行病学调查，实施干预措施，监测干预措施的依从性。VAP、CLABSI、CAUTI、DMRO 感染的相关工作在各类重症监护病房（ICU）中进行，SSI 相关工作仅限于腹式子宫切除术、大肠手术、股骨颈修复手术、血管手术 4 类手术。

全国共 52 所医院参与该项目，包括三级甲等医院 46 所、三级乙等医院 3 所、三级医院 1 所、二级甲等医院 2 所；其中综合性医院 50 所，专科医院 2 所（传染病专科、肿瘤专科各 1 所）；其中床位数 < 1000 张的医院 9 所，1000~1999 张的医院 23 所，2000~2999 张的医院 11 所，≥ 3000 张的医院 9 所，主要为大型医院。项目现场实施过程中，2 所医院退出，1 所医院未上报数据，因此现场实施结果为 49 所医院的数据。ICU 器械插管相关感染，VAP、CLABSI 和 CAUTI 感染发病率分别为 8.89‰、1.32‰ 和 2.02‰。在各类 ICU 中，主要为综合 ICU，其 VAP、CLABSI 和 CAUTI 感染发病率分别为 9.6‰、1.4‰ 和 2.2‰，干预前后 ICU VAP、CAUTI 发病率比较，差异均有统计学意义（均 $P < 0.05$）。MDRO 以耐碳青霉烯鲍曼不动杆菌（CRAB）、耐甲氧西林金黄色葡萄球菌（MRSA）检出率居高，分别为 44.08% 和 28.02%；MDRO 感染 / 定植 2803 例次，医院发病的感染（HOI）1122 例次，日发病率为 3.71‰，其中以 CRAB HOI 发病率最高，为 2.47‰。干预后 MDRO HOI 日发病率低于干预前，差异有统计学意义（$P < 0.05$）。

此次研究参与医院数量多、覆盖面广，收集的数据量大，一定程度上能够反映我国相关医院感染发病情况；同时调查了各项防控措施的实施对降低医院感染发病率的影响，为我国今后医院感染防控政策的制定提供科学依据，并总结符合我国国情的有效感控措施。多数具有循证医学证据的集术化（bundle）措施多源于国外，该研究填补了上述不足。另外，该研究的诊断标准、监测方法与美国相应感染的诊断标准和监测方法基本一致，因此数据结果可以与美国疾病控制与预防中心的相关数据进行比较。

（五）艰难梭菌医院感染流行病学

艰难梭菌（*Clostridium difficile*，CD）作为医院感染重要的病原体，近年来已引起欧美等发达国家医院感染管理者的广泛重视。2011年美国医院感染现患率调查显示，艰难梭菌已成为医院感染第一位的病原体。许多国家已经发布了针对艰难梭菌感染监测和医院感染防控的相关指南以及流行病学数据。但迄今为止，我国尚无系统的艰难梭菌感染（CDI）流行病学数据。目前我国艰难梭菌感染研究处于多个地区的单中心研究。

近年来，艰难梭菌已成为医疗机构内感染性腹泻最常见的病原体之一。2010年全美711所急性病医疗机构报告给国家医疗保健安全网络（NHSN）的数据显示，在医院内发生的经实验室证实的医院获得性艰难梭菌感染（healthcare associated–CDI，HA–CDI）合并发病率为7.4（均值为5.4）/10000患者日。我国2017年发表的荟萃分析显示，腹泻患者中艰难梭菌合并感染率为19%（95% CI 为16%~22%），抗菌药物相关腹泻患者的艰难梭菌感染率为19%（95% CI 为13%~24%），上海某医院的研究发现，其住院患者中CDI的发病率为17.1/10000住院患者。在ICU等重点科室中，其发病率可能较高。研究显示四川大学华西医院ICU内CDI的发生率为25.2/10000患者日，而湘雅医院多个ICU内的HA–CDI发生率高达14.1/10000患者日。从分子生物学上来说，中国疾病预防控制中心主导的多中心研究显示，ST35、ST3、ST34和ST54是最常见的ST表型，并且也发现了RT027和RT078等高毒力菌株。2011年对石家庄32株艰难梭菌进行研究，共发现12种不同的PCR核糖体分型，其中以S1型为主（28%）。2014年对中南大学湘雅医院的32株CD进行多位点序列分型（MLST分型），共获得9种序列型，最常见的ST型分别是ST54（9株）、ST39（7株）、ST26（6株）、ST3（5株）、ST37（3株）。2018年中南大学湘雅医院报道的70株艰难梭菌MLST分型，主要表型为ST54（14株）、ST39（10株）、ST26（9株）、ST37（7株）、ST35（7株）、ST3（5株）和ST2（4株）。Huang H等报道2007—2008年上海华山医院56株菌株核糖体分型，其中以SH Ⅱ特殊克隆子为主。另外，Huang H在2009年发表的文章中提到来自上海的75株艰难梭菌中18.7%为核糖体017型。Cheng YB等对2009—2011年浙江大学医学院附属第一医院的161株艰难梭菌进行毒素分析和多位点序列分型，结果显示83.2%的艰难梭菌为毒素A阳性毒素B阳性；最主要的三种序列型分别是ST54（RT012）、ST35（RT002）和ST37（RT017）。Wang X等报道2012—2013年四川华西医院ICU的CDI的感染率为25.2例/10000住院日；共分离得到28株菌株，其中两株为二元毒素菌株；多位点序列分型共得到11种型，5株ST3（RT001）、4株ST35（RT046）、4株ST54（RT012）和3株ST37（RT017）。同年上海华山医院206位患者发生抗生素相关性腹泻，其中63例（30.6%）为CDI。65株CD菌株进行核糖体分型，共得到18种核糖型，其中18.8%为RT H（ST–81）、14.1%为RT012（ST54）、12.5%为RT017（ST37）。Dong D等报道2010—2013年上海瑞金医院发生94例艰难梭菌感染，其中31例（33%）为毒素A阴性毒素B阳性的ST37型。他们认为ST37毒力较弱，产生的芽孢也较少，但对抗生素的耐药性较强。这与中国疾病预防控制中心2014年发表的文章中的观点不同，他们认为ST37型的艰难梭菌毒素A基因和艰难梭菌毒素B基因与已知的高毒力菌株有相似性，应表现出更强的毒性。

至今我国尚未建立艰难梭菌感染系统性监测平台，也未进行全国范围内的流行病学调查，目前多数医院尚未建立常规艰难梭菌监测方法，我国艰难梭菌检测及监测能力有待进一步提升。

（六）中国感染控制标准的发展

从 2006 年成立国家卫生标准委员会医院感染控制专业委员会至 2019 年换届并更名为国家卫生健康标准委员会医院感染控制专业委员会 14 年时间，我国共发布 22 项医院感染控制标准，包括《医院消毒供应中心管理规范》《医院消毒供应中心清洗消毒及灭菌技术操作规范》《医院消毒供应中心清洗消毒及灭菌效果监测规范》《医务人员手卫生规范》《医院隔离技术规范》《医院感染监测规范》《医疗机构消毒技术规范》《医疗机构空气净化管理规范》《医院消毒卫生标准》《医院感染暴发控制指南》《重症监护病房医院感染控制规范》《医疗机构环境表面清洁与消毒管理规范》《病区医院感染管理规范》《软式内镜清洗消毒操作技术规范》《口腔器械消毒灭菌技术操作规范》《医院感染管理专业人员培训指南》《经空气传播疾病医院感染预防控制规范》《医院医用织物洗涤消毒技术规范》《病区医院感染管理规范》《医疗机构门急诊医院感染管理规范》等。

三、国外医院感染研究进展

（一）国外医院感染管理组织

欧洲及美国医院感染管理发展相对较早，意识到医院感染给医疗保健机构带来的危害及经济负担，欧美成立了专门的医院感染学科及相关管理部门。美国医疗保健质量促进科（Division of Healthcare Quality Promotion，DHQP）旨在保护患者和医护人员的健康，预防医院感染、微生物耐药、医疗相关不良事件及医疗差错。DHQP 由 3 个部门组成：流行病学与检验室，负责暴发及实验室调查；预防与评估室，负责发展及评价指南；医疗保健局（评价）及分支机构，负责监测与数据收集。美国医疗保健感染控制实践咨询委员会（Healthcare Infection Control Practices Advisory Committee，HICPAC）主要制定感染控制指南，制定的指南通常由 3 个部分组成：第一部分提供建立指南的有关研究综述及其基本原理，第二部分为操作建议的总结，第三部分为实施建议。根据研究证据的强度，指南分为"推荐"执行、有"规则要求"时执行、"建议"执行及"尚未解决该问题" 4 个等级。美国医院流行病学会（Society for Healthcare Epidemiology of America，SHEA）成立于 1980 年，其宗旨是在医疗机构中促进高水平的医疗保健和医护人员安全，会员主要为医院流行病学工作者。感染控制专业人员协会（Association for Professionals in Infection Control，APIC）成立于 1972 年，APIC 是一个涉及多学科、自愿参加的国际性学术组织，其目的是通过在医疗机构中的感染控制实践和流行病学的应用，影响、支持和改进医疗保健质量。APIC 会员主要为感染控制护士，也有感控医师、流行病学人员参与。欧洲临床微生物与感染病协会（The European Society for Clinical Microbiology and Infectious Diseases，ESCMID）是一个通过促进和支持感染病领域的研究和教育，从而达到改善感染病诊断、治疗和预防的非营利组织。

（二）国外医院感染监测系统

美国医院感染监测系统（The National Nosocomial Infection Surveillance System，NNIS）建立于 1970 年，仅包括急性病医院的数据，是一个自愿参加，对医院及患者数据保密的监测系统。其目标是了解美国医院感染的流行病学，建立用于比较感染率的标准，促进医院流行病学监测工作的开展。该系统的监测单元有全面综合性监测、外科病人监测、高危新生儿监测、ICU 监测及抗微生物药物使用及其耐药性监测。NNIS 主要监测医院重点科室，如重症监护室、高风险科室和手术患者。监测信息包括监测发生感染患者的人口统计学特征、感染及感染相关的危险因素、病原体及其抗菌药物药敏结果，同时收集了监测患者人群中危险因素相关数据，评估包括伤口类别在内的感染风险指数，作为手术后感染发生可能性的预测指标。NNIS 的主要目标是利用监测数据来制定和评估预防和控制医院感染的策略。1999 年 1 月起，NNIS 取消了全面性监测，其原因是全面监测花费大量的时间及资金，尤其在大型、高危病人集中的医院导致出现不准确、不适当的病例。更重要的是，由于没有调整危险因素，全面性监测获得的感染率不具有可比性。监测结果显示，1990—1999 年外科、内科及儿科 ICU 中央静脉插管相关的血液系统感染率及 1986—1999 年外科切口感染率均显著下降。近年来，医院感染监测发展迅速，对监测数据分子分母做了标准化定义，选择合适的方法进行数据来源选择和收集。尽管监测提供了重要的基线数据，近年来，还是引入更多主动干预方案来进一步降低医疗保健相关感染的发生率，如集术化概念。后来 NNIS 改为国家医疗保健安全网（National Healthcare Safety Network，NHSN），病人安全监测内容除经典的医院感染外，还包括血液透析相关感染监测、临床抗菌药物使用、多重耐药菌感染等内容；医务人员安全监测主要包括血液体液暴露监测和流感监测等内容；长期护理机构感染监测与控制。

欧洲疾病预防控制中心（ECDC）在 1995 年创立了 *Eurosurveillance* 期刊，该期刊是一本经过同行评议的欧洲科学期刊，致力于感染性疾病的流行病学、监测、预防和控制，重点关注欧洲数据。ECDC 在 2010 年建立了医疗保健相关感染监测网（HAI-Net）。PROHIBIT（Prevention of Hospital Infections by Intervention and Training）调查是第一个欧洲感染预防和控制调查，旨在描述欧洲各国实际在采用哪些感染预防和控制建议，并为决策者、医院管理者和医护人员提供有关感染预防和控制策略和实践差距方面的信息，以进一步改进医院感染预防工作。在欧洲，医院感染监测的目标、方法及反馈的作用各不相同，血液感染、手术部位感染和耐甲氧西林金黄色葡萄球菌相比肺炎、尿路感染等指标更受关注，尽管这些指标可能同样重要。为了最大限度地预防和控制欧洲的医院感染和多重耐药菌，应通过针对相关医院感染和多重耐药菌，提供主动监测的方法来进一步改进监测。加强多重耐药菌的主动监测和有效的防控措施，是遏制多重耐药菌菌株进一步流行播散的关键环节。在门诊医疗环境中，应当重视筛查多重耐药菌感染的高危人群，对高危人群进行多重耐药菌主动筛查。对感染及定植患者进行隔离，通过加强环境消毒、阻断接触传播来减少多重耐药菌在医疗护理机构内的传播。而对于病房医疗环境的管理，建议每天至少清洁和消毒一次多重耐药菌阳性患者的房间，并尽可能使用专用的或一次性设备。对于接触过多重耐药菌阳性患者的医务工作者和护工进行有效手卫生是遏制多重耐药菌传播的关键措施，提高手卫生的依从性是重要的防控措施。在转移多重耐药菌阳性患者后，应对房间及其内容物和浴室进行彻底清洁和消毒，包括隐私窗帘、床垫等。

（三）国外医院感染现患率调查

时点现患率调查（point prevalence survey，PPS）是一种目前广泛使用的获取医院抗菌药物处方的方法。这是一种获取抗菌药物使用数据的可行方法，其结果可用于确定干预目标。由于医院感染判定标准的不同，医院感染现患率调查最初是在小范围进行，如在一个医疗机构或地区内开展，未能开展多中心大规模的现患率调查。2011 年，美国疾控中心开始对 10 个州进行大规模调查，来确定急性病医院医疗保健相关感染的患病率，并对此类感染导致的经济负担进行评估。该研究采用国家医疗保健安全网医院感染判定标准对医院感染进行定义，选择参与研究医院内的住院患者进行现患率调查（1 天），收集患者的人口统计学资料和相关的临床资料，由经过专门培训的工作人员审查病历，确定调查时间点存在的医院感染。这次研究对 183 家医院的调查发现，11282 例患者中，452 例患者有1 种及以上医院感染。504 例次医院感染中，最常见的感染类型为肺炎（21.8%）、手术部位感染（21.8%）以及胃肠道感染（17.1%）；艰难梭菌是最常见的病原体（导致了 12.1%的医院感染）。该调查结果显示，每天大约每 25 例美国急诊住院患者中就有 1 例发生医院感染。肺炎和手术部位感染是最常见的感染类型，艰难梭菌是最常见的病原体。美国各州医院感染的现患率调查结果表明，应采取公共卫生监测和预防措施以继续解决艰难梭菌感染问题。2015 年美国疾控中心重新组织进行了同等规模现患率调查，此次调查发现，2015 年发生医院感染（3.2%）的病例数和现患率都低于 2011 年（4.0%）（$P < 0.001$），现患率降低的原因主要是由于手术部位和泌尿道感染有所降低。肺炎、胃肠道感染（大多数为艰难梭菌感染）和手术部位感染仍然是最常见的医院感染发生部位。与 2011 年相比，2015 年医院感染的发生风险降低了 16%。

欧洲疾病预防控制中心开展现患率调查的目的主要为评估医院感染的负担和抗生素使用情况，描述患者、侵袭性操作、感染（包括部位、病原体及其对抗菌药物的耐药情况），提高医疗机构重视医院感染及抗生素使用的意识，为医院提供用于确定质量改进目标的标准化工具等。2010 年，欧洲疾病预防控制中心对 23 个国家，66 所医院进行现患率调查，发现医院感染现患率为 28.1%。2011 年，欧洲疾病预防控制中心与成员国专家一起制定了关于急诊医疗机构的现患率调查方案，从而检验不同方法评估现患率数据的有效性和可靠性。2012 年发布了首个欧洲的现患率调查准则，其中包括了标准化的监控方法学和医疗感染的定义。2016 年欧洲疾病预防控制中心发布了修订的准则，以便开展第二次欧盟范围内的现患率调查，第二次调查涉及了更多的欧洲地区国家，包括一些还不是欧盟的国家。2016—2017 年现患率调查同时分析了急性病医院和长期护理机构的现患率，研究结果发现急性病医院发病率较长期护理机构高；急性病医院校正前医院感染发生率为 5.5%，与 2011—2012 年医院感染发病率（5.7%）接近。

（四）抗菌药物管理

近 100 年以来，在人类治疗感染性疾病过程中，抗菌药物发挥了重要作用。随着病原体对抗菌药物逐渐产生耐药，尤其是多重耐药菌的出现，给临床抗感染治疗，以及医院感染防控带来严峻挑战。多重耐药菌已成为医院感染预防与控制乃至整个公共卫生领域的重要问题。2001 年，WHO 发表了《WHO 遏制抗菌药物耐药的全球战略》（*WHO Global Strategy for Containment of Antimicrobial Resistance*，GSCAR）为应对抗菌药物耐药提出了建议。该战略提供了一个延缓耐药菌的出现和减少耐药菌扩散的干预框架，主要措施有：减少疾病所带来的负担和感染的传播；完善获取合格抗菌药物的途径；改善抗菌药物的使用；加强卫生系统及其监控能力；加强规章制度和立法；鼓励开发合适的新药和疫苗。2005 年 2 月 15—18 日，WHO 在澳大利亚堪培拉召开了为保护抗菌药物这一人类健康资源，按重要级别起草抗菌药物目录的国际专家会议。会议起草并发布了对人类《极为重要的抗菌药物》《高度重要的抗菌药物》《重要的抗菌药物》三个目录。2007 年，在 WHO 的报告中把细菌耐药列为威胁人类安全的公共卫生问题之一。2011 年，WHO 在世界卫生日（4 月 7 日）提出"遏制耐药——今天不采取行动，明天就无药可用"的呼吁，并在 2014 年 12 月发布了《控制细菌耐药全球行动计划（草案）》。

针对细菌对抗菌药物产生的耐药性，2000 年美国政府成立了一个跨部门的工作研究小组，由美国疾病控制与预防中心、美国食品和药品管理局、美国国立卫生研究院共同召集，实施"抗击细菌耐药公共卫生行动计划"（Public Health Action Plan to Combat Antimicrobial Resistance）。美国感染病学会（Infectious Diseases Society of America，IDSA）发布了专门针对管理抗菌药物使用的计划——"抗菌药物管理计划"（Antimicrobial Stewardship Program，ASP），此计划是一项指导方案，对医院如何建立 ASP 提供一个大框架，各个医院根据此框架建立适合自己医院的抗菌药物管理方案。2014 年，美国建立了一个"抗击耐药性细菌专责机构"（Task Force for Combating Antibiotic-Resistant Bacteria），制订 5 年期的"国家行动计划"。白宫在 2015 年 3 月发布了《遏制耐药菌国家行动计划》，同时发布声明大幅增加联邦资金改善抗生素管理，时任总统奥巴马提出要将其年度预算提高至 12 亿美元。2015 年 5 月 19 日，在加强医疗机构抗菌药物管理的同时，美国食品和药品管理局提出法令，要求兽药企业提供用于牛、猪、鸡和火鸡等食用动物的抗菌药物销售数据，以确保重要医用抗菌药物合理应用。2016 年美国发布了《IDSA 和 SHEA "实施抗生素管理项目"指南》，其中预授权和 / 或处方预审反馈可改善抗生素的使用，是抗生素管理项目的核心部分，预授权可以显著降低限制类抗生素的使用和相关费用。

　　1998 年欧盟资助建立了欧洲抗菌药物耐药性监测系统（European Antimicrobial Resistance Surveillance System，EARSS）。这是一个欧洲范围内的监测系统，旨在收集可靠的耐药数据，为相关机构制定预防计划和相关政策提供基本数据。2011 年成立的欧洲抗菌药物消耗监测网（European Surveillance of Antimicrobial Consumption，ESAC）是一个统计欧洲各国抗菌药物使用量的网络数据库，用于对抗菌药物使用量的持续监测，为各有关机构的研究提供长期的数据支持的系统。2011 年欧盟宣布了一项包括 7 个优先行动方面的抗生素耐药性五年行动计划。2014 年 3 月，由德国科学院和荷兰科学院主导，欧洲科学院学术咨询委员会（European Academies Science Advisory Council，EASAC）在德国汉诺威召开了一次高层峰会，旨在引导欧洲学者跳出陈旧模式，鼓励提出新的理念和方法。发布声明《抗菌药物发现：更大的前进步伐》，提出了一种新的应对微生物抗菌药物耐药性的协同策略。欧洲各国响应欧盟抗生素治理措施，一些国家从政府层面探索本国应对抗生素耐药问题的模式与策略，建立了应对细菌耐药国家行动方案，明确各参与治理部门的组织机构职能与分工协作方式。丹麦通过畜牧业、卫生保健相关人员与政府之间的合作促进抗生素合理使用，以立法和政府禁令等形式加强对畜牧业中抗生素使用的管控，建立监测体系追踪抗生素的销售和使用数据，监测病原体耐药性发展趋势。荷兰政府限定家庭医生的处方总量，尤其是抗生素用量，要求每个家庭医生一年只能开出一定数量的药品。德国建立了标准化的抗生素监测调查方法与指标体系，卫生部负责对监测数据进行统计分析，并根据分析结果指导下一年度工作。

四、发展趋势及展望

　　中国面临多重耐药菌医院感染挑战已经是不争的事实，与新发再发传染病挑战、经典医院感染挑战一起构成我们必须面对的来自感染的三大挑战。医院感染控制在应对多重耐药菌挑战中具有不可替代的作用，是应对多重耐药菌挑战多学科团队中的重要一员。从 2005 年发布 2015 年更新的《抗菌药物临床应用指导原则》《医院感染管理办法》，到 2012 年发布的《抗菌药物临床应用管理办法》，以及自 2011 年开始的抗菌药物临床应用整治的多个文件中，都要求医院感染控制积极参与抗菌药物临床合理应用管理和控制多重耐药菌医院感染。2016 年，国家 14 个部委局办联合发布《关于印发遏制细菌耐药国家行动计划（2016—2020 年）的通知》，提出我国遏制细菌耐药性的国家行动计划，更是显现医院感染控制的决定性作用。

实际上，已有文献显示，做好医院感染控制和合理使用抗菌药物是预防多重耐药菌产生和传播的关键措施，必须两手抓两手硬，才可以见成效。2015 年，《中国感染控制杂志》第 1 期刊出该刊组织国内 165 名专家共同参与制定的《多重耐药菌医院感染预防与控制中国专家共识》，从概述、多重耐药菌监测、多重耐药菌医院感染预防与控制、抗菌药物合理应用与管理、质量评价及持续改进五个方面提出专家建议，共识发表后在国内引起广泛反响。《中华医院感染学杂志》在 2019 年第 13 期推出由中华预防医学会医院感染控制分会、中华医学会感染病学分会、中国医院协会医院感染管理专业委员会、中国老年医学学会感染管理质量控制分会、中华护理学会医院感染管理专业委员会和国家医院感染管理专业质控中心联合发布的《中国碳青霉烯耐药革兰阴性杆菌（CRO）感染预防与控制技术指引》，对 CRO 的感染预防与控制提出建议。

1. 医院感染能够形成独立的学科

医院感染是一个交叉学科，又是一个新兴边缘学科，内容涉及临床疾病学、微生物学、流行病学、消毒学、卫生统计学等。在国外，医科院校内设有感染控制专业，能够授予感染控制专业博士学位。另外，感染控制教育是医师、医学生、研修生的必修课程，国际上对医院感染管理有着高度的重视和认知，正逐步形成独立、系统的科学管理模式。而我国医学院校目前还没有设立该专业，也没有医院感染学专业的硕士、博士的学历教育，也没有专门开设相关课程，因此迫切希望医学教育中开设感染控制专业课程，通过全面、系统的培训，使得医学生在校期间就能掌握一定的医院感染管理知识，对以后医学生进入临床不管是否从事感染工作，都掌握医院感染预防与控制基本理论、基本知识与基本技能，能够更好地运用医院感染知识服务于自己的专科，确保医务人员自身与患者的安全。开设感染病学专业的高层次学历教育，对于专业从事医院感染管理的高层次专职人员显得尤为重要，医院感染管理学科建设必须坚持以人为本的原则。

2. 医院感染管理组织及人员配备必须适应医院感染管理工作的需要

有组织开展医院感染管理 30 年来，我国的医院感染管理工作取得了很大的成就，随着绝大部分医院已开始设立独立的医院感染管理科，医院感染已经得到领导及医务人员的认知和重视。但医院感染管理工作是系统工程，涉及各专业领域的医务人员，有大量的工作需要感染管理部门去做。医院感染管理及有关标准规范对如何做好医院感染管理提出了具体的工作要求，比如开展目标性监控、开展多重耐药菌医院感染预防与控制，都需要具有一定能力的专职人员。因此医疗机构须配置与其医院感染防控要求相适应的专职人员，包括数量和素质。传统的理念认为医院感染管理科是"养老"科室或者是监管科室，不需要临床知识或专业知识。殊不知医院感染管理涉及多学科的知识、多部门的合作，虽然没有独立的拥有病人的病区，但也和病人有着直接的联系，需要吸引更多的临床医师、临床微生物人员、医院流行病学家投身到感染控制事业中去。

3. 进一步加大培训力度，增加兼职感控医生，做好抗菌药物管理

除一部分投身到了感控专职队伍当中的临床医生外，部分医院已开始探寻如何扩大感控医生范围，特别是培养一批兼职感控医生，做好抗菌药物合理使用。兼职感控医生可以从临床医生中选拔出来，他们同样具有高学历、高医学素质，热衷于抗菌药物的合理使用与管理，热爱感控事业，可以通过专业培训造就一批掌握感染相关知识的兼职感控医生。相信经过未来10年、20年的发展，这一目标是可实现的。

4. 独立成立医院感染三级学科，培养专业人才

目前医院感染并未成为三级学科，在本科生教学任务当中也未被纳入常规教学任务，刚进入临床的医学生和护士生对医院感染是十分陌生的，在短暂的临床实习和不统一规范的培训当中，他们很难获得系统性医院感染和抗菌药物的合理使用的相关知识和理念，这种情况将会在很长一段时间内制约医院感染管理专业的前进步伐。因此有人呼吁国家设立医院感染三级学科，在本科生教学当中纳入常规教学，为医院感染培训专业人才。不过，要达到这一目标还有一些问题需要理清和找到平衡点。第一，医院感染相关知识涉及多学科，不同于各临床专科有具体的疾病谱，是集众家为一体的多学科融合专业；第二，医院感染专职人员构成较复杂，包括医生、护理、检验、流行病学、管理等多专业人才，在培训上不便统一安排。为此，一方面急需成立独立学科培养专业人才，另一方面，也因一些问题需克服更多困难。但随着时间前进的步伐，近5~10年必定会找到一个平衡点，来解决这一问题。

参考文献

［1］ 李六亿. 医院感染防控的新技术、新进展［J］. 华西医学，2018，33（3）：240-243.

［2］ Winzor G, Hussain A. Current strategies to detect, manage and control carbapenemase-producing Enterobacteriaceae in NHS acute hospital trusts in the UK: Time for a rethink?［J］. J Hosp Infect, 2018, 100（1）：13-14.

［3］ Mizuno S, Iwami M, Kunisawa S, et al. Comparison of national strategies to reduce meticillin-resistant Staphylococcus aureus infections in Japan and England［J］. J Hosp Infect, 2018, 100（3）：280-298.

［4］ Shelley-Egan C, Dratwa J. Marginalisation, Ebola and health for all: From outbreak to lessons learned［J］. Int J Environ Res Public Health, 2019, 16（17）：3023.

［5］ 孟秀娟，吴安华. 寨卡病毒感染［J］. 中国感染控制杂志，2016，15（4）：283-288.

［6］ Klevens RM, Edwards JR, Richards CJ, et al. Estimating health care-associated infections and deaths in U. S. hospitals, 2002［J］. Public Health Rep, 2007, 122（2）：160-166.

［7］ Tacconelli E, Cataldo MA, Dancer SJ, et al. ESCMID guidelines for the management of the infection control measures to reduce transmission of multidrug-resistant Gram-negative bacteria in hospitalized patients［J］. Clin

Microbiol Infect，2014，20（S1）：1-55.

［8］ Allegranzi B，Bagheri NS，Combescure C，et al. Burden of endemic health-care-associated infection in developing countries：systematic review and meta-analysis［J］. Lancet，2011，377（9761）：228-241.

［9］ Boyce JM，Pittet D. Guideline for Hand Hygiene in Health-Care Settings：Recommendations of the Healthcare Infection Control Practices Advisory Committee and the HICPAC/SHEA/APIC/IDSA Hand Hygiene Task Force［J］. Infection Control and Hospital Epidemiology，2002，23（S12）：S3-S40.

［10］ Gill CJ，Gill GC. Nightingale in Scutari：Her legacy reexamined［J］. Clin Infect Dis，2005，40（12）：1799-1805.

［11］ 孟秀娟，吴安华. 如何应对多重耐药菌医院感染的严峻挑战［J］. 中国感染控制杂志，2019，18（3）：185-192.

［12］ 毕重秀，王淑芬. 医院感染管理的探讨与防治措施［J］. 中华医院感染学杂志，2005（11）：79-80.

［13］ 王美琴，李毅本，毛建勋，等. 导入 PDCA 循环提高医疗单位医院感染管理质量［J］. 中华医院感染学杂志，2004（2）：79-81.

［14］ 吴安华，任南，文细毛，等. 我国 178 所医院住院患者横断面抗菌药物使用率调查［J］. 中华医院感染学杂志，2002，12（12）：881-884.

［15］ 任南文，吴安华，等. 178 所医院医院感染危险因素调查分析［J］. 中国感染控制杂志，2003，2（1）：6-10.

［16］ 吴安华，文细毛，李春辉，等. 2012 年全国医院感染现患率与横断面抗菌药物使用率调查报告［J］. 中国感染控制杂志，2014，13（1）：8-14.

［17］ 任南，文细毛，吴安华. 2014 年全国医院感染横断面调查报告［J］. 中国感染控制杂志，2016，15（2）：83-87.

［18］ 文细毛，吴任. 151 家医院 2003 年度住院患者日抗菌药物使用率的调查分析［J］. 中华流行病学杂志，2005，26（6）：451-454.

［19］ 李春辉，吴安华，文细毛，等. 2001—2010 年全国医院感染监控网医院抗菌药物日使用变化趋势［J］. 中华医院感染学杂志，2012，22（21）：4859-4860.

［20］ 李春辉，刘思娣，李六亿，等. 中国医院感染管理部门在抗菌药物合理应用与管理工作中的发展状况［J］. 中国感染控制杂志，2016，15（9）：665-669.

［21］ 邓明卓，周春莲，陈惠清. 医院感染管理相关科研现状调查及发展趋势［J］. 中国感染控制杂志，2016，15（9）：686-688.

［22］ 李六亿，李洪山，郭燕红，等. 加强医院感染防控能力建设，提升医院感染管理水平［J］. 中国感染控制杂志，2015（8）：507-511.

［23］ 张玉，刘胜男，李六亿，等. 手术部位感染目标性监控及其危险因素多中心研究［J］. 中国感染控制杂志，2015（8）：544-547.

［24］ 曾翠，李六亿，贾会学，等. 重症监护病房中央导管相关血流感染的干预研究［J］. 中国感染控制杂志，2015（8）：535-539.

［25］ 贾会学，殷环，吴安华，等. 新生儿重症监护病房医院感染流行病学多中心研究［J］. 中国感染控制杂志，2015（10）：649-652.

［26］ 张玉，李正康，李六亿，等. 手术部位感染目标性监测及干预效果评价［J］. 中国感染控制杂志，2015（11）：757-765.

［27］ McDonald LC，Lessa F，Sievert D，et al. Vital Signs：Preventing Clostridium difficile Infections［J］. J Am Med Assoc，2012，307（16）：1684-1687.

［28］ Huang H，Fang H，Weintraub A，et al. Distinct ribotypes and rates of antimicrobial drug resistance in Clostridium difficile from Shanghai and Stockholm［J］. Clinical microbiology and infection，2009，15（12）：1170-1173.

［29］ Wang X，Cai L，Yu R，et al. ICU-onset Clostridium difficile infection in a university hospital in China：A prospective cohort study［J］. PLoS One，2014，9（11）：e111735.

［30］ Li C，Li Y，Huai Y，et al. Incidence and Outbreak of Healthcare-Onset Healthcare-Associated Clostridioides difficile Infections Among Intensive Care Patients in a Large Teaching Hospital in China［J］. Front Microbiol，2018，9：566.

［31］ Liu XS，Li WG，Zhang WZ，et al. Molecular characterization of clostridium difficile isolates in China from 2010 to 2015［J］. Front Microbiol，2018，9：845.

［32］ 杨靖，李雅静，温海楠，等. 艰难梭菌感染实验室诊断方法的研究进展［J］. 中华检验医学杂志，2012，35（8）：692-695.

［33］ 李春辉，刘思娣，李六亿. 艰难梭菌多位点序列分型及感染危险因素的流行病学［D］. 长沙：中南大学，2014.

［34］ Huang H，Wu S，Wang M，et al. Molecular and clinical characteristics of Clostridium difficile infection in a University Hospital in Shanghai，China［J］. Clinical Infectious Diseases，2008，47（12）：1606-1608.

［35］ Chen YB，Gu SL，Wei ZQ，et al. Molecular epidemiology of Clostridium difficile in a tertiary hospital of China［J］. J Med Microbiol，2014，63（Pt 4）：562-569.

［36］ Dong D，Peng Y，Zhang L，et al. Clinical and microbiological characterization of Clostridium difficile infection in a tertiary care hospital in Shanghai，China［J］. Chinese Medical Journal，2014，127（9）：1601-1607.

［37］ Zhou FF，Wu S，Klena JD，et al. Clinical characteristics of Clostridium difficile infection in hospitalized patients with antibiotic-associated diarrhea in a university hospital in China［J］. European Journal of Clinical Microbiology & Infectious Diseases，2014，33（10）：1773-1779.

［38］ 美国医院感染监测系统报告（1992.1—2000.4）［J］. 中国感染控制杂志，2002，16（3）：30-32.

［39］ Smith PW，Bennett G，Bradley S，et al. SHEA/APIC Guideline：Infection prevention and control in the long-term care facility［J］. Am J Infect Control，2008，36（7）：504-535.

［40］ Haynes AB，Weiser TG，Berry WR，et al. A surgical safety checklist to reduce morbidity and mortality in a global population［J］. N Engl J Med，2009，360（5）：491-499.

［41］ Baur D，Gladstone BP，Burkert F，et al. Effect of antibiotic stewardship on the incidence of infection and colonisation with antibiotic-resistant bacteria and Clostridium difficile infection：A systematic review and meta-analysis［J］. Lancet Infect Dis，2017，17（9）：990-1001.

［42］ Tacconelli E，Cataldo M A，Dancer S J，et al. ESCMID guidelines for the management of the infection control measures to reduce transmission of multidrug-resistant Gram-negative bacteria in hospitalized patients［J］. Clin Microbiol Infect，2014，20（S1）：1-55.

［43］ Versporten A，Zarb P，Caniaux I，et al. Antimicrobial consumption and resistance in adult hospital inpatients in 53 countries：Results of an internet-based global point prevalence survey［J］. Lancet Glob Health，2018，6（6）：e619-e629.

［44］ Zarb P，Amadeo B，Muller A，et al. Identification of targets for quality improvement in antimicrobial prescribing：The web-based ESAC Point Prevalence Survey 2009［J］. J Antimicrob Chemother，2011，66（2）：443-449.

［45］ Magill SS，Edwards JR，Bamberg W，et al. Multistate point-prevalence survey of health care-associated infections［J］. N Engl J Med，2014，370（13）：1198-1208.

［46］ Magill SS，O'Leary E，Janelle SJ，et al. Changes in prevalence of health care-associated infections in U. S. hospitals［J］. N Engl J Med，2018，379（18）：1732-1744.

［47］ Zarb P，Coignard B，Griskeviciene J，et al. The European Centre for Disease Prevention and Control（ECDC）pilot point prevalence survey of healthcare-associated infections and antimicrobial use［J］. Euro Surveill，2012，17（46）：4-19.

［48］ ECDC. Point prevalence survey of healthcareassociated infections and antimicrobial use in European acute care hospitals 2011-2012［OB/EL］.［2020-02-11］. https://www.ecdc.europa.eu/sites/default/files/media/en/publications/Publications/healthcare-associated-infections-antimicrobial-use-PPS. pdf.

［49］ Suetens C，Latour K，Karki T，et al. Prevalence of healthcare-associated infections，estimated incidence and composite antimicrobial resistance index in acute care hospitals and long-term care facilities：Results from two European point prevalence surveys，2016 to 2017［J］. Euro Surveill，2018，23（46）：1800516.

［50］ Pollack LA，Srinivasan A. Core elements of hospital antibiotic stewardship programs from the Centers for Disease Control and Prevention［J］. Clin Infect Dis，2014，59（S3）：S97-S100.

［51］ Policy statement on antimicrobial stewardship by the Society for Healthcare Epidemiology of America（SHEA），the Infectious Diseases Society of America（IDSA），and the Pediatric Infectious Diseases Society（PIDS）［J］. Infect Control Hosp Epidemiol，2012，33（4）：322-327.

［52］ The White House. National action plan for combating antibioticresistant bacteria，2015［EB/OL］.（2015-05-14）［2020-02-11］. https://www.whitehouse.gov/sites/default/files/docs/national-action-plan-for-combatingantibotic-resistant-bacteria.pdf.

［53］ 高琼，黄海辉. 美国食品和药品管理局提出根据动物种类收集抗生素销售及分销数据的法令［J］. 中国感染与化疗杂志，2015，15（6）：578.

［54］ 徐虹，徐子琴，干铁儿，等. 2016 年美国《IDSA 和 SHEA "实施抗生素管理项目"指南》第二部分［J］. 中华医院感染学杂志，2016，26（20）：4792-4800.

［55］ 刘跃华，韩萌，冉素平，等. 欧洲应对抗生素耐药问题的治理框架及行动方案［J］. 中国医院药学杂志，2019，39（3）：219-223.

撰稿人：李春辉　孟秀娟　吴安华

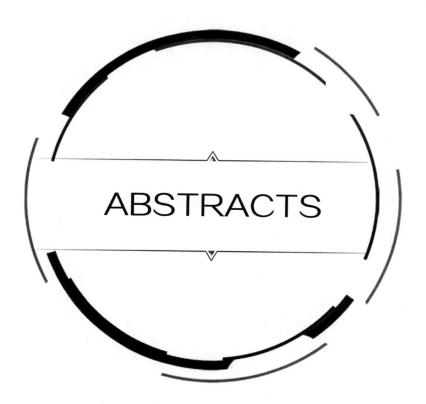

ABSTRACTS

Comprehensive Report

Report on Advances in Public Health and Preventive Medicine

Since 70 years ago, public health and preventive medicine has developed vigorously, and the population health condition has improved significantly. However, with the acceleration of industrialization, urbanization, and population aging, the disease spectrum of Chinese residents is changing: the situation of prevention and control of major infectious diseases such as hepatitis, tuberculosis, and AIDS, is still severe; and the disease problems caused by unhealthy lifestyle are increasingly prominent. Recently, China has been strongly promoting the construction of Healthy China and implementing the plan of Healthy China. The discipline of public health and preventive medicine plays a key role during the construction of Healthy China. At the same time, this discipline is also facing unprecedented challenges.

Epidemiology is a science that aims to describe patterns of diseases or health states, understand the causes of disease, and apply the knowledge to improve population health. Large-scale population cohort studies are indispensable and have played an important role in epidemiologic research. In the past three years, some previously established large cohort studies of Chinese adults and newborn babies have published many important research findings in international peer-reviewed journals. These findings have provided the most updated and direct evidence for clarifying patterns as well as risk factors of major diseases. In addition, in recent years, taking advantage of the rapid development of high-throughput omics technology, clinical medical big data, and biological, environmental and computer science, a new epidemiology branch named system epidemiology has been developed. One of the most important challenges in system epidemiology is how to integrate massive health data from multi-omics technology. Another challenge is how to establish standardized data collection, entry and quality control protocols and database management systems to support a sustainable utilization of multi-source data. A big data strategy by incorporating multi-dimension data from multiple sources in health science is fundamental for systematically exploring pathogenic mechanisms and health effects of multiple causes and inter-cause interactions. It is necessary to support timely and precise population disease prevention strategies. In addition, a large number of interdisciplinary studies have been performed in the field of epidemiological research, involving multi-level, full life-cycle research and new data generation sources and technologies, so as to comprehensively and further explore the etiology. Mendel's randomization (MR) has been widely used in causality analysis abroad, but it is still rarely performed in China, and it is difficult to identify effective gene tool variables and lack of sample size. In summary, a comprehensive approach might be useful to cope with the challenges, which need to advocate an interdisciplinary cooperation, break the boundaries between disciplines and integrate methodologies and research contents among different disciplines.

Ambient air pollution has become a great public health threat both worldwide and in China. According to WHO's report, global annual death due to ambient air pollution has reached at 7 million in 2012.To estimate and control the adverse effects of air pollution, Chinese governments have taken several strategies. For example, since 2013, China has set up national air monitoring network, which now covers nearly all Chinese cities. In addition, several statistical models have also been developed to predict individual air pollution levels, such as Land Use Regress Model and satellite-based model. With regards to the health effects of air pollutants, Chinese investigators have performed many well-designed studies, especially that some of them are multi-center sampled. The studied air pollutants have been extended from $PM_{2.5}$ and PM_{10} to PM_1 and smaller particles, and the studied organ systems have been extended from respiratory system to cardiovascular and reproductive systems. In recent years, climate change is also attracting researchers' attention and studies have shown that air temperature, humidity, heat wave, and cold wave are closely related to health outcomes. Although Chinese government has taken several effect strategies to control water pollution, wastewater discharge from industries is still increasing, and thus the quality of water in China remains severe. More seriously, more and more new water pollutants are emerging, such as PFCs, antibiotics, PPCPs, NDMA, and NDEA. With regards to exposure assessment, researchers have applied bioinformatics to develop "pollution tree" to comprehensive estimate co-exposure of the pollutants. Although most studies still used air pollutants from monitoring stations, more and more studies have started to use advanced individual exposure assessment like LUR and satellite-based methods. In addition, toxicological effects of air pollutants have been explored by animal studies. Recent years, China attaches great importance to the prevention and control of occupational diseases. The Occupational Health Protection Action is one of the 15 special actions of "Healthy China Action (2019—2030)". Chinese scholars have introduced omics technology and cohort study design into occupational health research, and yielded substantial results. They have also made important contributions to the transformation of scientific research results, and updated a large number of national standards. Despite these, comparing with studies from Western countries, those in China still have several limitations. For example, studies with prospective cohort design are few. Most studies focused on mortality, whereas less focused on genetic, epigenetic, and subclinical indicators. Regards to water pollutants identification, measurement, analysis, and determination, China has performed numerous high-quality studies. However, prospective cohorts are scarce. In future, emerging pollutants and new occupational hazards should be paid more attention. The health effects of other city exposures like greenness, night light, noise, and micro plastics should also be assessed. In addition, future studies should focus on both epidemiological associations and toxicological mechanisms. Further, studies should explore the effects of co-exposures of multi-pollutants and other non-chemical factors.

Climate change is already one of the most serious challenges faced by human society in the 21st century, and the projected climate change is expected to alter the disease burden and to affect the functioning of public health and health care systems. Major pathways through which climate change harms health include direct effects, effects mediated through natural systems and effects mediated through socioeconomic systems. In recent years, the research platform establishment of climate change and health discipline in China has gradually formed with greater international influence, such as research teams from Chinese Center for Disease Control and Prevention, and Sun Yat-sen University leading the National Key Research and Development Programs. Additional risks continue to be recognized as more is understood about how changing weather patterns can affect the burden of climate-sensitive health outcomes. The scientific community has begun to pay more attentions to the new problems and new mechanisms of health impacts caused by climate change. They start to study how extreme temperatures and temperature variations increase the risk of adverse pregnancy and birth outcomes, extreme weather events affect the mental and psychological health, workplace heat exposure increases occupational health problems and decreases labor productivity. The research focus and frontier fields of climate change and health around the world are the comprehensive assessment and early warning system of regional health risks, the resilience of people and communities under extreme weather events, the cost-effectiveness assessment of climate change adaptation strategies, health co-benefits of greenhouse gas emission reduction or other mitigation measures, etc. Well-designed policies for the mitigation of climate change can contribute to the achievement of many of the United Nations Sustainable Development Goals. At present, however, the majority of studies have been carried out only on implications of the observed and projected changes in weather and climate for the magnitude and pattern of adverse climate-sensitive health outcomes, but less on vulnerability assessments, health co-benefit analyses, and cost-effectiveness of adaptation strategies. It is believed that health professionals have leading roles to play in addressing climate change. Climate change and health discipline in China should expand its research contents, explore the interaction mechanisms between the natural environment and human society, promote interdisciplinary collaboration, and improve professional training for capacity building. The discipline should be committed to improve human health risk management and sustainable development, promote proactive and effective adaptation in the era of global climate change, particularly in the medium-to-long term.

Nutrition and food hygiene studies the interaction between diet and health, which involves physiology, biochemistry, food chemistry, medicine, hygiene, psychology, sociology, economics, and other disciplines. It explores the effect of food on health and its potential mechanism, to formulate policies and regulations aiming at preventing disease, protecting, and promoting health. According to the 2017 Global Disease burden study, dietary factors account for 22% of adult deaths and 15% of disability-adjusted life years, making it an important risk factor for health. Reasonable diet is an important way to reduce the risk of chronic diseases. Therefore, for the further study of nutrition and health, to explore the prevention and treatment of dietary factors has become the focus of nutrition and related disciplines. In recent years, the nutritional health condition and food safety and health management of Chinese residents have improved significantly, but they are still facing challenges such as the coexistence of nutrition deficiency and excess, the frequent occurrence of nutrition related diseases, the lack of popularization of nutritional health lifestyle, and the frequent occurrence of food safety and health problems. The Chinese government has always attached great importance to the nutrition and health problems of residents, and issued a number of relevant documents. The Rational Diet Action is one of the

15 special actions of "Healthy China Action (2019—2030)". In order to further realize "precision nutrition", Chinese scholars have introduced genomics, metabonomics, lipomics, intestinal microecology, 3D printing technology and other viewpoints and technologies to perform the multi omics research on nutrition demand and metabolic health of Chinese population, and produced a series of important results. However, in recent years, the dietary structure of Chinese residents has changed greatly, which promotes the risk of chronic non-infectious diseases to increase. Therefore, we should insist the grain-based dietary structure and limit the intake of sugar. In addition, more clinical studies can be performed in China to further confirm the advantages of Mediterranean diet. Based on the traditional Chinese diet model, it can be improved and optimized to form a better diet state which is more suitable for the healthy development of Chinese residents. The new technology of food processing has a good research prospect, but it still needs to overcome the influence of high cost. China's medical food industry is also faced with problems such as short supply, backward processing technology, policies, and regulations lag. Therefore, scholars need to continue to strengthen research to provide scientific basis for further revision of standards, adoption of nutrition prevention measures and discovery of sensitive biomarkers with early prevention and diagnostic value. The state and relevant departments need to further promote nutrition legislation and policy research, strengthen clinical nutrition work, and constantly regulate nutrition screening, evaluation and treatment; improve the food safety standard system, formulate nutrition and health standards based on food safety, and promote the construction of food nutrition standard system.

Maternal and child/adolescent health is an important part of public health. This report will focus on the recent advance of this field in China. In June 2019, "Healthy China Action (2019—2030)" point out, although school aged children and adolescents showed increasing physical fitness, the surging rate of obesity and myopia among children should be tackled. The National Health Committee published a new child version of height, weight, waist and hypertension, which is valuable for growth, development surveillance and obesity prevention. In the meantime, mobile health technology including diet/activity health education is encouraged in children chronic disease prevention. In myopia prevention, several risk factors is found, such as lack of outdoor activity, short sleep duration, academic burden, lasting up-close eye use and improper electronic product use. In this case, myopia related environment improvement become the most acceptable view. In 2018, *Comprehensive Prevention and Control of Myopia in Children and Adolescents Protocol* was published and several objectives were proposed. Based on the protocol, family, school, medical and health institution, students, and government should work together for myopia prevention, at the same time, increasing daytime outdoor activities, proper electronic device use and decreasing academic burden have been proposed among young age children. Among children under 6 years, children early development, the National Health Committee set up 50 national children early development demonstration base since 2014, and several development surveillance scales have been established and used nationwide, in addition, many new clinical techniques have been introduced in hospital. In primary health care, maternal health care is also important. Recently, maternal health care development rapidly in China, but imbalanced in different area. In middle and west province, pregnancy and postpartum health care have not covered each woman. Since 2016, the National Health Committee cooperated with United Nations Children's Fund, launched a mother-child health development project, which covered 25 counties in 8 middle-west provinces, in order to decrease maternal mortality rate, infant mortality, children under 5 years mortality and promote young children health development. On the other hand, reproduction health service also has improvement. At present, free premarital medical examination has been promoted in 24 provinces, for young couples at rural area, free health education, physical exam, pregnancy risk evaluation and advice have been provided. As to new technology, prenatal ultrasound diagnostic techniques is promoted and covered fast. Cervical and breast cancer screen for women in rural area has been included in major public health service project, and HPV preventive vaccine has been permitted selling in market and covered by residents health care in some cities.

Population ageing is a global public health challenge. China has the world's largest older population, estimated at 200 million in 2019. Moreover, compared with other ageing societies, the rapid ageing process in China is occurring at an earlier stage of economic development, posing great demands on health and social care services. To cope with this situation, the Chinese Government recently published a series of key policy documents on healthy ageing. The 13th Five-Year Plan sets out aims to optimize health and social care to facilitate independence and high quality of life in old age. Significantly, the country is developing its Long-Term Care system, and 15 "pioneer cities" have been launched since 2016.

Research aiming at preventing ageing-related chronic disease and improving the health of older adults is booming. Some large-scale population-based cohorts have been set up and served as resource and platforms in geriatric research. Of them the China Kadoorie Biobank is the largest cohort study. Other nationally representative studies include the China Health and Retirement Longitudinal Study Health and the Chinese Longitudinal Healthy Longevity Study. These longitudinal studies have provided fundamental health and socioeconomic data to enable better understanding of ageing and its related problems in China. From these cohorts, important risk factors associated with frailty or mortality in older people have been identified in the past five years. Some of these risk factors may fasten the ageing process, some may postpone, and some usually coexist with frailty. Efforts distinguishing causal factors from correlated factors may help to identify effective intervention targets for setting up prevention strategy to tackle ageing related disease. Nevertheless, traditional observational studies usually fail to differentiate causation and association. Thus interventional studies or methods analogous to interventional studies, such as Mendelian Randomization, are warranted. Moreover, substantial research to explore biologic mechanisms of ageing and identify ageing-related biomarkers are also important. Interdisciplinary research across bio-medicine and social science may offer greater potential to investigate the aging mechanisms more thoroughly and systematically.

Infectious diseases have been a serious public health problem. With the continuous promotion of the Belt and Road initiative, there are frequent trade contacts and personnel exchanges. Though promoting the society to progress, the exchange and communication has increased the risk of infectious diseases in China and the areas alone the Belt and Road routes. In recent years, great progress has been made in the prevention and control of emerging infectious disease in China, including the discovery of Wenzhou virus, prevention and control of infection with H7N9 avian influenza, Ebola vaccine development, HIV/AIDS prevention and control, implementation of the Action Plan on Antimicrobial Resistance, and development of the application of the second-generation sequencing technology. Although many achievements have been made in the prevention and control of infectious diseases in the last 30 years, emerging infectious diseases are still difficult to control in many cases and cause tremendous problems for the world. In this article, we describe public health problems among the top ten health threats listed by the 2019 World Health Organization, including global influenza pandemic, antimicrobial resistance, Ebola and other high-threat pathogens, the vaccine hesitancy and dengue virus. In this article, we suggest to be vigilant against case importation or local spread as important prevention and control measure of emerging infectious diseases. Moreover, in the context of increasingly close global exchanges, it is essential to establish a global cooperation mechanism and information sharing system for the prevention of infection diseases. Finally, this article elaborates on the application of One Health strategy to deal with emerging infectious diseases, and emphasizes the importance to develop community-based monitoring and construct the monitoring network of wildlife, domestic animals, and human interface. These will provide new theories for the prevention and control of future infectious diseases.

Health toxicology is a field of science that studies environmental factors that damage the body, as well as the mechanisms behind these factors. These include chemical, physical, and biological factors. The field of health toxicology also includes risk assessment and management of environmental factors. The aim is to predict exposure to environmental factors' effect on human health and the ecological environment through scientific methods. It also seeks to provide scientific basis for determining exposure safety limits, taking effective prevention and control measures, and formulating relevant strategies. Rapid social and economic development has given rise to a range of problems including environmental pollution, ecological destruction and food contamination. The essential tasks and demands in health toxicology have been raised in accordance with the emerging problems. This has promoted innovation and the development of theories and technologies in chemical safety assessment and health risk assessment. The past 20 years have witnessed the rapid development of health toxicology in China. Descriptive toxicology has been improved on the basis of classical toxicological knowledge and technology systems. Several new branches of mechanistic toxicology, such as toxicogenomics, toxicometabonomics, toxicokinetics and nanotoxicology, have emerged by integrating modern biotechnology and information technology. Relying on the proliferation of biomedical basic disciplines, achievements have been made in health toxicology with respect to toxic mechanisms, target organ toxicity, environmental endocrine disruptors, and nanomaterial toxicity. Furthermore, regulatory toxicology has been constructed from scratch, and safety assessment procedures have been implemented. In addition, a series of toxicological technology platforms has been constructed, and standard toxicological assessment laboratories have been built as well. Health toxicology is essential to the safety assessment and risk management of exogenous environmental factors. This includes industrial chemicals, physical and biological factors, pharmaceuticals, foods, cosmetics, health-related products, and new materials. With the increase in national funding support, toxicology research in China is experiencing a breakthrough. At present, a distinctive research direction has been formulated, uniting the brightest minds in science and technology, and achieving impressive research results. Although there remains a gap between the development of health toxicology in China and that of developed countries such as Europe and the United States, China has made giant steps, and its influence in the field of global toxicology has ballooned. During the period of the 14th Five-Year Plan, the following aspects in health toxicology should be emphasized in China: solving the problem of hazardous outcomes of exposure to prioritized chemicals related to social and economic development and public health; integrating advanced biological technology with toxicological research; establishing a chemical management structure and a risk rating system; and promoting the translation of regulatory toxicology into practice in the development of the national economy.

As an applied discipline, Medical Statistics collects, summarizes, and analyzes data related to medicine and health sciences, with application of theories and methodologies of probability and statistics. With the rapid development of biomedical and computer science, Medical Statistics has entered a new stage of development. This report summarizes the hotspot topics of research in Medical Statistics within nearly five years both in China and abroad, in order to provide new insights into the discipline. Through reviewing the published scientific papers, funding applications, research interests of scholars working in Medical Statistics departments of universities and institutions, we found that in China, the current research topics in methodological development mainly focus on complex data analysis (e.g., complex longitudinal data, complex data integration, missing data, and high-dimensional data) , and methodology improvement of Bayesian statistics and machine learning. Furthermore, the fields where medical statistics is mostly applied in China include disease risk prediction/estimation, bioinformatics, causal inference, and clinical trials. From an international perspective, the major research hotspots are longitudinal data analysis, machine learning, high-dimensional data processing in bioinformatics, clinical trial design and statistical analysis, and survival analysis. In general, the research hotspots tend to be similar in China and foreign countries (especially the U.S. and European countries), but researchers in China focus more on refinement and application of the already existing methods. In future, the area of methodological exploration and innovation should be strengthened in China, with special attention to new application requirements and integrating with related disciplines (e.g., computer science, bioinformatics, and biomedicine) to strongly support the health decision-making.

Health supervision is the health administrative law enforcement behavior of the health administrative departments in China to implement the national health laws and regulations and protect the health-related rights and interests of the people. Health laws and regulations and health standards are important law enforcement basis for health supervion. As a burgeoning interdiscipline, health law has the characteristics of nature science and social science. So, the evidence-based research widely applied in nature science is also applied in the research of health law. In recent years, scholars try to solve the research problems from the perspective of objective data, based on the theoretical and empirical study. The empirical research method includes two research directions. One is the traditional empirical research of social science, which takes specific cases as the main content to analyze causes and results and find out the solutions. The other is a new type of empirical research in social science, which takes big data as the background and analyzes the reasons behind the data, so as to provide theoretical basis for the legislation. Chinese scholars have also made important contributions to the transformation of scientific research results to the social economic benefits. The innovative teaching method of interdisciplinary course is the cultivation for clinical medical students by literature review, theory framework and logical reasoning. The case study will give the students exercise of interdisciplinary research thinking, let the doctor-patient relationship problem solving process make sense, help to show the students comprehensively health law practice, reflect the advantage of interdisciplinary course, improve the social insight and logical analysis ability of clinical medical students. The goal of the course is to provide qualified of medical school students with ethics and professionalism of law. Health law includes many research fields and is also complex. As the country and the society attach more importance to the right of health, scholars will conduct in-depth studies on all aspects in view of various frontier issues in the field of medical and public health laws the regulations, so as to provide scientific basis for evidence-based rule-making. In the future development, the discipline of health law should focus on three aspects: first, on the theoretical level, scholars would continue to consolidate the theoretical foundation of the discipline of health law. Further study on basic theories, conceptual framework and innovative methods is necessary. They would also pay attention to the combination of learning from the experience of relevant disciplines and outstanding characteristics. Second, in the aspect of practice and application, health law research provides scientific legislation proposals for construction of health legal system by combining closely with the pace of China's medical system reform. Third, scholars should carry out timely research on the new problems of health law in the forefront of hot issues in medical system, so that health law research can better serve the development of health industry.

As an emerging discipline, Health Policy and Management has played a tremendous academic leading role in the practice of health management and health policy formulation, and the discipline itself also obtained huge development. With the continuous progress of our society and rapid economic development, as well as the requirements of implementing Healthy China plan and deepening health reform, research on health management and policy is in greater demand. As a result, the status of the subject is rising year by year. The content of this subject covers many aspects, such as health management, health system, and health policy. At present, the research on health system reform, health economics, health big data, global health, vaccine management and capacity building of health human resources are facing new opportunities and challenges. The purpose of this special topic is to review the latest research progress of health management and policy and related disciplines, analyze and summarize the advanced experience of international discipline development, and outlook the development orientation and trend of this subject.

Health is highly associated with social factors and our living environment. Therefore, the development of social medicine is of great significance for promoting healthy China and safeguarding people's health. In recent years, in order to cope with a wide range of health-determined factors, China has actively promoted and established a concept of great health, and deepened the concept of social medicine into the whole process of public policy making and implementation. Nowadays, social determinants of health, such as behavioral factors and lifestyle factors, have received extensive attention in China. Major theme forums have been held on social medicine and interdisciplinary research. Behavioral Health Branch of the Chinese Preventive Medicine Association was formally established in July 2019.Globally, the social determinants of health and health equity are the focus. To this end, WHO and its member states work together to advance the achievement of the sustainable development goals. Currently, research on health determinants is still lacking in China. Research on upstream determinants, compliance factors, and comprehensive theoretical models are greatly warranted in China. As future directions, the development of social medicine in China should pay more attention to health equity. It is necessary to summarize China's experience in improving health status and equity, and provide reference for developing countries involved in the Belt and Road initiative.

Reports on Special Topics

Report on Advances in Global Health

Global health is an area of study, research, and practice with aims to improve health and wellbeing, and health equity and security for all peoples worldwide. Global health addresses transnational health issues and their determinants by mobilzing global actors, developing partnership, and leveraging resources for global actions and solutions. Global health requires multidisciplinary approaches and interdisciplinary collaboration, combining the theories, knowledge and methods of public health, politics, economics, and diplomacy.

During 2017−2018, international governmental and non-governmental organizations including the United Nations, the World Health Organizations, the World Health Summit, Global Health Forum of the Boao Forum for Asia took actions on a number of major global health issues. China has also contributed to global health through health aid, health security and health governance in multilateral forums. All these global health practices lay the foundation for the development of global health discipline.

Global health as a discipline is developing rapidly in China. Major progresses have been made in global health research, education, and the community of practice. Researchers from different universities and health institutions have conducted a number of global health related studies and offered policy recommendations during 2017−2018. These studies and projects covered general assessment and effectiveness improvement for China's international medical aids, capacity building of infectious disease prevention and control in Cambodia, and assessment of health cooperation strategies in key Belt and Road Initiative (BRI) countries. Domestic and international research and learning bases have been expanded with the establishment of the global health center of Nanjing Medical University and the oversea collaboration in Myanmar, Georgia, Nepal and Tanzania. The *Global Health Journal* was further developed, with regular quarterly publications and an official website. The Health Sub-Alliance of the University Alliance of the Silk Road, and the China-South Asia and China-Southeast Asia Medical Education and Health Alliance, were established serving as platforms for international cooperation. The 3rd BRI Global Health Congress and the China-ASEAN Medical Education Symposium were successfully held, which help promote the communication, coordination, and collaborations between China and other countries in the regions.

Further efforts are needed to improve China's global health governance strategies by involving experts from non-health fields. Reform and innovations are required to improve the mechanisms of health cooperation, the roles of medical industry in global health and global health workforce development.

Report on Advances in Reproductive Health

Reproductive health refers to a state of complete physical, mental, and social well-being of the reproductive system and all matters involved in the reproductive process, which should be closed linked with multi-disciplines in preventive, clinical and basic medicine. Reproductive health is of great significance in the whole life span of human beings and the development of population and society in future; therefore, it is regarded as one of key targets in Outline of the "Healthy China 2030" Plan.

In China, the major challenges and advances of reproductive health currently include:

(1) Infertility and assisted reproductive technology (ART). Infertility is defined as a couple who have not used any contraception within 1 year and have a normal sex life, but failed to have a successful pregnancy. The prevalence of infertility in China reached to 15.5%, and the primary causes of infertility has shifted from tubal factors to ovulatory disorders. Since the first in-vitro

baby in Chinese mainland was born in 1988, many kinds of assisted reproductive technologies have been widely applied in the country. Currently, the number of ART centers exceeds 500, and the number of fresh-egg retrieval cycles is nearly 400,000 per year. However, compared with developed countries, China still does not have a national ART reporting system to collect case data and results, which could inform the evidence-base for improving outcomes of ART.

(2) Prevention of birth defects. The overall incidence of birth defects (from fetus period to five years after birth) is about 5.6% in China, which not only increases the risk of neonatal death, but also is one important causes of disability, accompanied by the huge burdens of individuals, families and the society. Preimplantation genetic diagnosis (PGD) is one of the most effective strategies for primary prevention of birth defects. With the rapid development of single-cell whole-genome sequencing and gene function studies, Chinese scientists have made remarkable progress in improving understanding of the molecular mechanisms underlying gametogenesis and early embryo development. The clinical transformation of these basic studies into clinical applications for specific types for patients has provided effective diagnostic and therapeutic clues, including new PGD methods for monogenic diseases and chromosome translocation (mutated alleles revealed by sequencing with aneuploidy and linkage analyses, MARSALA).

(3) Reproductive cancers. In China, the common reproductive cancers are cervical, endometrial and ovarian cancers among females, as well as prostatic cancers among males. Screening is one key approach of prevention of reproductive cancers. However, large-sampling epidemiological surveys have shown that the estimated screening rates of cervical cancer was only 21.4% among women over the age of 21 years old, and only 26.7% among women aged 35-64 years. In addition, there is ample evidence indicating that cervical cancer is primarily caused by persistent infection with human papillomavirus (HPV) , but the low uptake of HPV vaccine is a major challenge in China.

(4) Maternal complications and high-risk pregnancy. In recent years, with the adjustment of the lifestyle, dietary patterns and population policy, many high-risk maternal complications have increased significantly, such as advanced maternal age, re-pregnancy with scar uterus, pregnancy after ART treatment, pregnancy with chronic diseases (e.g., diabetes, hypertension) , obstetric hemorrhage, complex twin pregnancy and so on. The National Health Commission has launched a series of guidelines and regulations on management of high-risk pregnant cases, treatment of severe and critical pregnant cases, and painless labor.

(5) Sexually transmitted infections (STI). STI is a major social and public health issue all over

the world. In China, the prevalence of syphilis, gonorrhoea, AIDS, and HIV infection per 100,000 population is 32.0, 8.4, 4.0, and 6.4, respectively. The number of HIV infection cases among adolescents has increased from 1,223 in 2013 to 3,023 in 2017. Therefore, given the decreasing age of first sexual activity, the prevention, education, and control of STI among young people is becoming increasingly important.

When reviewing the advances of reproductive health in developed countries, the internationally focused issues of this field can be concluded as: surveillance and evidence-based research on ART, fertility preservation, and frontier basic research related with prevention and treatment of reproductive diseases. On the basis of the international advances and domestic challenges in this field, China should make a strategic, comprehensive and top-level designed plan on promoting reproductive health, especially focusing on high-risk pregnancy and fetal diseases, large-sample birth cohort study, big-data based fertility evaluation and artificial intelligence equipment, and prevention and intervention technologies of birth defects. Furthermore, these focuses should be ensured by a series of policies and regulations. First, a national ethics committee on reproductive medicine should be established to strengthen the ethical approval and supervision in the field of reproductive medicine. Second, it is necessary to strengthen reproductive health education covering children, adolescents and adults of childbearing age, and to promote a prenatal population policy. Third, it is needed to strengthen the diagnosis and treatment standards of reproductive diseases and the quality control and management of ART. Forth, it is necessary to strengthen the three-level comprehensive network to prevent and control birth defects. Fifth, it is urgent to develop appropriate standards for the diagnosis, treatment and management of high-risk maternal complications. Sixth, it is necessary to strengthen the policy guarantee measures for developing new technologies and products on reproductive health and wellbeing.

Report on Advances in Evidence-based Medicine Development

Evidence-based medicine (EBM) is a profound and lasting reform in the medical practice that occurred at the end of the 20th century. It strongly calls for medical practice to be evidence-based, which essentially means that medical decision-making should respect facts and seek truth from facts. Although seeking truth from facts is an irrefutable and irreplaceable principle for conducting medical practice, opposition has never ceased. In 2014, a number of scholars expressed concern that EBM has collapsed and was in crisis. Some scholars argue that EBM denies intuition, experience, and assumptions, equates randomized control trial (RCT) and Meta-analysis (MA) or clinical studies with EBM, equates statistical significance with clinical significance, places too much trust in statistical P-values, and uses evidence to force physicians to make decisions that are difficult to reject. However, those prejudices and criticisms mostly stem from the misunderstanding of EBM. Some also argue that the lack of humanistic care in EBM and the exploitation of RCT and guidelines by commercial interests, which in turn leads to overdiagnosis and overtreatment, such as some targeted anticancer drugs have little effect and high cost but sell well. Similarly, those problems are mostly the result of the misuse of EBM. In a nutshell, the misunderstanding and misuse of EBM is not a problem of EBM itself, but of its users. In recent years, discussions and reflections have focused on the sources of evidence (that is, facts), strength of evidence, forms of evidence synthesis, relationship between evidence and decision making, and the development of subdisciplines of EBM. This article focuses on these aspects to present the progress of EBM in recent years.

Report on Advances in Bioinformatics

Bioinformatics is an important cross discipline in the field of life science and medicine, which relates to the store, manage, retrieve, analyze, and dig into a large number of biological data by using computational sciences. Its aim is to find new biological phenomena, regulars and laws, as well as the nature of health and disease contained in biological data by the aid of mathematical and statistical models. With the development of the human genome project, and the accomplishment of the draft of the human genome DNA sequence, bioinformatics has entered an era of omics.

Advances in bioinformatics include the emerging of next-generation sequencing, single-cell and omics technologies, which lead to the production of a large quantity of omics data.

Data platforms and databases for bioinformatics have also been rapidly created to fulfill the management, sharing and mining of the data resources. Multi-omics integration study has become the trend of bioinformatics. Integrating information of genomics, transcriptomics, proteomics, epigenomic and metabolomics informs largely the development of precision medicine, a novel notion for health and disease management. The explosive growth of omics data and health care data has brought challenges to the storage and utilization of data, which spawned a series of new branches of disciplines, including big data, cloud computing and artificial intelligence. The key of bioinformatics is to analyze and interpret data, while data standard is the premise and foundation of automated machine understanding of data. Currently, the main work of data standard includes clinical medical term coding and the construction of field ontologies in basic research. Gene ontology is one of the widely used ontologies, which greatly accelerate the process of integrating and using of genomic data.

China has attached great efforts to develop bioinformatics and has also achieved much success although we started later than other counties on the discipline development of bioinformatics. Bioinformatics is playing an increasingly important role in the research of biological sciences in China and it has been a pivotal basis for medical and pharmaceutical innovation. However, there is still a gap between the needs and bioinformatics sciences. Measures should be taken to develop bioinformatics, such as to stimulate the integration of multiple disciplines, strengthen talent training, construction of platforms and databases, and the development of various standards.

Report on Advances in Influenza Prevention and Control

Human beings have always been facing the threat of seasonal influenza, pandemic influenza, and avian and other zoonotic influenza, causing substantial disease burden. Due to genetic mutation and antigenic evolution, the influenza A and B viruses that routinely spread in human beings (human influenza viruses) are responsible for seasonal flu epidemics each year. Once a new subtype of influenza A virus appears or a long-disappearing influenza virus reemerges, with capacity of sustained and effective human-to-human transmission, a global influenza pandemic will inevitably occur, usually emerges once every few decades. Avian influenza viruses such as H7N9 and H5N6 also have occasionally infected human, which have the potential to become pandemic influenza viruses. We summarize the research progress in the field of influenza prevention and control domestic and abroad in terms of surveillance, vaccines, anti-virus drugs, laboratory testing reagents and methods, and non-pharmaceutical intervention measures, and point out the current challenges, gaps and countermeasures in China.

Report on Advances in Public Health Standardology

As an important technical basis for the implementation of various health laws and regulations, health standards are an important part of China's health law system and play an important role in safeguarding people's health and promoting China's economic and social development. On January 1, 2018, the newly revised Standardization Law of the People's Republic of China was formally implemented. The newly revised Standardization Law of the People's Republic of China, Outline of the "Healthy China 2030" Plan and Guiding Opinions on Establishing and Improving the Standard System of Basic Public Services and other health laws, regulations and plans clearly set forth the requirements of improving the standard system of health and promoting the standardization of health management.

This article embarks from the health standard of the research status at home and abroad. First of all, this paper involves the basic concept of standards and standardization, etc. It summarizes the present situation of the standardization system in China and the newly revised law of the People's Republic of China standardization law revision history, basis and main revision content, laid the foundation for expansion of the following. And describes the current health standard system of the management system, standard system and working mechanism of content, introduces the health related professional standardization technical committee, through the analysis of the current status of health standard system in our country, summarizes the development of health standard system in our country and important value, and the health standard name, content and revision procedures, incentives, main problems of talent team, etc. Finally, discusses the present situation of standardization system in the field of public health in China, introduces the situation of the standard in the field of public health professional committee. On the basis of this, suggestions and prospects for the development of health standards are given.

Report on Advances in Brain Science

Brain science is the discipline that studies the structure and function of the brain. It became an independent discipline in the 1950s–1960s. At present, brain science has covered a wide range of fields, such as brain basic researches, diagnosis, and treatment of brain diseases and brain-like artificial intelligence. The development of brain science is of great significance to human health and the development of artificial intelligence technology. Maintaining normal function of the brain is undoubtedly a basic guarantee for healthy life. Preventing, monitoring, and treating brain diseases should become an important part of public health and preventive medicine.

Due to the importance of brain science, China began to lie out the development of brain science several years ago. "The Outline of the National Long-term Science and Technology Development Plan (2006–2020)" had made a strategic layout for the development of brain science and cognitive science in China. In 2016, "Brain Science and Brain-like Research" was listed as a major scientific and technological project in the 13th Five-Year Plan in China. It marked the official commencing of China's Brain Project. In order to promote the development of brain science in China, two key brain science research institutes were established. One was the Chinese Institute for Brain Research (Beijing) , and the other was the Shanghai Research Center for Brain Science and Brain-Inspired Intelligence. The institutes were interested in experimental neuroscience, brain imaging technology, pathogenesis of brain diseases, medicine research, computational neuroscience, brain-like computing and artificial intelligence. Recently, China has obtained remarkable results of brain researches, such as advancements in molecular mechanism of nerve development and genome analysis; pathogenesis, diagnosis and treatment of brain diseases; and brain-like computing and artificial intelligence.

All countries in the world paid a vital attention to brain science research, and formulated brain projects one after another, such as the Brain Research through Advancing Innovative

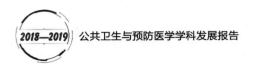

Neurotechnologies (BRAIN) by USA, the Human Brain Project (HPB) by European Union, the Brain Mapping by Integrated Neurotechnologies for Disease Studies (Brain/MINDS) by Japan and the brain project by Australia. The brain project in China started relatively late, but developed rapidly. Though the development of brain projects was flourishing, there were still many unresolved problems in brain science. Firstly, pathogenesis of many brain diseases remained unknown, and effective prevention and treatment were absence. Secondly, there was a shortage of profound researches of brain science. Thirdly, the development of brain-like computing and artificial intelligence was in the infancy stage.

By taking epilepsy for example, brain researches play a vital role in prevention and control of brain diseases. The researches of epilepsy involve electrophysiology, pathophysiology, imaging, information science, genetic metabolism and other disciplines, and it is an indispensable and important part of brain science. Until now, many advances have been reported, such as novel diagnostic measures and new anti-epileptic treatments.

To face main challenges of brain science, future directions of brain science are as follows: ① Breakthroughs in basic brain researches; ② Improvement in prevention, diagnosis, and therapy of brain diseases; ③ Promoting the development of brain-like computing and artificial intelligence. According to the basic national conditions, policies and developmental trend of brain science in China, the countermeasures for brain science development are as follows: ① Through the government support, an expert group of "China Brain Project" should be established to lead and coordinate the researches of brain science in China; ② The cooperation among universities, research institutes and hospitals should be enhanced; ③ Multidisciplinary researches and talent cultivations should be encouraged; ④ According to the national conditions, we not only focus on the prevention and control of brain diseases, but also take into account the overall situation; ⑤ The sustainable development of brain science should be maintained in China.

Report on Advances in Public Health Communication

"Healthy China" is an epoch proposition, to which we are eager to find out an answer. In

October 2016, the Central Committee of the Communist Party of China and the State Council issued "Healthy China 2030" Plan Outline of the (hereinafter referred to as Outline) , which became the strategic blueprint for promoting the Healthy China construction. On the one hand, "improving health services for key populations" has been highlighted. The age care and senior health issue caused by over 250 million seniors in China, the "health overdraft" problem for floating population and occupational group, the rising prevalence of academic anxiety and depression among adolescents, and the security problem with of maternal and child health and family planning services have become increasingly prominent. The Outline has set a timeline to address the above issues. Communicating the value and concept of "health for the full life cycle", building a discourse system of "all-round health", and shifting the concept and service mode of health service from the treatment-centered to the people's health-centered so as to realize an earlier-stage health intervention are becoming the key to health construction policy reform in the next decade or even longer.

On the other hand, there are special chapters in the Outline that emphasize important propositions such as "ensuring food and drug safety", "improving public safety system" and others. Major public health crises, doctor-patient conflicts, and violent medical injuries frequently occur. Difference in judgment of responsibility attribution between the party who gives trust (usually the public) and the party who receives the trust given (i.e. governments at all levels) , and the resulting dislocation of dialogue have always tested the ability of central and local governments, and it is not limited to the ability of their health system in public communication and trust rebuilding. Gossip ends with the public trust of the media. The information crisis of network communication and the credibility crisis of traditional media were revealed as early as SARS incident and Tianjin Port 8.12 special major fire and explosion accident. "How can communication reduce the burden of the medicine and health sector?" This is the slogan from China's first experts' consensus conference on the integration and innovation of medicine and communication in December 2019. To actively promote the cross-integration of health communication and medical communication, it is the most important thing to consider the change of the communication situation caused by the developing of Internet technology. Under the current situation, it is the key to realize "Healthy China" that doctors and health organizations, as authoritative communication subjects, could play their roles smoothly, and make concerted efforts with other subjects to improve the professionalism and popularization of health communication content and thus would contribute to the major shift from professional communication to social communication.

If the first Symposium on Health Education Theory in China in 1987 is regarded as the beginning, the academic research on health communication has been going on for exactly 30 years. During this period, China's health communication research has experienced three stages, i.e. the early stage of "absent communication scholars", the second stage dominated by communication effect research paradigm, and the third stage today, that under the situation of media environment change the cross-disciplinary cooperation among public health, public communication and computational communication has become a national strategic issue. The academic tasks at the current stage include the shift from single discipline to interdisciplinary cooperation, and the shift from communication effects-focusing to the symbiotic pluralistic academic ecology establishment, including media social significance research, narrative health research, and social network research. Theoretically, the situation of theoretical innovation has formed given the engagement of media with the popularization of health knowledge, the improvement of health literacy of the whole people, and the dialogue practice on health topics which are not limited to public hygiene, among families and communities and even in the whole world. By examining the media and social changes which have taken place and are taking place in China based on the above practices and theories, this report attempts to sort out and analyse the current situation of health communication research in China, compare domestic development with foreign development, and forecast the future trend of this field in China and provide corresponding countermeasures.

Report on Advances in Occupational Health

Protection and promotion of health and wellbeing of Chinese working population is fundamental to the Chinese society as well as to the Region and the world. A healthy workforce is fundamental for China in pursuing its "Healthy China 2030" plan and sustainable socio-economic development in the long run.

There are tremendous opportunities for China to meet these challenges of occupational health. China rolled out a massive reform of governmental organizations strengthening the leadership of National Health Commission over the issues of occupational health, promoted the integration of occupational health discipline. Occupational health has been prioritized by the Chinese government in the "Healthy China Action (2019–2030)" among its 15 major health special campaigns, a multi-discipline network of occupational health is badly needed. Pneumoconiosis was consistently the most common occupational diseases in China, it has been the current priority. Laws and regulations provide policy support for occupational health, while standardization and major program is of technical support for it. Particularly, occupational health for health workers has been developed in recent years.

From international perspectives, there are strong international commitments and advocacy on occupational health for SDGs aiming at UHC as a universal value for all nations, along with ILO convention and recommendation concerning the elimination of violence and harassment in the world of work. The agenda of occupational health in China has been focused by the international society.

Report on Advances in Health Economics

Health economics is a discipline that applies economic theories and methods to analyze health-related phenomena and problems. Under the premise of health resource scarcity, health economics studies the economic behaviors of both supply and demand sides, and answers basic questions in the health care sector, such as what to produce, how to produce and for whom to produce. Health economics is a branch of economics, and also a major part of health policy management. As a matter of fact, it has two different themes, including economics of health care and economics of health.

Health economics originated abroad. In developed countries, as the health industry has become one of the pillar industries and health investment accounts for a high proportion of the national economy, many famous economists have paid close attention to and participated in health economic research. Health economics has developed rapidly in recent years in China, and the development of health economics discipline in higher education institutions has become the most important driving force for the development of health economics in China. This chapter summarizes the development of health economics discipline at home and abroad. Progress has been made globally in the research on total health expenditure, physician behaviors, health financing, health insurance, health economic evaluation, health reform economics and social determinants of health, but the focus varies at home and abroad. The health system in China is undergoing a transformation from treatment-centered to health-centered, so the impact of health on the economy and the social determinants of health are crucial, which are also the trends and directions of the development in health economics research.

Report on Advances in Vaccinology and Immunology

Vaccination is a scientific discipline that prevents diseases by use of vaccines that induce immunity against a pathogen in the person vaccinated. Immunization has proven to be one of the most successful and cost-effective interventions for improving health. Since the introduction of the cowpox vaccine, 14 major infectious diseases have been effectively controlled in at least parts of the world: smallpox has been eradicated globally; polio is nearing eradication; measles and rubella have been eliminated in many countries; and diphtheria, tetanus, yellow fever, pertussis, invasive Haemophilus influenzae type b infection, mumps, typhoid, rabies, rotavirus, and hepatitis B are preventable through vaccination and being controlled. In China, implementation of the National Immunization Program (NIP) has led to effective control of major vaccine preventable disease. Not only did China eradicate smallpox 17 years ahead of the world, but China has had no indigenous cases of polio since 1994 and no domestic cases of diphtheria since 2006, and has experienced the lowest levels in history of the other infectious diseases preventable by NIP vaccines.

With advancements in science and technology and ubiquitous global immunization practices, preventive vaccination has become a specialized discipline with its unique theory and practice that is both interdisciplinary and independent from other disciplines. Vaccination integrates epidemiology, pathogen biology, immunology, infectious diseases, vaccinology, evidence-based medicine, health statistics, health economics, immunization practices supervision and management, sociology, and ethics into a comprehensive scientific discipline that prevents diseases and maintains human health.

This report will discuss three topics: ① China's progress in immunization, vaccine-related surve-illance, and vaccine evaluation; ② Comparisons between China and other countries of vaccines used, immunization strategies, vaccine laws and regulations, and vaccine coverage; ③ prospects for the future of vaccination.

Report on Advances in Healthcare-Associated Infection

Healthcare-Associated Infection (HAI) management is the prevention, diagnosis and control of HAI, iatrogenic infections and related risk factors that exist in diagnosis and treatment activities by health administrative departments, medical institutions and medical personnel at all levels.

In the middle of the 20th century, the HAI discipline was initially established. The hospitals in US began to establish HAI management organizations, equipped with infection control professionals, and carried out national HAI surveillance at the national level, formulated relevant HAI prevention and control guidelines, and guided medical institutions to carry out HAI prevention and control work. With the gradual development of HAI control on a global scale, HAI has become one of the important topics of public health research of common concern around the world.

Healthcare-Associated Infection prevention and control in China began in the early 1980s. By 1986, the national health service sent a document to establish a HAI monitoring research coordination group, required hospitals to establish and improve HAI management organizations, allocated full-time personnel to carry out HAI prevention and control work, and set out to establish HAI surveillance network in China. In recent years, monitoring networks have been established for HAI monitoring at home and abroad, and the point prevalence survey has been conducted in most countries, and the current data on HAI have been statistically analyzed.

For nearly 100 years, antibiotics have played an important role in the treatment of infectious diseases in humans. As pathogens gradually become resistant to antibacterial drugs, especially

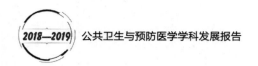
the emergence of multi-drug resistant bacteria (MDR) , which has brought severe challenges to clinical anti-infection treatment and the prevention and control of HAI. In response to bacterial resistance to antibacterial drugs, governments of many countries have established special research groups to strengthen the management of the rational of antibiotics.

In order to control the emergence of MDR, national action plan was proposed to curb the resistance of bacteria. In 2016, the United States issued the *IDSA and SHEA guidelines for implementing antibiotic management projects (ASP, Antibiotic Stewardship Practices)*, in which pre-authorization and/or pre-prescription feedback can improve the use of antibiotics, which is the core part of the antibiotic management project. Pre-authorization can significantly reduce the use of restricted antibiotics and related costs. In China, we formulated several files, for example, Chinese Expert Consensus on the Prevention and Control of Multidrug-resistant Bacteria *HAI*, Chinese Carbapenem-resistant Gram-negative Bacilli (CRO) Infection Prevention and *Control* Technical Guidelines.

When we face the severe threat of MDR infection, we only adhere to the prevention of infection as the center, antibiotics management and HAI management with both hands, and implement effective measures around the source of infection, the route of infection and the susceptible protection. In the future, we should absorb the advantages of foreign countries and work hard to study effective hospital infection prevention and control measures.

索 引